稀少てんかんの診療指標

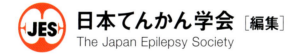

日本てんかん学会 ［編集］
The Japan Epilepsy Society

診断と治療社

口絵カラー

・本項「口絵カラー」は，本書本文中にモノクロ掲載した写真のうち，カラーで提示すべきものを，本文出現順に並べたものである．
・本項「口絵カラー」解説文に示したページは当該写真の本文掲載ページを表す．

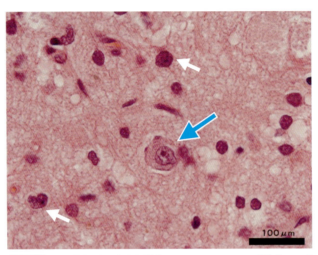

口絵1 神経節膠腫の病理組織像 　　　　　　　　　[本文 p.21]
分化した大型の神経節細胞（➡）と異型性のあるグリア細胞（⇨）．ヘマトキシリン・エオジン（HE）染色．
（東京都医学総合研究所　新井信隆先生のご厚意により供覧）

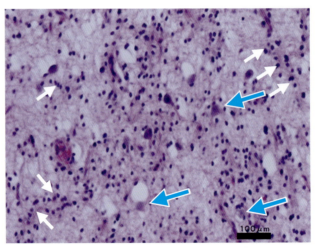

口絵2 胚芽異形成性神経上皮腫瘍（DNT）の病理組織像
　　　　　　　　　　　　　　　　　　　　　　　　[本文 p.21]
粘液を入れた微小囊胞状の基質と乏突起膠細胞様細胞の索状配列（⇨），そして基質に浮かぶ異型性のない小型神経細胞（floating neuron）（➡）．HE 染色．
（東京都医学総合研究所　新井信隆先生のご厚意により供覧）

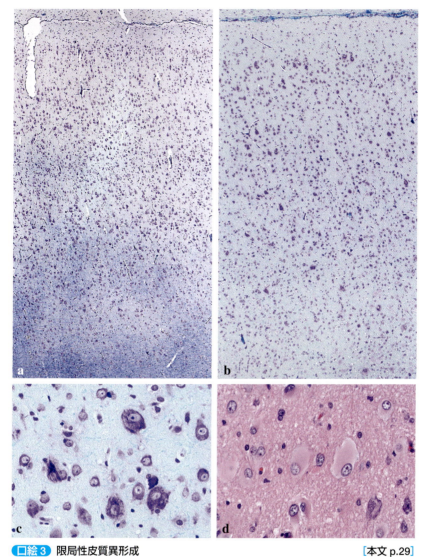

口絵3 限局性皮質異形成 [本文 p.29]

a：FCD Type I．神経細胞の配列に乱れが認められる側頭葉皮質．皮質下白質にも神経細胞が多数存在し，同部の髄鞘が淡く見える．**b〜d**：FCD Type II a/b．**b**：皮質の弱拡大．神経細胞の配列は著しく乱れ，灰白境界が不明瞭．大型細胞が散見．**c**：dysmorphic neuron．大型で異型性を示す神経細胞．**d**：balloon cell．好酸性の腫大した胞体を示す．
a〜c：Klüver-Barrera（K-B）染色．**d**：HE染色．

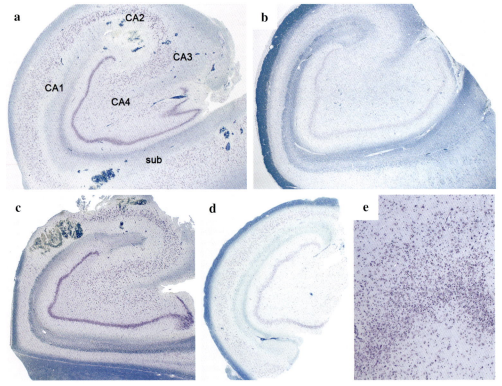

口絵 4　海馬硬化症　　　　　　　　　　　　　　　　　　　　　　　　　　　　　　　　[本文 p.30]

a：Gliosis, no-HS. 各 CA 領域（CA1〜4）と subiculum（sub）のおよその位置を示す．CA1〜4, sub および顆粒細胞はいずれもよく保たれている．**b**：HS ILAE type 1. CA1〜4, sub に神経細胞脱落が認められる．**c**：HS ILAE type 2. CA1-sub に高度の神経細胞脱落が認められる．CA2, CA3, CA4 と顆粒細胞はよく保たれている．**d**：HS ILAE type 3. CA1 の神経細胞密度は比較的よく保たれているものの，CA4 の細胞脱落は高度．**e**：顆粒細胞分散．顆粒細胞が分子層（パネル上方）にも広く分布している．
a〜e：K-B 染色．

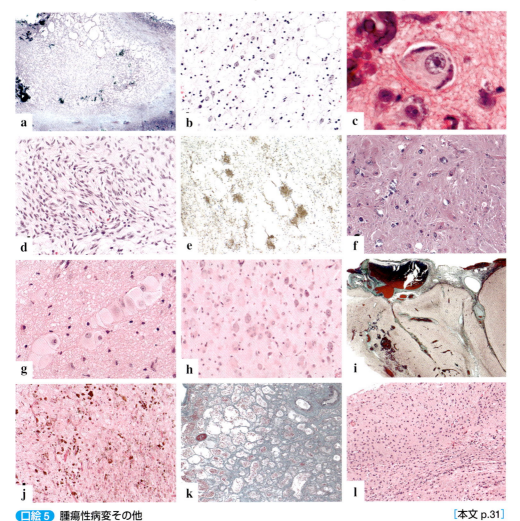

口絵5 腫瘍性病変その他　　　　　　　　　　　　　　　　　　　　　　　　　　　　　　　　　　　　[本文 p.31]

a, b：DNT．**a**：大脳皮質に形成された結節性病変．**b**：specific glioneuronal element．oligodendroglia-like cell と floating neuron がみられる．**c, d**：ganglioglioma．**c**：神経節細胞．**d**：アストロサイト様腫瘍細胞が流れをなして配列．**e**：rosette-forming glioneuronal tumor．neurocytic rosettes が synaptophysin 免疫染色で標識されている．**f, g**：TSC．**f**：石灰化と強いグリオーシスを示す組織に，異型性を示す細胞が認められる．**g**：白質内で balloon cell が列をなして出現．**h**：片側巨脳症．ほとんどの神経細胞が異型性を示す．**i, j**：動静脈奇形．**i**：側頭葉のくも膜下腔から脳実質に形成された大小径を示す異常血管．**j**：その皮質における神経細胞脱落，グリオーシス，ヘモジデリン沈着．**k**：Sturge-Weber 症候群の脳軟膜血管腫．**l**：瘢痕性病変を示す前頭葉皮質．神経細胞は全く残っていない．

a：K-B 染色．**b〜d, f〜h, j, l**：HE 染色．**e**：synaptophysin 免疫染色．**i, k**：Elastica-Goldner 染色．

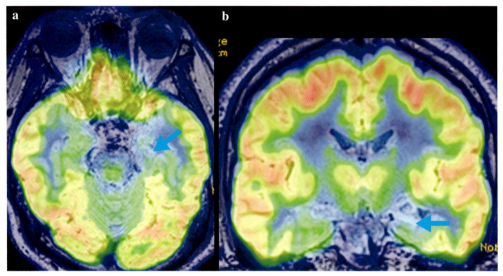

🔵口絵6　FDG-PET（MRI との重ね合わせ画像）　　　　　　　　　　　　　　　　　　　　　　　　　　［本文 p.81］
a：軸位断像，**b**：冠状断像
左側頭葉内側部（海馬）での集積低下が認められる（➡）．

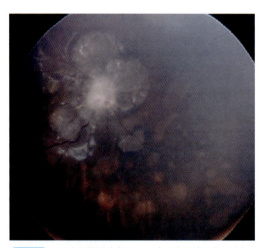

🔵口絵7　網脈絡膜裂孔（lacunae）の多発（眼底写真）
　　　　　　　　　　　　　　　　　　　［本文 p.88］
（国立病院機構静岡てんかん・神経医療センター　高橋
幸利先生のご厚意により供覧）

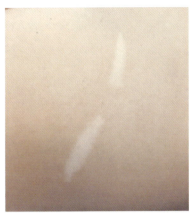

口絵8 結節性硬化症　　　　　［本文 p.97］
木の葉状白斑．乳児期にみられる．

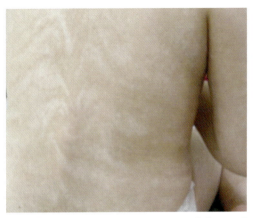

口絵9 伊藤白斑　　　　　　　［本文 p.100］
マーブルケーキ状の皮膚色素脱失部分を認める．

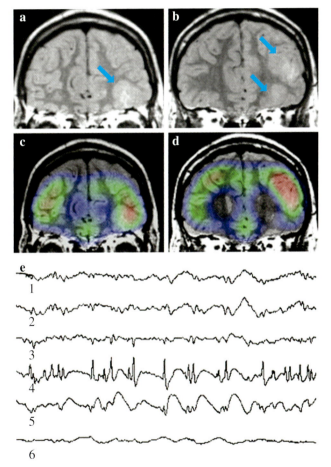

口絵10 FCD Type IIb の画像と脳波　　　　［本文 p.128］
a・b：MRI PD-WI．左前頭葉に高信号域．**c・d**：発作時 SPECT．病巣は高灌流．**e**：病巣に深部電極を挿入して得られた術中脳波．約 2 cm の深さ（電極 4）で反復性棘波が記録．
（亀山茂樹：限局性皮質異形成．大槻泰介，他（編），難治性てんかんの外科治療．診断と治療社，2007；51 より改変）

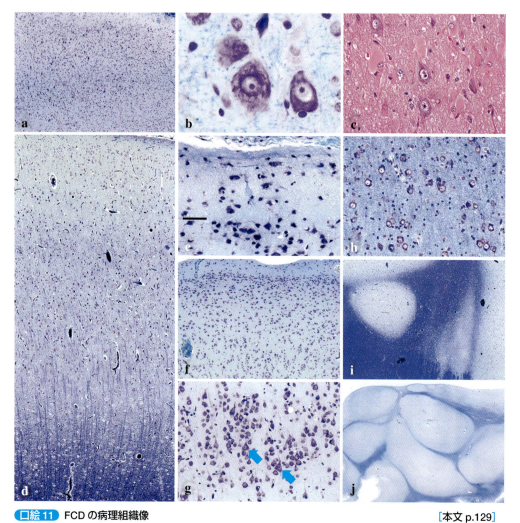

口絵 11 FCD の病理組織像　　　　　　　　　　　　　　　　　　　　　　　　　　　　［本文 p.129］

a〜c：FCD Type II. **a**：cytoarchitectural abnormality. **b**：dysmorphic neuron. **c**：balloon cell. **d〜i**：FCD Type I. **d**：cytoarchitectural abnormality. 皮質下白質に神経細胞が連続性に分布. **e**：脳表に神経細胞が散見. bar は皮質 I〜II 層のおよその境界を示す. **f**：皮質第 II 層に神経細胞が密に配列. **g**：神経細胞が集簇している場所とその間の疎な場所がみられる. 矢印は異型性に乏しい大型錐体神経細胞. **h**：皮質下白質における異所性神経細胞. サテライトオリゴが多くみられる. **i**：白質内異所性灰白質結節. **j**：多小脳回.

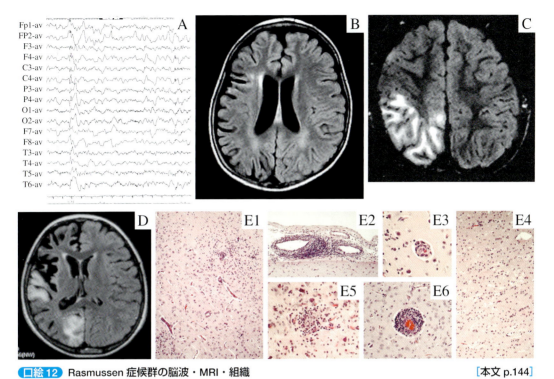

口絵12 Rasmussen 症候群の脳波・MRI・組織　　　　　　　　　　　　　　　　　　　　　　[本文 p.144]

A：一側性の徐波が出現した時期の発作間欠時脳波．B：葉脈を残すような形での皮質の限局性萎縮とその皮質下白質の軽度の FLAIR 高信号病変を示す．C：著明な皮質下白質の FLAIR 高信号病変を示す．
D：皮質および尾状核頭萎縮を示す．E1：脳表から脳実質にかけての概観を示す．E2：脳表血管の増殖を示す．E3：血管内皮の増殖を示す．E4：海綿状空包変性を示す．E5：マイクログリア結節を示す．
E6：血管周囲炎症細胞浸潤を示す．
(HE 染色；E1, 2：x200, E3, 5：x400；E4：x250；E6：x300).

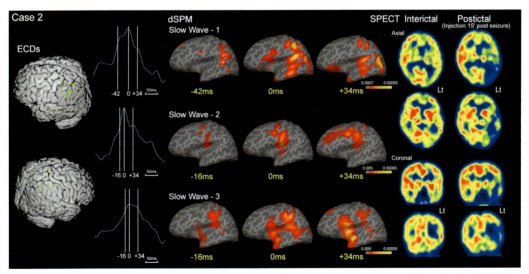

口絵13 発作間欠時脳磁図の棘波における等価的電流双極子(ECDs)と dSPM ならびに発作間欠時脳血流シンチグラフィ(SPECT)の対比　　　　　　　　　　　　　　　　　　　　　　　　　　　[本文 p.158]

(Shiraishi H, et al.：Application of magnetoencephalography in epilepsy patients with widespread spike or slow-wave activity. Epilepsia 2005；46：1264-1272 より)

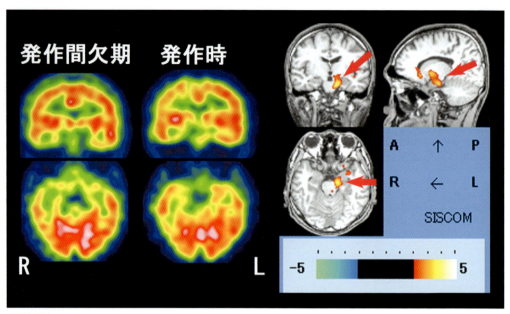

口絵14 脳血流 SPECT の SISCOM 解析が有用な側頭葉てんかん　　　　　　　　　　　　　　　　　　　　　[本文 p.163]

33 歳男性の側頭葉てんかん症例において，発作時に左側頭葉内側部に有意の血流増加が SISCOM 解析により得られている（➡）．発作間欠期と発作時の脳血流 SPECT の視覚による比較では判定は困難である．同部の焦点切除により複雑部分発作は完全に消失した．

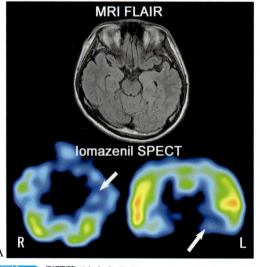
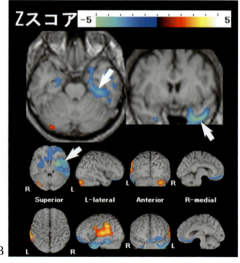

口絵15 側頭葉てんかんの ¹²³I-iomazinil SPECT　　　　　　　　　　　　　　　　　　　　　　　　　　　　[本文 p.164]

A：18 歳男性の複雑部分発作を示す側頭葉てんかん症例．MRI の FLAIR 画像では信号異常はみられない．3 時間後の ¹²³I-iomazinil SPECT では，左内側頭部に集積低下がみられる（⇨）．

B：¹²³I-iomazinil SPECT の正常者データベースと比較した統計画像解析では，Zスコアマップの寒色系スケールで示す正常よりも 2 標準偏差以上の集積低下が左内側側頭部にみられる（⇨）．

序　文

　平成 25 年に「稀少難治てんかん診療マニュアル」(大槻泰介他，編)が発刊されましたが，その後 3 年が経過し，新たな知見が増えてきたことに加え，改正児童福祉法と「難病の患者に対する医療等に関する法律」が施行され，多くのてんかん疾患が小児慢性特定疾病および指定難病となり，稀少てんかんの診療手引きを必要とする医師あるいは医療関係者の裾野が広がってきました．

　このため，「稀少難治てんかん診療マニュアル」の発展形として，厚生労働科学研究費補助金(難治性疾患政策研究事業)「希少難治性てんかんのレジストリ構築による総合的研究」班と日本てんかん学会ガイドライン作成委員会が協力して，疾患概念や原因・治療についての最新の知見を含み，ケアや支援制度の解説を加え，臨床場面で役に立つ稀少てんかん診療の包括的・網羅的なガイド本を作成することになりました．

　疾患によっては，稀少ゆえにエビデンスに基づいた診療指針の作成が困難なこともあります．その場合には文献と経験を十分に織り込み，臨床に即した診療指標とすることをめざしました．それぞれの疾患のエキスパートが分担執筆しています．

　本書は，てんかん発作が主要症状の一つとして生活に大きな影響を与えている稀少疾病*を取り上げています．しかし稀少てんかんはこれがすべてではありません．てんかん発作はあるものの，他の障害がより前景にある疾患は取り上げていません．また，特定の疾病や症候群に分類できないてんかんは多く，当研究班が行っているレジストリでは，難治な発作を有するてんかんで「その他のてんかん」としか分類できないものが半数以上を占めています．このなかには今後，共通する臨床特性や原因が特定され，一定の疾病あるいは症候群として新たに認知されるものがあると思われます．時代に合わせて，本書は改訂していく必要があります．

　診療指標は日本神経学会，日本小児神経学会，日本てんかん外科学会の承認も得ています．本書を，稀少てんかんの実践臨床に携わる医療従事者の方々に広く利用していただければ幸いです．

2017 年 3 月

「稀少てんかんの診療指標」編集委員
井上有史，小国弘量，須貝研司，永井利三郎

希少難治性てんかんのレジストリ構築による総合的研究班
日本てんかん学会ガイドライン作成委員会

---

*指定難病の定義に従い，患者数が 0.1% 程度以下を稀少とした．

「稀少てんかんの診療指標」一覧

日本てんかん学会 [編集]
日本神経学会，日本小児神経学会，日本てんかん外科学会 [協力]

編集委員(50 音順)

井上有史	国立病院機構静岡てんかん・神経医療センター
小国弘量	東京女子医科大学小児科
須貝研司	国立精神・神経医療研究センター病院小児神経科
永井利三郎	プール学院大学教育学部

執筆者(執筆順)

石井敦士	福岡大学医学部小児科／福岡大学基盤研究機関てんかん分子病態研究所
廣瀬伸一	福岡大学医学部小児科／福岡大学基盤研究機関てんかん分子病態研究所
岡本伸彦	大阪府立母子保健総合医療センター遺伝診療科・研究所
酒井規夫	大阪大学大学院医学系研究科保健学専攻成育小児科学
加藤光広	昭和大学医学部小児科
川合謙介	自治医科大学医学部脳神経外科
高橋幸利	国立病院機構静岡てんかん・神経医療センター小児科
大松泰生	国立病院機構静岡てんかん・神経医療センター小児科
柿田明美	新潟大学脳研究所病理学分野
須貝研司	国立精神・神経医療研究センター病院小児神経科
小林勝弘	岡山大学大学院医歯薬学総合研究科発達神経病態学(小児神経科)
小国弘量	東京女子医科大学小児科
今井克美	国立病院機構静岡てんかん・神経医療センター小児科／臨床研究部
池田浩子	国立病院機構静岡てんかん・神経医療センター小児科
青天目　信	大阪大学大学院医学系研究科小児科学
永井利三郎	プール学院大学教育学部
井上有史	国立病院機構静岡てんかん・神経医療センター
浜野晋一郎	埼玉県立小児医療センター神経科
村井智彦	京都大学大学院医学研究科臨床神経学(神経内科)
人見健文	京都大学大学院医学研究科臨床病態検査学(検査部)

池田昭夫	京都大学大学院医学研究科てんかん・運動異常生理学講座
臼井直敬	国立病院機構静岡てんかん・神経医療センター脳神経外科
松石豊次郎	聖マリア病院小児総合研究センター・レット症候群研究センター
日暮憲道	東京慈恵会医科大学小児科
林　雅晴	淑徳大学看護栄養学部看護学科
菅野秀宣	順天堂大学医学部脳神経外科
齋藤伸治	名古屋市立大学大学院医学研究科新生児・小児医学分野
池田　仁	国立病院機構静岡てんかん・神経医療センター神経内科
伊藤　康	愛育病院小児科
佐々木征行	国立精神・神経医療研究センター病院小児神経科
白水洋史	国立病院機構西新潟中央病院機能脳神経外科／視床下部過誤腫センター
松尾　健	NTT東日本関東病院脳神経外科
堀野朝子	国立病院機構静岡てんかん・神経医療センター小児科
坂本光弘	京都大学大学院医学研究科臨床神経学（神経内科）
松本理器	京都大学大学院医学研究科臨床神経学（神経内科）
佐久間　啓	東京都医学総合研究所脳発達・神経再生研究分野
白石秀明	北海道大学病院小児科／てんかんセンター
松田博史	国立精神・神経医療研究センター脳病態統合イメージングセンター
佐藤典子	国立精神・神経医療研究センター病院放射線診療部
秋山倫之	岡山大学大学院医歯薬学総合研究科発達神経病態学（小児神経科）
橋本竜作	北海道医療大学言語聴覚療法学科
奥村彰久	愛知医科大学医学部小児科
赤松直樹	国際医療福祉大学福岡保健医療学部医学検査学科
宮本雄策	聖マリアンナ医科大学小児科
山本　仁	聖マリアンナ医科大学小児科
寺田清人	国立病院機構静岡てんかん・神経医療センター神経内科
小池敬義	国立病院機構静岡てんかん・神経医療センター小児科
岩﨑真樹	国立精神・神経医療研究センター病院脳神経外科
栗原まな	神奈川リハビリテーション病院小児科
藤森潮美	国立病院機構静岡てんかん・神経医療センター療育指導室
本田涼子	国立病院機構長崎医療センター小児科
田所裕二	日本てんかん協会（波の会）
橋本睦美	国立病院機構静岡てんかん・神経医療センター医療福祉相談室

Contents 稀少てんかんの診療指標

口絵カラー ——— ii

第1章　稀少てんかんの原因—総論

1. 遺伝子異常とてんかん ———————————————————— 石井敦士, 廣瀬伸一　2

2. 染色体異常症とてんかん ————————————————————————— 岡本伸彦　8

3. 先天代謝異常症とてんかん ———————————————————————— 酒井規夫　12

4. 皮質形成異常とてんかん —————————————————————————— 加藤光広　16

5. 異形成性腫瘍とてんかん —————————————————————————— 川合謙介　20

6. 免疫とてんかん ———————————————————————— 高橋幸利, 大松泰生　23

7. 稀少てんかんの病理 ———————————————————————————— 柿田明美　28

第2章　疾患の特徴と診療指標

1. てんかん症候群

1-1　早期ミオクロニー脳症 —————————————————————————— 須貝研司　34

1-2　大田原症候群（suppression-burst を伴う早期乳児てんかん性脳症）

　　　——— 小林勝弘　38

1-3　遊走性焦点発作を伴う乳児てんかん —————————————————— 須貝研司　41

1-4　West 症候群（点頭てんかん） —————————————————————— 小国弘量　45

1-5　Dravet 症候群（乳児重症ミオクロニーてんかん） ———————————— 今井克美　49

1-6　ミオクロニー脱力発作を伴うてんかん（Doose 症候群） ——————— 小国弘量　53

1-7　ミオクロニー欠神てんかん ————————————————————————— 池田浩子　57

1-8　Lennox-Gastaut 症候群 ——————————————————— 青天目　信, 永井利三郎　60

1-9　徐波睡眠期持続性棘徐波を示すてんかん性脳症 ——— 池田浩子, 井上有史　64

1-10　Landau-Kleffner 症候群 ——————————————————————— 浜野晋一郎　67

1-11　進行性ミオクローヌスてんかん—小児 ————————————————— 須貝研司　71

1-12　進行性ミオクローヌスてんかん—成人 —— 村井智彦, 人見健文, 池田昭夫　75

1-13　海馬硬化症を伴う内側側頭葉てんかん ——————————————— 臼井直敬　79

| 1-14 | 片側けいれん・片麻痺・てんかん症候群 | 浜野晋一郎 | 82 |

1-15　Aicardi 症候群　　　　　　　　　　　　　　　　　　　加藤光広　86

1-16　Rett 症候群　　　　　　　　　　　　　　　　　　　　松石豊次郎　90

1-17　*PCDH19* 関連症候群　　　　　　　　　　　　日暮憲道，廣瀬伸一　94

2. 神経皮膚症候群におけるてんかん

2-1　神経皮膚症候群とてんかん—総論　　　　　　　　　　　岡本伸彦　97

2-2　結節性硬化症　　　　　　　　　　　　　　　　　　　　　林　雅晴　101

2-3　Sturge-Weber 症候群　　　　　　　　　　　　　　　　菅野秀宣　105

3. 染色体機能異常によるてんかん

3-1　Angelman 症候群　　　　　　　　　　　　　　　　　　齋藤伸治　108

3-2　環状 20 番染色体症候群　　　　　　　　　　　　　　　　池田　仁　111

4. 代謝異常症によるてんかん

4-1　ミトコンドリア病　　　　　　　　　　　　　　　　　　青天目　信　113

4-2　グルコーストランスポーター 1（GLUT1）欠損症　　小国弘量，伊藤　康　121

5. 皮質形成異常によるてんかん

5-1　片側巨脳症　　　　　　　　　　　　　　　　　　　　佐々木征行　124

5-2　限局性皮質異形成　　　　　　　　　　　　　　　　　　川合謙介　127

5-3　神経細胞移動異常症　　　　　　　　　　　　　　　　　加藤光広　131

6. 異形成性腫瘍によるてんかん

6-1　視床下部過誤腫　　　　　　　　　　　　　　　　　　　白水洋史　135

6-2　その他の腫瘍　　　　　　　　　　　　　　　　　　　　松尾　健　139

7. 免疫介在性てんかん

7-1　Rasmussen 脳炎（Rasmussen 症候群）　　　　　高橋幸利，堀野朝子　142

7-2　自己免疫介在性脳炎・脳症　　　　　　　坂本光弘，松本理器，池田昭夫　146

7-3　難治頻回部分発作重積型急性脳炎　　　　　　　　　　　佐久間　啓　150

第 3 章　稀少てんかんの検査

1. 生理検査　　　　　　　　　　　　　　　　　　　小林勝弘，白石秀明　154

2. 画像検査　　　　　　　　　　　　　　　　　　　松田博史，佐藤典子　160

3. 遺伝学的検査　　　　　　　　　　　　　　　　　石井敦士，廣瀬伸一　165

4. その他の検体検査　　　　　　　　　　　　　　　　　　　秋山倫之　169

5. 神経心理学的検査　　　　　　　　　　　　　　　橋本竜作，白石秀明　174

第4章　稀少てんかんの治療とケア

1. 治療総論

1-1	新生児期のてんかん管理	奥村彰久	178
1-2	高齢期のてんかん管理	赤松直樹	182
1-3	抗てんかん薬治療─小児	宮本雄策，山本　仁	186
1-4	抗てんかん薬治療─成人	寺田清人	193
1-5	てんかん食（ケトン食療法等）	今井克美	199
1-6	その他の内科的薬物治療	高橋幸利，小池敬義	203
1-7	外科的治療	岩﨑真樹	207
1-8	てんかんのリハビリテーション	栗原まな	212
1-9	療育	藤森潮美	216

2. ケアとサポート

2-1	てんかんと遺伝カウンセリング	岡本伸彦	220
2-2	稀少てんかんと看護	永井利三郎	224
2-3	てんかんケアツール	本田涼子	228
2-4	ピアサポート	田所裕二	232
2-5	社会資源利用の支援	橋本睦美	237
2-6	小児慢性特定疾病と指定難病	林　雅晴	241

第5章　稀少てんかん Q&A

A. 検査・遺伝に関連する Question	246
B. 診断についての Question	248
C. 治療についての Question	250
D. 社会・福祉・助成についての Question	252

索引　255

第1章

稀少てんかんの原因─総論

1. 遺伝子異常とてんかん

2. 染色体異常症とてんかん

3. 先天代謝異常症とてんかん

4. 皮質形成異常とてんかん

5. 異形成性腫瘍とてんかん

6. 免疫とてんかん

7. 稀少てんかんの病理

EPILEPSY

第1章　稀少てんかんの原因　｜　総論

1 遺伝子異常とてんかん

EPILEPSY

ポイント　てんかんは，外傷・脳卒中・腫瘍や一部の代謝疾患を除いては，遺伝子変異が関与している可能性がある．てんかんの遺伝子研究は次世代シークエンサー（NGS）により革新的に進歩した．特に，病因遺伝子の同定が困難だった孤発発症のてんかんで著しい成果を生み出している．それでも，全体として遺伝子異常が同定できるのが約30～50%である．しかも，複数の遺伝子変異が成因と考えられる大多数のてんかんでの異常は依然不明である．しかしながら，NGSにより同定されたてんかん関連遺伝子から，その分子病態がチャネル異常から，神経細胞ネットワークの異常へと進展し，新たなてんかん遺伝子研究が広がろうとしている．

てんかんの原因には，頭部外傷・脳腫瘍・脳卒中・頭蓋内感染症・頭蓋内炎症・周産期脳障害・先天代謝異常症・脳動静脈奇形・皮質形成異常・神経皮膚症候群等がある．これらによるてんかんは，構造的/代謝性てんかんとよばれ，このほかに免疫が関係するてんかんも知られている．これ以外の遺伝子異常を背景とするものは，素因性てんかん（genetic epilepsy）とよばれている．先天代謝異常症・脳動静脈奇形・皮質形成異常・神経皮膚症候群も遺伝子異常により生じるが，遺伝子異常とてんかん発症に直接の因果関係が示されていないため素因性てんかんと区別される．現時点で，てんかんに関与する遺伝子は500を超え，てんかん発作を併発するほかの疾患（先天性奇形症候群，自閉症スペクトラム，精神発達遅滞）で同定された遺伝子を含めると，1,000遺伝子を超える．

てんかんにおける遺伝子異常

てんかんの遺伝子異常の同定はDRPLAやMERRFのような進行性ミオクローヌスてんかんからはじまった．その理由は進行性ミオクローヌスてんかんでは，家族性が明確なことが多く，さらに遺伝子異常を有した場合に発症する確率が高

いこと（浸透率が高い），罹患患者はミオクローヌス発作を主体とするてんかん発作のほかに，進行する錐体外路症状や退行といった特異的な神経症状を呈すること（同一遺伝子の異常による臨床症状の多様性が小さい）等の特徴が，従来遺伝子同定法の主流であった大家族を用いた連鎖解析から，遺伝子の場所を染色体上で絞り込み，遺伝子変異を探し出すという方法（ポジショナルクローニング法）に適していたからである．見出された遺伝子がコードしている蛋白は様々であるが，ライソゾームの酵素，ミトコンドリア遺伝子等，細胞の維持機能に関係しているものが多くみられ，進行性ミオクローヌスてんかんが，てんかんのみならず全身臓器の症状を呈することを裏付けている（**表1**）．

その後，このポジショナルクローニング法はおもに明確な優性遺伝形式をとり，進行性ミオクローヌスてんかんとは異なり，比較的良性の経過をたどる素因性てんかんに向けられた．大家族例が収集できた，常染色体優性夜間前頭葉てんかんや良性家族性新生児てんかん等で次々に遺伝子異常が同定された．当初同定された多くの遺伝子はイオンチャネルをコードしていた．このため，イ

2　第1章　稀少てんかんの原因─総論

表1　おもなてんかんの遺伝子とその機能

遺伝子	てんかん病名
イオンチャネル・受容体	
K⁺チャネル	
HCN1	EIEE24
KCNQ2	良性家族性新生児てんかん，KCNQ2脳症（EIEE7）
KCNQ3	良性家族性新生児てんかん
KCNMA1	全般性てんかんに伴う発作性ジスキネジア
KCNT1	EIEE14，夜間前頭葉てんかん
KCNB1	EIEE26
KCNA2	EIEE32
KCTD7	進行性ミオクローヌスてんかん，EPM3（MIM 611726）
LGI1	聴覚症状を伴う常染色体優性部分てんかん
Na⁺チャネル	
SCN1A	素因性てんかん熱性けいれんプラス，Dravet症候群（EIEE6）
SCN1B	素因性てんかん熱性けいれんプラス
SCN2A	良性家族性新生児乳児てんかん，EIEE11，Dravet症候群，West症候群，Lennox-Gastaut症候群
SCN8A	SCN8A脳症（EIEE13）
Ca²⁺チャネル	
CACNA1H	特発性全般てんかん，小児欠神てんかん
CACNB4	特発性全般てんかん，若年ミオクロニーてんかん
Cl⁻チャネル	
CLCN2	特発性全般てんかん，若年ミオクロニーてんかん
Ach受容体	
CHRNA2, CHRNA4, CHRNB2	夜間前頭葉てんかん
GABA_A受容体	
GABRA1	特発性全般てんかん，常染色体優性若年ミオクロニーてんかん，小児欠神てんかん，EIEE19
GABRA6	小児欠神てんかん
GABRB1	West症候群，Lennox-Gastaut症候群
GABRB2	知的発達遅滞を伴うてんかん
GABRB3	小児欠神てんかん，West症候群，Lennox-Gastaut症候群
GABRG2	Dravet症候群，素因性てんかん熱性けいれんプラス，特発性全般てんかん，小児欠神てんかん，
GABRD	素因性てんかん熱性けいれんプラス，特発性全般てんかん，若年ミオクロニーてんかん
グルタミン酸受容体	
GRIN2B	EIEE27
イオンチャネル・受容体以外	
神経細胞体膜トランスポーター・エネルギー産生	
SLC2A1	特発性全般てんかん，GLUT1欠損症候群
SLC13A5	EIEE25
SLC12A5	EIEE34
ミトコンドリア膜トランスポーター・エネルギー産生	
SLC25A22	EIEE3
ANT1	歯状核赤核淡蒼球ルイ体萎縮症，DRPLA（MIM 125370）
グリコシル化	
SLC35A2	EIEE22
ST3GAL3	EIEE15
ALG13	EIEE36
エキソサイトーシス・エンドサイトーシス	
STXBP1	EIEE4
STX1B	素因性てんかん熱性けいれんプラス
NECAP1	EIEE21
DNM1	EIEE31

（次ページにつづく）

1. 遺伝子異常とてんかん

表1 つづき

遺伝子	てんかん病名
PRRT2	良性家族性乳児てんかん
CLN8	神経セロイドリポフスチン症，CLN8（MIM 600143），ノーザンてんかん，CLN8 variant（MIM 610003）
細胞内骨格・細胞間接着	
SPTAN1	EIEE5
PCDH19	PCDH19 関連てんかん（EIEE9）
EEF1A2	EIEE33
ARHGEF9	EIEE8
G 蛋白・細胞内伝達	
PLCB1	EIEE12
GNAO1	EIEE17
CASR	特発性全般てんかん
TBC1D24	EIEE16
GPI アンカー生合成	
PIGA	EIEE20
CNTN2	成人型家族性ミオクローヌスてんかん
転写調整	
ARX	EIEE1
翻訳調節	
AARS	EIEE29
DNA 修復	
PNKP	EIEE10
ニューロン新生	
DOCK7	EIEE23
癌カスケード	
CDKL5	EIEE2
WWOX	EIEE28
SIK1	EIEE30
DEPDC5	常染色体優性焦点てんかん
TGFB	聴覚症状を伴う常染色体優性部分てんかん
アポトーシス	
EFHC1	若年ミオクロニーてんかん，若年欠神てんかん
蛋白 C 末端消化酵素	
CPA6	家族性側頭葉てんかん 5
プリンヌクレオチド生合成	
ITPA	EIEE35
不明	
SZT2	EIEE18
PRICKLE2	進行性ミオクローヌスてんかん，EPM5（MIM 613832）
システインプロテアーゼ阻害剤	
CSTB	ウンフェルリヒト・ルントボルグ病，EPM1（MIM 254800）
平面内細胞極性	
PRICKLE1	進行性ミオクローヌスてんかん，EPM1B（MIM 612437）
グリコーゲン代謝調節	
EPM2A	ラフォラ病，EPM2A（MIM 254780）
E3 ユビキチンリガーゼ	
NHLRC1	ラフォラ病，EPM2B（MIM 254780）
ライソゾーム・エンドゾーム輸送調節	
SCARB2	進行性ミオクローヌスてんかん，EPM4（MIM 254900）
CLN3	神経セロイドリポフスチン症，CLN3（MIM 204200）

（次ページにつづく）

表1 つづき

遺伝子	てんかん病名
ゴルジ装置輸送	
GOSR2	進行性ミオクローヌスてんかん，EPM6（MIM 604018）
脂質修飾蛋白異化	
PPT1	神経セロイドリポフスチン症，CLN1（MIM 256730）
ライソゾーム・ペプチダーゼ	
TPP1	神経セロイドリポフスチン症，CLN2（MIM 204500）
神経伝達物質放出機構	
DNAJC5	神経セロイドリポフスチン症，CLN4B（MIM 162350）
ライソゾーム内翻訳後修飾蛋白分解	
CLN5	神経セロイドリポフスチン症，CLN5（MIM 256731）
CLN6	神経セロイドリポフスチン症，CLN4A（MIM 204300），神経セロイドリポフスチン症，CLN6（MIM 601780）
ライソゾーム膜蛋白	
MFSD8	神経セロイドリポフスチン症，CLN7（MIM 610951）
細胞外基質分解	
CTSD	神経セロイドリポフスチン症，CLN10（MIM 610127）
アミノアシル tRNA 生合成	
MTTK, *MTTL1*, *MTTH* , *MTTS1*, *MTTS2*, *MTTF*	赤色ぼろ線維を伴うミオクローヌスてんかん症候群，MERRF（MIM 545000）
ミトコンドリア膜呼吸鎖 NADH 脱水素酵素複合体 I	
MTND5	赤色ぼろ線維を伴うミオクローヌスてんかん症候群，MERRF（MIM 545000）
スフィンゴ脂質代謝	
GBA	若年ゴーシェ病（MIM 230800）
NEU1	シアリドーシス 2（MIM 256550）

EIEE：早期乳児てんかん性脳症

オンチャネルの異常は，比較的予後のよいてんかんのみを引き起こす可能性が指摘された．しかしながら，その後良性家族性乳児てんかんや *PCDH19* 関連てんかん等でイオンチャネル以外をコードする遺伝子の異常が発見されるに至ったこと，さらに後述のてんかん性脳症でもイオンチャネルに変異が発見されることがあり，今では，イオンチャネルの異常が，必ずしも良性のてんかんを引き起こすわけではないことが明らかとなっている．

頻用される DNA 解析法の PCR シークエンス（サンガーシークエンス法）では遺伝子解析能力に一定の限界がある．このため，新規のてんかんの関連遺伝子同定にあたっては，大家族を用いたポジショナルクローニング法か，あるいは，ほかのてんかん関連遺伝子の情報から新たに候補遺伝子に目星をつけ，それを順にシークエンスせざるを得なかった（候補遺伝子アプローチ）．この候補遺伝子アプローチで，孤発のてんかん性脳症である Dravet 症候群で Na^+ チャネルの遺伝子異常が同定されたものの，ほかの孤発のてんかんや大家族の収集が困難なてんかんでの責任遺伝子探索においては，PCR シークエンス法では限界がみられた．

2012 年頃より，NGS を用いた網羅的な遺伝子解析が新規てんかん関連遺伝子同定の主流となり，本項のテーマとなっている難治稀少てんかんの遺伝子は本法の格好のターゲットとなった．その理由は早期乳児てんかん性脳症等の難治稀少てんかんの大多数は家族歴がなく，孤発である点にある．すなわち，原因となる遺伝子異常は突然変異で起こり，しかも一方の染色体上の遺伝子変異で症状をきたす，優性の変異でという仮説が成り立つ．そこで，ヒトの遺伝子内で蛋白をコードしているエクソン部分のみをすべてシークエンスする方法（エクソーム法）で患児とその両親の遺伝子

を網羅的に解析すれば，両親にはなく患児だけがもっている遺伝子異常が病因であると決定できる．この方法は功を奏し，その後早期乳児てんかん性脳症を中心に多くの遺伝子異常の同定が続いた．前述のとおり，イオンチャネルの遺伝子もあるものの，多くは転写調整，神経伝達物質放出，翻訳調節，細胞接着・細胞骨格に関連する遺伝子や癌関連遺伝子等実に多彩な機能の遺伝子に変異が発見されている(表1)．

この中で特に興味深いのは，これまで癌関連遺伝子として認知されていた CDKL5, WWOX, SIK1, DEPDC5, LGI1 遺伝子等が含まれている点である．また皮質形成異常，結節性硬化症，片側巨脳症といった脳形成異常で同定されている PI3K, IGF, mTOR 経路の遺伝子にも変異が同定されている．特に mTOR 経路は IGF 等の成長因子により活性化する同化細胞シグナルに重要であり，求心・遠心性神経の伸長で必要な経路と考えられる．そのため，mTOR 経路の過剰活性により不要な神経接続が形成され，てんかんを発症させることが推測されている．このように新しい遺伝子異常の発見により，てんかんの病因はいっそう複雑なものであることが明らかとなってきている．

遺伝子異常のてんかん診療への応用

ほんの数年前までは，国際学会で遺伝子異常の同定が臨床に役立つか否かの議論がされていたのが，もはや昔日の感である．今や，てんかん診療にも遺伝学的診断や遺伝子異常の情報が応用可能であることを疑う者はいないと思われる．

たしかに，遺伝子異常が発見されるてんかんはいまだ一つの遺伝子の変異で発症するてんかん（単一遺伝病）のごくまれな疾患にとどまっている．さらに，遺伝子異常が明らかになった場合でも，直ちに治療に反映されるケースは限られているのが事実である．しかしながら，進行性ミオクロニーてんかん等への応用では，遺伝学的診断により，生検や酵素活性測定等の多くの診断過程を回避できる．同様に早期乳児てんかん性脳症でも，症例の 60〜70% の症例で遺伝子異常が発見されることもあり，予後の判定や遺伝相談で有力な情報となる．

特に Dravet 症候群では Na⁺ チャネルに異常が見出される可能性が 70% 以上あるため，早期診断を遺伝学的診断で行えるようになっている．Dravet 症候群ではカルバマゼピンやラモトリギン等の Na⁺ チャネル阻害薬は発作を悪化させることが知られており，適切な抗てんかん薬の選択にも寄与する．

ほかにも，遺伝情報により治療が行われた事例もみられるようになってきた．たとえば，K⁺ チャネルをコードする KCNT1 遺伝子の変異による早期乳児てんかん性脳症では，変異による異常チャネル機能を電気生理学実験上で矯正できたキニジンを実際の患者に試用し，その効果が示されている．今後，このような遺伝子の変異による治療の選択肢が増えることも予想され，遺伝学的診断が治療に直接貢献することも夢ではない時代となった．

一方で，NGS によりヒトゲノムの解析が進むにつれ，てんかんの原因遺伝子異常と思われていたものが，実はその民族では少なからずみられる非病的な遺伝的多型であることが明らかになる例が生じている．このため，遺伝学的診断で発見された遺伝子バリアントが病的バリアントか否かは慎重に判定する必要がある．また，てんかんの遺伝子異常に十分な知識をもった者による遺伝カウンセリングは，てんかんの遺伝学的診断に欠かせない．

遺伝子が明らかにするてんかん機序

様々な遺伝子が発見される中でいずれの原因にせよ，てんかん発症自体は，興奮性伝導・伝達と抑制性伝導・伝達の不均衡により，興奮性が優位になった場合に，てんかん発作を生じると考えられている．実際に素因性てんかんでの遺伝子変異の多くは抑制性伝達での機能喪失を導く．たとえば，GABA_A 受容体の機能喪失変異は，GABA 介在性抑制性ニューロンの障害をきたし，グルタミン酸介在性興奮性ニューロン優位となり，ニューロンの集団としては相対的に興奮性となる．同様に，Dravet 症候群で発見される Na⁺ チャネル変異

6　第1章　稀少てんかんの原因—総論

も同様の機序で激しいてんかんを引き起こすことが、遺伝子改変マウスやiPS細胞を用いた研究により明らかになっている。すなわち、このNa$^+$チャネルが専らGABA介在抑制性ニューロンの機能を担うため、その障害により興奮性ニューロンが優位となりてんかんにつながるわけである。一方で、てんかんに関連する遺伝子は500遺伝子以上にもなり、今ではそのほとんどが、ニューロンのシナプス伝達を直接変化させるものではないことが明らかになっている。このことは、てんかんは、"興奮と抑制の不均衡"だけでなく、ほかの機序が作用していることを示唆しているのかもしれない。

遺伝子研究の今後

この5～6年間で、てんかんの分子病態解明は凄まじい勢いで進んだ。これは、技術の進歩により、原因となる遺伝子が次々と発見されたためである。しかし先に述べたように、遺伝子が同定されるてんかんは、単一遺伝子病のてんかんに限られている。複数の遺伝子の関与が示唆される大多数のてんかんの関連遺伝子を同定して、その分子病態を明らかにすることが今後の課題である。

この困難な課題の解決の糸口として、現在まで発見されたてんかんの遺伝子のほとんどが相互に作用することが次第に明らかになってきている点があげられる。すなわちこれらの遺伝子はネットワークを形成していると考えられる。実際に、単一遺伝子や単一分子の障害で生じるてんかんでさえも、実際はそれを取り巻く複雑なネットワーク

が崩壊し、新たな異常なネットワークが構築されることが病態だと考えられている。近い将来、てんかんのゲノムが網羅的に解析され、このネットワークの解明が進むことにより、単一遺伝子病以外のてんかんのさらなる分子病態が明らかになると思われる。これにより、てんかんをきたす分子や経路が標的となる、すなわち病態に基づく、従前の抗てんかん薬と一線を画す新規治療薬の開発が進むことが期待される。

❖ 参考文献

・石井敦士：てんかんの遺伝学的診断 Dravet症候群とGEFS＋の遺伝子 SCN1A遺伝子変異のスペクトラムと他の遺伝子. 医学のあゆみ 2015；253：561-567.
・石井敦士, 他：てんかん−基礎・臨床研究の最新知見−てんかんと遺伝子異常. 日本臨床 2014；72：796-802.
・石井敦士, 他：次世代シークエンサーを用いた神経疾患のゲノム診断 てんかんのゲノム診断. 神経内科 2014；80：690-697.
・石井敦士, 他：抑制性シナプスの基礎と臨床 疾患とその治療における抑制性シナプスの意義 てんかんにおけるGABA受容体とK$^+$チャネルの異常. Clinical Neuroscience 2012；30：1397-1400.
・石井敦士, 他：てんかん治療Update 研究と臨床の最前線 最新・研究トピックス てんかんの遺伝子研究の最前線 てんかん分子研究の現況と展望. 医学のあゆみ 2010；232：959-964.

［福岡大学医学部小児科／福岡大学基盤研究機関
てんかん分子病態研究所］
石井敦士, 廣瀬伸一

第1章　稀少てんかんの原因　｜　総論

2 染色体異常症とてんかん

EPILEPSY

ポイント　てんかん患者では，多発先天異常，特異顔貌，精神運動発達遅滞を伴う場合は染色体検査が必要になる．染色体検査にはG分染法，FISH法，最近注目されているマイクロアレイ染色体検査等があり，目的によって使い分けられる．てんかん診療において重要な染色体異常症を概説する．

染色体異常症

　てんかんの合併が一般よりも多くなる．染色体の欠失や重複の領域には多数の遺伝子が含まれ，脳の微細な構造の異常，シナプスや神経伝達物質にかかわる遺伝子が存在すればその異常の結果としててんかんを発症しやすくなる．核型によっててんかんの合併率には差がある．たとえば4p-症候群では90%以上でてんかんの合併がみられる．一方，5p-症候群ではてんかんの合併は少ないことが知られている．本項ではてんかんの合併の多いおもな染色体異常症について述べる．

染色体異常の検査について

　てんかん患者では染色体検査は必須の検査ではないが，多発先天異常，特異顔貌，精神運動発達遅滞を伴う場合は検査対象になる．染色体検査にはG分染法，FISH法，最近注目されているマイクロアレイ染色体検査などがある．目的によって使い分けられる．表1に染色体検査の対象と内容をまとめた．Down症候群など特定の診断を疑って実施する場合と，病名が不明の状況で実施する場合がある．

1. 検査とその目的

　患児の病態を把握し，治療方針を決定し，適切なフォローアップを行うために必要な情報を取得することである．同じ染色体異常の症例が報告さ

れていればその情報は参考になる．

1)G分染法：最も基本的な染色体検査である．数的な異常としては，Down症候群，トリソミー18，トリソミー13等がある．そのほかに様々な構造異常（転座，逆位，挿入等）がある．

2)FISH法：FISH法は染色体の特定領域をピンポイント的に調べるものである．Prader-Willi症候群，Angelman症候群，Sotos症候群，Williams症候群，Smith-Magenis症候群，Miller-Dieker症候群，22q11.2欠失症候群等の微細欠失症候群がある．1p36欠失症候群等のサブテロメア異常症も重要である．それぞれ特有の臨床像がある．

3)マイクロアレイ染色体検査：1Mb程度の微細欠失や重複も検出可能であり，その領域に含まれる遺伝子も判明する等，情報量が多い．多発先天異常/精神遅滞症候群においてG分染法の異常検出率は3%程度であるのに対し，マイクロアレイでは20%程度の検出率がある．欧米ではマイクロアレイは汎用されており，多発先天異常症例では第1段階の検査とされている．精度の高さと得られる情報量から，さらなる普及が期待される検査である．マイクロアレイ染色体検査では欠失遺伝子が客観的に把握されるため，てんかん関連遺伝子がその領域に含まれている場合，てんかんに注意してフォローする必要が生じる．ただし，現時点では保険収載がないため，費用面の問題がある．また，マイクロアレイ染色体検査では欠失や

8　第1章　稀少てんかんの原因—総論

表1　染色体検査の対象と内容

検査対象	検査法	内容など
Down 症候群トリソミー13・18，Turner 症候群等疑った場合	染色体 G 分染法	転座など構造異常もわかる
原因不明の精神運動発達遅滞，多発先天異常	染色体 G 分染法 マイクロアレイ染色体検査	検出率　3% 検出率　20%
微細欠失による疾患を疑った場合 例）Prader-Willi 症候群，Angelman 症候群，Sotos 症候群，Williams 症候群，Smith-Magenis 症候群，Miller-Dieker 症候群，22q11.2 欠失症候群等	FISH 法によるピンポイント的検索	マイクロアレイ染色体検査でも同定できるが費用が高い Prader-Willi 症候群，Angelman 症候群はメチル化特異性 PCR 法等が有用である
サブテロメア異常を疑った場合 例）1p36 欠失症　2q37 欠失症候群　9q34 欠失症候群等	サブテロメア FISH 法 MLPA 法（サブテロメア） マイクロアレイ染色体検査等	

重複，逆位や転座などの染色体構造異常があっても核型はわからず，低頻度のモザイクは検出できない等，弱点もある．データベースにない微細な異常では病的意義の判断はむずかしい．

染色体異常が原因の疾患

1. Down 症候群

　Down 症候群（トリソミー21）は最も多い染色体異常症である．600 出生に1人の割合でみられる．Down 症候群ではてんかんを合併する率は一般よりも高いがほかの染色体異常症と比べて特に多いというわけではない．Goldberg-Stern らは，Down 症候群の8%でてんかんを合併すると報告した[1]．Roizen らは 440 例の Down 症候群（3〜14 歳）を調査し，7%でてんかんの合併を認めた[2]．Down 症候群のてんかん合併率は概ね7〜8%と考えられる．

　Down 症候群のてんかん発症は乳児期と成人期に2つのピークがある．Down 症候群では点頭てんかんの合併が多いことが特徴である[3,4]．Down 症候群の点頭てんかんは ACTH によく反応するが，治療開始は早期のほうがよい．Eisermann らは治療開始の遅れは発達予後，てんかんの再発，自閉症と関連すると報告した[3]．Down 症候群児の保護者に点頭てんかんの特徴をあらかじめ伝えておくと早期診断につながる．

　幼児期から学童期では焦点発作や全般性強直間代発作が主体となる．比較的治療への反応はよい．一部の Down 症候群では Lennox-Gastaut 症候群を呈する[4]．Down 症候群の Lennox-Gastaut 症候群は発症年齢が9歳前後と遅発性であり，反射性て

んかんが多いという報告がある[4]．

　成人期に至って再びてんかんの発症が多くなる．大阪府立母子保健総合医療センター遺伝診療科でフォローしている平均年齢 21 歳の成人 Down 症候群 66 名の調査では7%のてんかん合併率であった．Kerins らは，50 歳以上の Down 症候群の 34%に seizure disorder を認めたと報告した[6]．Down 症候群ではアルツハイマー型認知症に類似した臨床所見や神経病身体所見（老人斑や神経原線維変化）を呈する例がある．21 番染色体にアミロイド前駆体蛋白（APP）遺伝子が存在し，そのコピー数が多いことが認知症発症と関係するといわれている．認知症を合併した場合，てんかんの合併が多くなる．また，発作を繰り返すことで認知機能が低下するという報告もある[7]．

2. 4p-症候群（Wolf-Hirschhorn 症候群）

　子宮内発育遅延，出生後の発育障害，精神運動発達遅滞はほぼ全例にみられる．「ギリシャ戦士の兜様」とよばれる前頭から鼻にかけての形態，小頭症，眉間の突出，眼間開離，内眼角皺皮，弓状の眉毛，短い人中，口角下垂，小顎，耳介低形成など特異顔貌を特徴とする．骨格系の異常，先天性心疾患（心房中隔欠損等），聴力障害，腎・尿路奇形，中枢神経構造異常等である．4p- は G 分染法で判明する例が多いが，微細欠失例では FISH 法やマイクロアレイ染色体検査でないと診断できない．4p16 領域の責任領域（WHSCR2）に存在する WHSC1 遺伝子は特異顔貌や低身長，知的障害に関与し，LETM1 遺伝子はけいれんにそれぞれ関与する．より遠位の遺伝子もてんかんと関連する．

4p-症候群ではてんかんの発症率は90%以上と高い[8]. 乳児期後半に初発発作が多く, 発熱を誘因として発症する場合が多い. 全身性の強直間代性けいれん, 片側性の間代性あるいは強直性けいれんで二次性全般化を伴うこともある. 発作は群発し, けいれん重積発作になる場合が少なくない. 年長になると発作は減少する傾向がある. 4p-症候群のてんかん治療に臭化物が有効である.

3. 1p36 欠失症候群

サブテロメア異常の中で最も多く, 1万人に1人という報告がある. 子宮内発育遅延を呈し, 生後は筋緊張低下, 哺乳障害が多く, 成長障害を認める. 多くは重度発達遅滞で, 特に言語遅滞が顕著である. 自閉症, 易興奮性, 自傷他傷行為などの行動異常の例もある.

身体所見として, 大泉門が大きい, 前頭部突出, 眼が落ちくぼんでいる, 眼瞼裂狭小, 鼻根部が平低, 顔面正中部低形成も多い所見である. 耳介の形成異常, 口角の下がった小さな口, 細い下顎など特徴的顔貌を認める. 1p36 欠失症候群は経験すれば顔貌から診断を疑える. 拡張型心筋症, ファロー四徴症, 肺動脈狭窄, エブスタイン奇形などの心疾患の報告がある. Shimada らは国内例 50 症例の欠失範囲と臨床所見の研究報告を行った[9]. 1p36 欠失症候群では 70% の症例にてんかんの合併がみられ, 点頭てんかんや難治てんかんの例もある[9]. 欠失範囲が大きいほど, 重度であり, てんかんの合併が多い傾向がある.

4. Sotos 症候群

1964 年に Sotos が記載した先天異常症候群である. 罹患率は 1～2 万人に 1 人程度と考えられている. 5q35 の責任遺伝子 NSD1 を含む領域の欠失による「欠失型 Sotos」と NSD1 単一遺伝子疾患としての「点変異型 Sotos」とに大きく分類される. 欠失のない例では NSD1 遺伝子変異解析が必要となる. 過成長, 頭囲大, 特異顔貌, 骨年齢促進, 精神運動発達遅滞を呈する. 先天性心疾患, 腎尿路系異常, 中枢神経異常, 斜視などの眼科的異常, 側彎等にも注意がいる.

Sotos 症候群ではてんかんや熱性けいれんの合併が多い. 熱性けいれんは将来てんかんの発症

につながる. 全般性強直間代発作と側頭葉てんかんが多いことが特徴である[10]. 治療には反応しやすい.

5. Miller-Dieker 症候群

Miller-Dieker 症候群は染色体 17p13.3 領域の欠失を原因とし, 滑脳症を呈する. LIS1 から YWHAE までを含む染色体領域の微細欠失による症候群である. てんかんの合併が多い. 点頭てんかんの発症例もある.

6. 18q-症候群

18 番染色体長腕の欠失は比較的頻度が高い染色体異常症である. 精神運動発達遅滞, 筋緊張低下, 特異顔貌, 成長障害に加えて髄鞘化遅延が特徴である. 先天性大脳白質形成不全症の一種であり, 18 番長腕にある MBP 遺伝子のハプロ不全が要因である. てんかんの合併が多い. 頭部 MRI と脳波検査が必要である.

7. トリソミー18

トリソミー18 は予後不良の染色体異常症であるが, 医学的管理により, 1 歳以上の生存例は増加している. 長期生存例でてんかんの合併が多いことが知られるようになった. Kumada らの報告では 1 歳以上の 11 例のトリソミー18 症例で 7 例 (64%) にてんかんの合併がみられた. 発症月例は 1～42 か月 (中央値: 11 か月) であった. 2 例は複雑部分発作, 4 例は全般発作 (うち 3 例が点頭てんかん) 等であった. 難治性に経過する例が多い.

8. 22q11.2 欠失症候群

22q11.2 欠失症候群はファロー四徴症などの先天性心疾患, 胸腺低形成, 特異顔貌, 低カルシウム血症などを特徴とする微細欠失症候群である. 低カルシウム血症によるけいれんを認めることがあり, 血液検査が重要である. 多小脳回症など脳奇形を伴うことがある. 15% でてんかんを合併したという報告がある.

9. 脆弱 X 症候群

脆弱 X 症候群は, 知的障害, 自閉症スペクトラム障害, 特異顔貌 (大頭, 細長い顔, 大耳介など), 巨大精巣 (成人男性) を特徴とする. Xq27 にある FMR1 遺伝子の CGG トリプレットリピートの伸長が原因である. 脆弱 X 症候群では 10～18% で

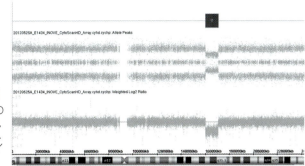

図1　SNPアレイの結果の1例
2q24.2からq31.1の欠失あり，この領域にSCN1A，SCN2A，SCN3A，SCN7A，SCN9Aが集積している．てんかん患者ではマイクロアレイ染色体検査が有用なことがある．

てんかんを合併する．発作を認めなくても脳波異常の合併が多い．小児の良性部分てんかんのように，中心側頭部の棘波が特徴である．様々な発作型があるが，比較的治療への反応はよい．女性保因者の一部も症状を認める．

10. Xq28重複症候群

Xq28重複症候群はRett症候群の責任遺伝子である*MECP2*遺伝子を含むX染色体長腕の部分重複による．重複の場合，Rett症候群の症状は認めず，知的障害，てんかん，感染症の治癒遷延などを認める．顔貌も特徴がある．マイクロアレイ染色体検査で同定される．本症候群はX連鎖性の男性の知的障害の原因として頻度が高いことが判明している．X染色体不活化の偏りで女性例もある[14]．てんかんは難治性に経過する例がある．

●マイクロアレイ染色体検査による微細欠失の例

図1はてんかんを合併する乳児例のマイクロアレイ染色体検査結果である．2q24.2からq31.1にかけてコピー数の減少があり，微細欠失が考えられた．この領域には*SCN1A*遺伝子などイオンチャネル遺伝子が複数含まれていた．この症例では，精神運動発達遅滞は早期から認め，てんかんを発症している．

◆おわりに

一部の染色体異常症はてんかんの合併が多く，注意してフォローする必要がある．マイクロアレイ染色体検査による微細欠失の同定は，てんかんの病態を明らかにできる場合もある．正確な診断により，今後注意すべき合併症を把握できる場合もある．

なお，Angelman症候群と環状20番染色体はともにてんかんが多いが，別項で記載があるので，ここでは略した（p.108，p.111参照）．

❖引用文献

1) Goldberg-Stern H1, et al.：Seizure frequency and characteristics in children with Down syndrome. Brain Dev 2001；23：375-378.
2) Roizen NJ, et al.：A community cross-sectional survey of medical problems in 440 children with Down syndrome in New York State. J Pediatr 2014；164：871-875.
3) Eisermann MM, et al.：Infantile spasms in Down syndrome--effects of delayed anticonvulsive treatment. Epilepsy Res 2003；55：21-27.
4) Verrotti A, et al.：Electroclinical features and long-term outcome of cryptogenic epilepsy in children with Down syndrome. J Pediatr 2013；16：1754-1758.
5) Ferlazzo E, et al.：Lennox-Gastaut syndrome with late-onset and prominent reflex seizures in trisomy 21 patients. Epilepsia 2009；50：1587-1595.
6) Kerins G, et al.：Medical conditions and medication use in adults with Down syndrome：a descriptive analysis. Downs Syndr Res Pract 2008；12：141-147.
7) Lott IT, Doran E, Nguyen VQ, et al. Down syndrome and dementia：seizures and cognitive decline. J Alzheimers Dis. 29：177-85, 2012
8) Battaglia D, et al.：Electroclinical patterns and evolution of epilepsy in the 4p- syndrome. Epilepsia 2003；44：1183-1190.
9) Shimada S, et al.：Microarray analysis of 50 patients reveals the critical chromosomal regions responsible for 1p36 deletion syndrome-related complications. Brain Dev 2015；37：515-526.

［大阪府立母子保健総合医療センター遺伝診療科・研究所］

岡本伸彦

第1章　稀少てんかんの原因　総論

3 先天代謝異常症とてんかん

EPILEPSY

ポイント　てんかんを合併する先天代謝異常症は多く知られている．てんかん診療において，基礎疾患の鑑別はけいれんの治療のうえで怠ってはいけないものである．基礎疾患によってはその原病の治療が本質的であり，てんかんの治療においてもその診断ができていない状態では適切な対応ができない．本項ではてんかんを合併する先天代謝異常症の主たるものについて，その鑑別と診断のアプローチについて概説する．

てんかんを合併する先天代謝異常症の原因別分類（表1）

1．エネルギー産生異常症

1）ミトコンドリア代謝異常症：大変多くの疾患が含まれるが，mitochondrial encephalomyopathy with lactic acidosis and stroke-like episode（MELAS），myoclonus epilepsy with ragged-red fibers（MERRF），Kearns-Sayre syndrome（KSS）などのミトコンドリア DNA 異常症がまずあげられる．これ以外に多くの核遺伝子の異常によるミトコンドリア機能異常症が知られており，その多くが様々なてんかんを合併するといわれている．おもなものとして，ピルビン酸脱水素酵素複合体異常症（PDHC），αケトグルタル酸脱水素酵素複合体欠損症等がある．これ以外に Leigh 脳症，呼吸鎖複合体異常症（MRCD）（呼吸鎖複合体 I 欠損症，呼吸鎖複合体 IV 欠損症等），mtDNA 枯渇症候群等の症候群が知られている．

2）脂肪酸代謝異常症：おもにミトコンドリアでのβ酸化異常により，低血糖，筋症状，Reye 様症状などをきたし，けいれんも合併し得る．カルニチンパルミトイルトランスフェラーゼ I（CPTI）欠損症，CPTII 欠損症，カルニチンアシルカルニチントランスロカーゼ（CACT）欠損症，極長鎖アシル CoA 脱水素酵素（VLCAD）欠損症，中鎖アシル

CoA 脱水素酵素（MCAD）欠損症等が知られている．特に Reye 様症候群のような急性脳症をきたすときにけいれんを合併しやすいと考えられる．

3）クレアチン代謝異常症：クレアチン輸送にかかわる guanidinoacetate methyltransferase（GAMT）欠損症により West 症候群を合併することがある．

2．蓄積病

1）ライソゾーム病：GM1 ガングリオシドーシス，GM2 ガングリオシドーシス，Gaucher 病 II 型，シアリドーシス，ガラクトシアリドーシス，神経セロイドリポフスチン症，Krabbe 病，異染性白質ジストロフィー等にてんかんの合併が知られている．Gaucher 病 III 型におけるミオクローヌス，Niemann-Pick 病 C 型におけるカタプレキシーは特徴的である．

2）Lafora 病：Lafora 体を病理的特徴とする Lafora 型ミオクローヌスてんかんは主として思春期以降に発症し，ミオクローヌスてんかん，失調症，知的障害などを発症する進行性の疾患である．

3．代謝毒性物質

アンモニア，アミノ酸，有機酸などの神経毒性物質が上昇する代謝異常によりてんかんを合併する疾患群がある．

1）尿素サイクル異常症：蛋白に含有される窒素 N の代謝により発生するアンモニアを解毒するのが尿素サイクルであり，この異常症により高アン

12　第1章　稀少てんかんの原因─総論

表1　合併するてんかんのタイプによる分類

てんかんなどの特徴	基礎疾患名
新生児期にてんかん発作を起こす疾患	・アミノ酸代謝異常症（メープルシロップ尿症，非ケトーシス高グリシン血症，フェニルケトン尿症） ・尿素サイクル異常症（CPSI 欠損症，OTC 欠損症，シトルリン血症，アルギノコハク酸血症，アルギニン血症） ・有機酸血症（メチルマロン酸血症，プロピオン酸血症） ・糖代謝異常症（ガラクトース血症 I 型，フルクトース -1,6- ビスホスファターゼ欠損症） ・ペルオキシソーム病（Zellweger 症候群，新生児型副腎白質ジストロフィー） ・ラインゾーム病（GM1 ガングリオシドーシス，Gaucher 病 II 型）
West 症候群を合併する代謝異常症	・アミノ酸代謝異常症（フェニルケトン尿症，メープルシロップ尿症，非ケトーシス高グリシン血症） ・有機酸血症（メチルマロン酸血症，PDHC 欠損症，CPTII 欠損症，ピルビン酸カルボキシラーゼ欠損症） ・銅代謝異常症；Menkes 病 ・ミトコンドリア脳筋症 ・ラインゾーム病（GM2 ガングリオシドーシス）
進行性ミオクローヌスてんかん（ミオクローヌスてんかん，進行性の神経症状を主徴とする遺伝性疾患群）	・ライソゾーム病（シアリドーシス 1 型，2 型，神経セロイドリポフスチン症，GM2 ガングリオシドーシス，Gaucher 病 II 型 /III 型 ） ・ミトコンドリア脳筋症（MERRF，MELAS） ・歯状核赤核淡蒼球ルイ体萎縮症（DRPLA），Unverricht-Lundborg 病
カタプレキシー（情動発作）	・Niemann-Pick 病 C 型に比較的特徴的で，笑ったりしたあとに脱力する発作，ナルコレプシーにも合併する．

モニア血症をきたし，意識障害，けいれんをきたす．OTC（ornithine transcarbamylase），CPSI（carbamoylphosphate synthetase I），シトルリン血症，アルギノコハク酸血症，アルギニン血症などが含まれる．

2）アミノ酸代謝異常症：フェニルケトン尿症，メープルシロップ尿症などにてんかんを合併するが，近年では新生児マススクリーニングで同定される疾患が多い．また，特殊ミルク等でアミノ酸異常症を改善することにより，治療可能である．

3）有機酸代謝異常症：メチルマロン酸血症，プロピオン酸血症，グルタミン酸血症 I 型等があり，これも新生児マススクリーニングで同定される疾患が多く，食事療法，蛋白制限，カルニチン補充などの治療によりてんかんの発症，進行の抑制が知られている．

4）プリン / ピリミジン代謝異常症：Lesch-Nyhan 症候群は HPRT 遺伝子異常により，高尿酸血症，ジストニア，てんかんを発症する疾患である．他にアデニロサクシナーゼ欠損症にてんかんの合併がある．

5）cystatin B 異常症：Unverricht-Lundborg 病はシステインプロテアーゼインヒビター（cystatin B）の異常により進行性ミオクローヌスてんかんを発症する．

4. 神経伝達物質異常症

1）グリシン代謝異常症：非ケトーシス型高グリシン血症はグリシン開裂酵素の欠損により発症し，重症例は，生後数日以内に筋緊張低下，無呼吸，昏睡等が始まり，後にけいれん重積となる疾患である．

2）GABA 代謝異常症：コハク酸セミアルデヒド脱水素酵素（SSADH）欠損症は GABA の代謝産物のコハク酸セミアルデヒドをコハク酸に分解することができずに 4 ヒドロキシ酪酸が上昇する疾患であり，乳児期から発達遅滞，精神遅滞，筋緊張低下，睡眠障害，多動，腱反射低下，けいれん（約半数）など多彩な症状をきたす．

3）グルコーストランスポーター1（GLUT1）欠損症：第 2 章 4-2（p.121）参照．

5. ビタミン / 補酵素依存疾患

1）ピリドキシン依存性てんかん：新生児発症の

表2　発症年齢別代謝疾患の分類

新生児期 （〜1か月）	・ホロカルボキシラーゼ合成酵素欠損症 ・ピリドキシン依存性てんかん ・PNPO てんかん ・フォリン酸反応性てんかん ・アミノ酸代謝異常症：メープルシロップ尿症，非ケトーシス高グリシン血症 ・尿素サイクル異常症：CPSI 欠損症，シトルリン血症，アルギノコハク酸血症 ・有機酸血症：メチルマロン酸血症，プロピオン酸血症 ・糖代謝異常症：ガラクトース血症I型 ・Zellweger 症候群，新生児型副腎白質ジストロフィー
乳児期 （〜1歳）	・ビオチニダーゼ欠損症 ・Menkes 病 ・GM1 ガングリオシドーシス ・GM2 ガングリオシドーシス ・シアリドーシス1型 ・Gaucher 病II型
幼児期 （1〜5歳）	・Gaucher 病III型 ・MERRF，MELAS ・Niemann-Pick 病C型
学童期以降 （6歳〜）	・DRPLA，Unverricht-Lundborg 病 ・神経セロイドリポフスチン症

難治てんかんでピリドキシン（VitB6）投与で著効するてんかんで，*ALDH7A1* 遺伝子変異により発症する．

2）PNPO〔pyridox(am)ine 5'-phosphate oxidase〕てんかん：ピリドキシンには反応しないがピリドキサルリン酸には反応するてんかん症候群である．

3）フォリン酸反応性てんかん：新生児てんかんでピリドキシンに反応しないがフォリン酸という葉酸代謝物に反応する疾患がある．

4）ビオチン代謝異常症：ホロカルボキシラーゼ合成酵素欠損症，ビオチニダーゼ欠損症，前者の新生児期発症型の典型的な症状は，代謝性アシドーシスによる多呼吸，呼吸障害，けいれん，哺乳障害，全身の皮膚炎などで発症し，尿中有機酸の解析で診断が可能である．後者は日本では大変まれであるが，発症は前者よりやや遅く3か月以降で，けいれん，筋緊張低下，運動失調，皮膚炎，脱毛等であり，難聴や視神経萎縮なども合併する

ことがあり，やはり尿中有機酸にて診断可能である．

　実際の診断において，その発症年齢ごとの疾患群を把握しておくことは治療を考えるうえでも重要である．主たる疾患について，典型的な発症時期についてまとめたのが表2である．ただ，どの疾患も病型の違いにより発症年齢には幅があるため，この表はあくまで参考である．

疾患ごとの診断，治療アプローチ

1. エネルギー産生異常症

1）ミトコンドリア異常症：ミトコンドリア病は非常に多系統の症状をきたすため，先天奇形を合併することもあり，発達遅滞，退行，筋症状，神経症状を合併する場合には考慮すべき疾患である．血中，髄液中の乳酸L，ピルビン酸Pの上昇，特にL/P比が20以上になるときには検討すべき疾患である．L/P比が10程度の場合PDHC欠損症が鑑別となる．ミトコンドリアDNA異常は遺伝子検査の検索が可能であるが，核遺伝子の異常による場合には，呼吸鎖蛋白の異常を蛋白レベルで調べたり，酵素測定により検索することになる．

2）脂肪酸代謝異常症：低血糖発作，筋症状などを合併する場合に鑑別を要する疾患群で，ろ紙血，血清を用いたアシルカルニチン分析が出発点となる．確定診断は皮膚線維芽細胞等で酵素活性測定，遺伝子検査となる．

3）クレアチン代謝異常症：磁気共鳴スペクトロスコピー（MRS）でクレアチンピークが低下することが診断につながり，クレアチン補充が治療となる．

2. 蓄積病

1）ライソゾーム病：蓄積病としての臓器腫大，リンパ球の空胞化などの身体所見と，発達退行を認めた場合には鑑別すべき疾患となる．実際はムコ多糖症，ムコリピドーシス，リピドーシス，ポンペ病など蓄積物質などにより病態は全く異なり，それを広くスクリーニングすることは困難であり，臨床病態から鑑別疾患を絞り，酵素活性で生化学診断したり，遺伝子診断により確定診断となる．酵素補充療法，基質合成抑制療法，シャペロン療法が適応となる疾患がある．

2)Lafora 病：皮膚生検で同定される Lafora 体とよばれる封入体が特徴であり，*EPM2A*，*EPM2B* 遺伝子等の遺伝子解析により診断される．

3. 代謝毒性物質

1)尿素サイクル異常症：意識障害，けいれんに高アンモニア血症を伴う場合に鑑別すべき疾患であり，血中アミノ酸，尿中有機酸の解析により診断鑑別が可能であり，最終的には酵素活性，遺伝子診断が有効である．高アンモニア血症の初期診断の治療が重要であり，時に持続的血液濾過透析（CHDF），肝移植が救命に必要なことがある．

2)アミノ酸代謝異常症：血中アミノ酸が診断の基礎になるが，最近はおもに新生児マススクリーニングの対象疾患として診断される．確定診断は酵素診断，遺伝子診断となる．

3)有機酸代謝異常症：意識障害，低血糖，高アンモニア血症等を合併するときに鑑別すべき疾患であり，新生児マススクリーニングでも一部診断されるが，若年型は診断困難である．発症時には蛋白制限，糖質での高カロリーが必要である．

4)プリン / ピリミジン代謝異常症：Lesch-Nyhan 症候群は高尿酸血症から疑われ，酵素診断も可能であるが，最近は遺伝子診断が可能である．アデニロサクシナーゼ欠損症は髄液中，尿中のサクシニルアデノシンの高値を確認することが診断につながる．

5)cystatin B 異常症：Unverricht-Lundborg 病は診断に関しては *cystatin B* 遺伝子の 12 塩基のリピート数増大の診断が確定診断となる．

4. 神経伝達物質異常症

1)グリシン代謝異常症：非ケトーシス型高グリシン血症は新生児期からの昏睡，呼吸障害，けいれん重積をきたし，小頭症，脳梁欠損，脳回異常，高グリシン血症等を合併するときに鑑別すべき疾患であり，グリシン開裂酵素を構成する 4 つの蛋白遺伝子の中で主として *GLDC* 遺伝子，*AMT* 遺伝子の検索により診断される．

2)GABA 代謝異常症：SSADH 欠損症の診断は尿中有機酸分析を行い，4-ヒドロキシ酪酸の上昇を確認し，培養リンパ芽球を用いた SSADH の活性測定や遺伝子検査を行う．

5. ビタミン / 補酵素依存疾患

1)ピリドキシン依存性てんかん：治療的にピリドキシンの有効性が確認された場合，*ALDH7A1* 遺伝子解析により確定診断できる．

2)PNPO てんかん：治療的に疑われたときに PNPO〔pyridox（am）ine 5'-phosphate oxidase〕遺伝子の解析により確定診断される．

3)フォリン酸反応性てんかん：原因遺伝子はピリドキシン依存性てんかんと同じ *ALDH7A1* 遺伝子と同じとする報告がある．

4)ビオチン代謝異常症：新生児で，呼吸障害，けいれん，全身状態の悪化があれば，直ちに血液ガス，アンモニア，乳酸の測定を行い，高度のアシドーシス，高乳酸血症，高アンモニア血症が認められた場合は，まず尿中有機酸の分析を行い，確定診断は遺伝子診断となる．確定診断がつくまで，ビタミンの大量療法を行い（ビオチン 10〜50 mg/day，塩酸チアミン 100〜200 mg/day，リボフラビン 100〜300 mg/day，シアノコバラミン 1mg/day），その後それぞれの治療になる．

❖ **検査施設情報**

・日本先天代謝異常学会ホームページ；http：//square.umin.ac.jp/JSIMD/
　検査依頼施設と診療指針が閲覧できる
・厚生労働省難治性疾患克服事業，ライソゾーム病（ファブリー病を含む）に関する調査研究班；http：//www.japan-lsd-mhlw.jp/index.html
　専門診療施設，診断法に関する記載がある
・オーファンネット Japan；http：//onj.jp/index.html
　依頼可能な遺伝子検査のリストと依頼方法が記載されている．また約 2,000 種類の遺伝子検査を提供しているヨーロッパの遺伝子検査会社 GENDIA（http：//www.gendia.net/）への依頼代行に関する情報もある
・先天代謝異常症患者登録制度；http：//www.jasmin-mcbank.com
　患者からの登録制度であり，臨床試験情報や治療などに関する情報へのアクセスが可能になる

［大阪大学大学院医学系研究科保健学専攻成育小児科学］
酒井規夫

第1章　稀少てんかんの原因　│　総論

4 皮質形成異常とてんかん

EPILEPSY

> **ポイント**　皮質形成異常は，大脳皮質の各発生段階に生じる原因，特に遺伝的要因によって特徴的な形態異常を示し，脳の形態と病態に応じて細かく分類される．臨床診断はおもにMRIによってなされるが，現在は疾患により数多くの原因遺伝子が判明しており，原因遺伝子解析が望ましい．

概　念

　皮質形成異常は，胎生期の大脳皮質形成過程において，何らかの原因により大脳皮質の形態異常をきたした状態である．大脳皮質の形成過程は，①神経管形成，②領域特異化による脳胞形成と左右の分離，③脳室帯における神経細胞産生，④神経細胞移動による層形成，⑤細胞分化と軸索伸長・シナプス形成による回路網形成の各段階により成り立つ．原因としては，遺伝子異常による内因性と，胎内感染・代謝／栄養異常・放射線被曝・低酸素／血行障害による外因性に大きく分けられる．

分　類

　原因遺伝子の解明に伴い，脳形成異常の分類は上述の形成過程および原因遺伝子に基づいて分類されている[1]（**表1**）．しかし，さらに原因遺伝子と病態の解明が進んだこの数年間で，一つの原因遺伝子が複数の形成過程にかかわり，必ずしも形成過程ごとに単純に分類できない事例（チューブリン病など）や，胎生期の出血による外因性と考えられていた事例で血管脆弱性をきたす原因遺伝子が同定され，なおかつ同遺伝子が皮質構築自体にも関与し，外因性と内因性の区別があいまいになっている事例（*COL4A1*変異等）が明らかになり分類は今後さらに複雑になることが予想される[2]．

皮質形成異常におけるてんかんの病態

　皮質形成異常は，興奮性と抑制性ニューロンの分布，構築，比率に影響を与え，興奮性の高い神経細胞の出現とあいまって，てんかんの病態に直接作用する．病態によりてんかんの併発率は異なり，原発性小頭症や巨脳症のてんかん併発率は，正常集団よりも多いが，その他の皮質形成異常に比べると少なく，皮質形成異常のてんかんの病態は，細胞の数的異常ではなく，細胞間ネットワークの障害に基盤があることを示唆する．

皮質形成過程のメカニズム

1.　神経管形成

　外胚葉の陥入によって生じた神経管は神経栄養因子や増殖因子等の分泌性の細胞外液性因子，Notchシグナルに代表される細胞間相互作用，転写因子等の細胞内因子の制御を受け領域の特異化が進み分節構造（体節）が形成され，前方部分が大脳に変化する．無脳症は，神経管前部の形成異常である．

2.　脳胞形成

　前部神経孔の閉鎖と神経管の拡張により前脳胞（prosencephalon/forebrain）が形成される．前脳胞は終脳（telencephalon）と間脳（diencephalon）に分かれると同時に，腹側の脊索から分泌される腹側化因子〔ソニックヘッジホッグ（SHH）等〕と，外胚葉

表1　皮質形成異常の分類と代表疾患

分類	代表疾患
I. 神経とグリアの増殖もしくはアポトーシスの異常による形成異常	
A. 重度先天性小頭症	小頭症
B. 巨脳症（先天性と生後早期を含む）	巨脳症
C. 異常な細胞増殖に伴う皮質形成異常	片側巨脳症，結節性硬化症，FCD II型
D. 異常な細胞増殖と新生物に伴う皮質形成異常	胚芽異形成性神経上皮腫瘍，神経節膠腫
II. 神経細胞移動異常による形成異常	
A. 脳室周囲異所性灰白質	脳室周囲異所性灰白質
B. 広汎性の外套貫通型移動異常による形成異常	古典型滑脳症/皮質下帯状異所性灰白質
C. 限局した後期放射状もしくは接線状外套貫通型移動異常によると考えられる形成異常	SBH以外の皮質下異所性灰白質
D. 最終期の移動異常と軟膜限界膜の欠損による形成異常	丸石様異形成
III. 移動後の発生異常による形成異常	
A. 多小脳回を伴う形成異常もしくは多小脳回に類似する皮質形成異常	裂脳症，多小脳回
B. 先天代謝異常に続発する皮質形成異常	ミトコンドリア病，ペルオキシソーム病
C. 限局性皮質異形成I型とIII型	FCD I型，FCD III型
D. 移動後の発達的小頭症	後天性小頭症

から分泌される背側化因子（BMP4等）の濃度勾配による腹側化と対称分裂による細胞増殖によって左右への膨隆が進み，大脳半球が形成される．全前脳胞症は，発生初期に神経管前部の腹側化が障害されて左右への分離が行われずに3脳胞期の前脳胞の状態が残存する（図1）．重症例では単眼，象鼻（円柱状の鼻）を認め，軽症例では鼻梁低形成，狭い額，眼間狭小，鼻中隔低形成，小口，口唇・口蓋裂，単一切歯など顔面の左右不分離に起因する症状を認める．原因は，染色体異常（13トリソミーなど），多発奇形症候群（Pallister-Hall症候群等），コレステロール代謝異常，SHH，ZIC2，SIX3，TGIF，PTCH1，GLI2，CDONなどの単一遺伝子変異など様々である．

　てんかん発作は約50%に併発し，その半数は難治である．難治例は無分葉，もしくは厚脳回や多小脳回など他の皮質形成異常を伴う例に多い．発作型は二次性全般化発作を含む複雑部分発作と発作型不明がそれぞれ約30%で，全般発作と複数の発作型がそれぞれ約20%である．全前脳胞症では視床下部・下垂体障害を併発し，突然の低ナトリウム血症によりけいれん発作を起こすこと

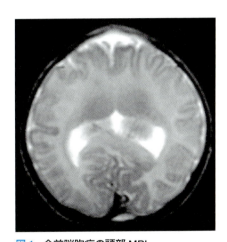

図1　全前脳胞症の頭部MRI
T2強調軸位断像．前方の左右大脳半球が不分離のため皮質と白質が連続している．他の断面では視床も左右癒合していた．

が多いので，発作初発時には電解質検査が必要である．

　脳波所見は，発作の有無にかかわらず過同期性活動（θ波もしくは睡眠時のβ波）が半数の背景活動に認められる．発作がなければ抗てんかん薬の予防投与は不要である．

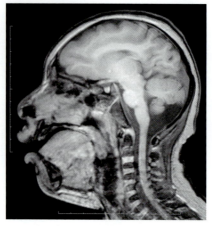

図2　真正小頭症の頭部MRI
T1強調矢状断像．前頭葉の発育不良により前頭傾斜 frontal sloping を認める．脳回の数も少ないが，皮質の厚さは正常であり，単純脳回 simplified gyri である．

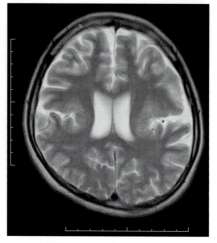

図3　両側傍シルビウス裂多小脳回の頭部MRI
T2強調軸位断像．側脳室の拡大のほかに，シルビウス裂の深部の皮質が肥厚し不規則な脳回を認める．

表2　大脳皮質を構築する2種類の神経細胞の特徴

細胞形態	錐体細胞	非錐体細胞
役割	投射ニューロン	介在ニューロン
軸索の長さ	長い	短い
信号伝達範囲	広い	局所的
伝達物質	グルタミン酸	GABA
機能	興奮	抑制
細胞数比率	70〜80%	20〜30%
産生部位	脳室帯	基底核原基
移動方向	法線移動	接線移動後に法線移動

3. 細胞産生

　脳室壁に存在する神経上皮細胞は，脳室帯で細胞周期に応じた核の上下移動（エレベーター運動）を行いながら細胞分裂を繰り返し増殖する．神経上皮細胞は皮質板形成期には，脳室帯に細胞体をもち，皮質板を貫いて軟膜に達する突起をもつ放射状グリアとなり，大脳新皮質の神経前駆細胞として非対称分裂を繰り返し神経細胞を産生する．一方，抑制系のGABA作動性神経細胞は大脳基底核原基で産生される．遺伝性の小頭症は細胞分裂障害による細胞数の減少が基本病態である（図2）．

4. 細胞移動

　てんかん発作は興奮系と抑制系の均衡破綻によって興奮系が優位な状態である．大脳新皮質において，興奮系は脳室帯で分裂し脳表に向かって放射状（radial）に移動した錐体細胞が，抑制系は基底核原基で分裂し脳表に対して接線方向（tangential）に移動した非錐体細胞によって制御される（表2）．ヒトの新皮質の形成は胎生4週にはじまり，脳室帯と前皮質板が形成される．脳室（下）帯で分裂・増殖した細胞は前皮質板の間に入り込み皮質板を形成し，脳表側の前皮質板が辺縁帯となる．辺縁帯（後のI層）に存在する Cajal-Retzius 細胞から分泌されたリーリンに制御され，皮質板ではVI層からV→IV→III→II層の順に inside-out に細胞層を積み上げ6層構造が形成される．リーリンをコードする RELN 遺伝子の異常によって皮質の層構造に異常をきたすことがマウスでもヒトでも明らかにされている（p.131参照）．

5. （移動後）分化

　他臓器と異なり，中枢神経系は部位により機能が異なる．特に大脳皮質は機能局在が顕著であり，発作焦点の起始部位と伝播部位の違いにより多様な発作型を生じる．中心溝を境にして運動野と感覚野が分かれ，前後方向で構築と機能が大きく異なる．マウスでは，大脳の前後軸の決定に *Fgf8* や *Emx2*, *Pax6* がかかわることが明らかにされている．大脳皮質の機能局在の発生機構はようやく明らかになりはじめたが，まだ48の皮質領野の

違いを説明するまでには至っていない．大脳皮質の機能分化の解明により，ローランドてんかんや前頭葉てんかん等，特異的な発作焦点をきたす分子機構が明らかになることが期待される．

現時点では，多小脳回と裂脳症が，移動後の発生異常による形成異常に分類されている．裂脳症には多小脳回を伴い，両者ともに先天性サイトメガロウイルス感染症や血流障害などの二次障害で起きることが多いなど病態は重複している．

1）多小脳回（polymicrogyria）：多小脳回の MRI 所見は髄鞘化の程度により変化し，乳児期と幼児期で異なる．乳児期には病名通りに小さい脳回が多数集簇して認められ，皮髄境界は鮮明で皮質の厚さは正常である．幼児期には不規則な脳回と不規則に凸凹した皮髄境界が認められる．幼児期には皮質の厚さも肥厚し，一見厚脳回に類似してくるが，厚脳回と異なり，脳表および皮髄境界の細かい隆起が認められる．また，丸石様異形成（p.131参照）との鑑別も MRI では困難になってくる．多小脳回の約 60％ はシルビウス裂の近傍に認められる（両側傍シルビウス裂多小脳回）（図 3）．多小脳回の原因は多様である．片側性や非対称性で脳室周囲の石灰化と白質病変を伴う場合は特にサイトメガロウイルス感染の頻度が高い．ただし非対称性でもチューブリン蛋白をコードする遺伝子変異が同定されている．染色体異常では 22q 欠失や1p36 欠失が多い．両側前頭頭頂優位の場合は常染色体劣性遺伝の *GPR56* 変異が疑われる．大頭（巨脳）を伴う場合は mTOR 経路上流の遺伝子変異が疑われる．

多小脳回の症状は多小脳回の部位と範囲のほかに，基礎疾患，併発する脳形成異常に影響される．最も多い症状はてんかん発作で 30〜87％ に併発し，0〜5 歳，特に乳児期の発症が多い．発作型は全般発作が主体で，ミオクロニー発作とスパズム発作は比較的少ない．約半数は難治である．シルビウス裂近傍の病変では，構語障害，嚥下障害などの偽性球麻痺症状が強い．

2）裂脳症（schizencephaly），孔脳症（porencephaly）：裂脳症は，大脳皮質に裂孔が生じ，

くも膜下腔と脳室が交通した状態をいうが，現在は裂孔が多小脳回によって覆われている場合を裂脳症，白質やグリオーシスで覆われている場合を孔脳症とよび区別される．多小脳回と同じく，片側性，両側性ともに傍シルビウス裂に多く，一側が裂脳症で他側が多小脳回の例も多い．多小脳回と同じく原因は多様であるが，裂脳症（10 例中 5 例）と孔脳症（61 例中 10 例）において *COL4A1* 変異が同定された[3]．*COL4A1* は丸石様異形成の原因遺伝子でもあり，裂脳症の皮質形成異常は多小脳回以外に丸石様異形成の場合も考えられる．

裂脳症や孔脳症は，様々な程度の運動機能障害，精神発達遅延，てんかんを主症状とする．裂脳症のてんかん併発率は 2〜100％ と報告により開きがある．てんかん発作の平均発症年齢は 2〜10 歳である．発作型は焦点性が多く，全般性単独は比較的少ない．薬剤抵抗性は 0〜54％ であるが，裂脳症のてんかん発作の重症度は，裂脳症の程度には関連しない．無症状でも頭部打撲等の精査により裂脳症が偶然発見される場合がある．

❖ 引用文献

1) Barkovich AJ, et al.：A developmental and genetic classification for malformations of cortical development：update 2012. Brain 2012；135：1348-1369.
2) 加藤光広：脳形成障害の分子診断．京都府立医科大学雑誌 2016；125：253-261.
3) Yoneda Y, et al.：Phenotypic Spectrum of *COL4A1* Mutations：Porencephaly to Schizencephaly. Ann Neurol 2013；73：48-57.

❖ 参考文献

・加藤光広：神経系の発生，中枢神経系奇形，migration の異常．有馬正高（編），小児神経学．診断と治療社，2008；30-39.
・加藤光広：大脳皮質形成異常．大場洋（編），小児神経の画像診断　脳脊髄から頭頸部・骨軟部まで．学研メディカル秀潤社，2010；232-249.

［昭和大学医学部小児科］
加藤光広

4．皮質形成異常とてんかん　19

第1章　稀少てんかんの原因　│　総論

5　異形成性腫瘍とてんかん

EPILEPSY

ポイント　異形成性腫瘍の定義は明確ではないが，臨床的にはてんかんに関連して大脳半球に
みられる神経細胞系および神経細胞グリア細胞混合腫瘍を指し，glioneuronal tumor
ともよばれる．代表は神経節膠腫（ganglioglioma）と胚芽異形成性神経上皮腫瘍
（dysembryoplastic neuroepithelial tumor：DNT）で，若年成人までに発見されることが
多い．腫瘍の増大はみられないか極めて緩徐，側頭葉に好発，高頻度に限局性皮質異
形成を合併，切除手術による良好なてんかん発作転帰等の特徴を有する．本腫瘍に特
異的なてんかん症候群やてんかん発作はない．神経節膠腫は脳腫瘍の約2%にすぎな
いが，てんかん外科で切除される腫瘍では約60%と最も多い．画像では囊胞と石灰
化を伴う壁在結節が特徴である．DNTは約20%を占め，多房性の囊胞状で造影はさ
れない．標準的な外科治療適応は，薬剤抵抗性てんかんを呈する場合か腫瘍の増大を
認める場合である．肉眼的全摘出により良好な腫瘍制御と約80%で発作消失が得ら
れる．したがって可能な限り全摘出を目標とする．

診断のポイント

1. 疾患の特徴

　異形成性腫瘍は，良性の神経細胞系および神経
細胞グリア細胞混合腫瘍でてんかん発作を呈する
ことが多い．なお，臨床的にてんかんに関連する
低悪性度の脳腫瘍という観点では，最近はより広
く「long-term epilepsy-associated tumor（LEAT）」と
いう用語も用いられる[1]．LEATsには，glioneuronal
LEATsだけでなく，glial LEATsとして angiocentric
glioma や pilocytic astrocytoma が含まれる．glioneu-
ronal tumor の代表は ganglioglioma と DNT である．
診断は切除標本の病理検査で確定する．病理像の
特徴を示す．

1）神経節膠腫：分化した大型の神経節細胞と異
型性のあるグリア細胞が特徴である（図1）．グリ
ア細胞の密度が低く異型性のない場合は神経節細
胞腫（gangliocytoma）である．まれに悪性化の報告
がある[2]．

2）DNT：粘液を入れた微小囊胞状の基質と乏突
起膠細胞様細胞の索状配列，そして基質に浮かぶ
異型性のない小型神経細胞（floating neuron）が特
徴で，specific glioneuronal element とよばれる（図
2）．これらの所見のみのものを simple form，glial
nodule など副病変を伴うものを complex form と
分けることがあるが，臨床像に差異はない[3]．

2. 鑑別診断

　術前の鑑別診断として，てんかんに関連するそ
の他の脳腫瘍，すなわち，毛様細胞性星細胞腫
（pilocytic astrocytoma），多形黄色星細胞腫（pleo-
morphic xanthoastrocytoma），血管中心性神経膠腫
（angiocentric glioma），神経細胞性過誤腫（neuronal
hamartoma）などや限局性皮質異形成（focal cortical
dysplasia）があげられる．確実な除外診断には組
織診断が必要である．

20　第1章　稀少てんかんの原因─総論

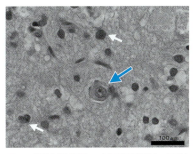

図1 神経節膠腫の病理組織像（➡口絵カラー p.ii）

分化した大型の神経節細胞（➡）と異型性のあるグリア細胞（⇨）．ヘマトキシリン・エオジン（HE）染色．
（東京都医学総合研究所　新井信隆先生のご厚意により供覧）

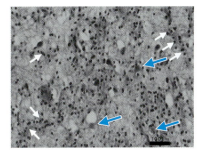

図2 胚芽異形成性神経上皮腫瘍（DNT）の病理組織像（➡口絵カラー p.ii）

粘液を入れた微小嚢胞状の基質と乏突起膠細胞様細胞の索状配列（⇨），そして基質に浮かぶ異型性のない小型神経細胞（floating neuron）（➡）．HE染色．
（東京都医学総合研究所　新井信隆先生のご厚意により供覧）

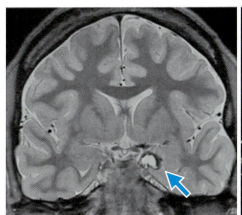
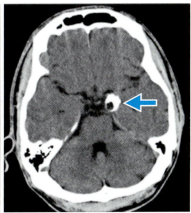

図3 神経節膠腫のMRIとCT（T2強調画像）

左側頭葉内側，鉤部の神経節膠腫．嚢胞と石灰化を伴う．薬剤抵抗性側頭葉てんかんを呈し切除手術によって発作は消失した．

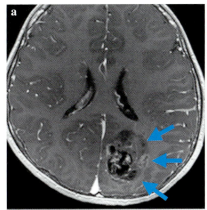
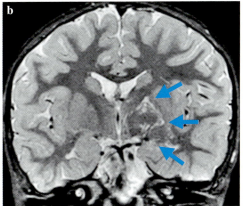

図4 様々な神経節膠腫

a：左後頭葉の神経節膠腫．術前にみられたけいれん発作と複雑部分発作は切除手術で消失した．
b：左基底核から側頭葉内側に及ぶ神経節膠腫．軽度の不全片麻痺があるがてんかん発作なし．部分切除を行い診断された．
（a：T1強調画像造影軸位像，b：T2強調画像冠状断）

検査

1. 画像検査

1）神経節膠腫：MRIでは，T1強調画像で低信号から等信号，T2強調画像で高信号を呈し，造影の程度は様々である．典型的所見は，囊胞と石灰化を伴う壁在結節で，壁在結節が約50％で造影される(図3)．側頭葉内側に好発する．側頭葉内側から上方進展するものや巨大腫瘍を形成するものがある(図4)．

2）DNT：MRIでは，T1強調画像で低信号，T2強調画像で高信号を呈し，典型的には，中隔を有する多房性の囊胞状である(図5)．造影はされない．側頭葉に好発し，以下，頭頂葉，尾状核，透明中隔にも認められる．新皮質に発生した場合，皮質を底辺とし白質側に突出する三角形の形状をとることが多い．

2. 脳波

異形成性腫瘍に伴うてんかんに特異的な脳波所見はない．

治療

周囲には限局性皮質異形成を伴うことが多い（focal cortical dysplasia Type IIIb）．てんかん原性を有する周囲の脳組織を含めた全摘出を目指す．そのためにはMRIによる形態診断のみならず，術前の機能的検査が推奨され，術中の大脳皮質脳波測定も有用である．

予後

外科治療により全体として約80％で，日常生活の支障となる発作が消失する．さらに抗てんかん薬が終了できる率は約50％である[4,5]．発作発症後1年以内の手術は1年以後の手術に比べ転帰良好で，肉眼的全摘出は亜全摘出よりも転帰良好である．二次性全般化発作の存在は術後の発作転帰不良因子である．

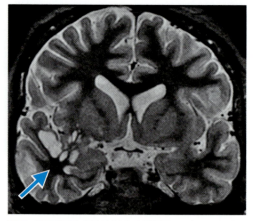

図5 胚芽異形成性神経上皮腫瘍(DNT)のMRI(T2強調画像冠状断)
右上側頭回から側頭幹の胚芽異形成性神経上皮腫瘍．多房性囊胞を呈する．術前にみられた複雑部分発作は切除手術で消失した．

❖ 引用文献

1) Japp A, et al.：Recent aspects of classification and epidemiology of epilepsy-associated tumors. Epilepsia 2013；54(suppl 9)：5-11.
2) Luyken C, et al.：Supratentorial gangliogliomas：histopathologic grading and tumor recurrence in 184 patients with a median follow-up of 8 years. Cancer 2004；101：146-155.
3) Thom M, et al.：One hundred and one dysembryoplastic neuroepithelial tumors：an adult epilepsy series with immunohistochemical, molecular genetic, and clinical correlations and a review of the literature. J Neuropathol Exp Neurol 2011；70：859-878.
4) Bonney PA, et al.：Review of seizure outcomes after surgical resection of dysembryoplastic neuroepithelial tumors. J Neurooncol 2016；126：1-10.
5) Radhakrishnan A, et al.：Surgery for "long-term epilepsy associated tumors(LEATs)"：Seizure outcome and its predictors. Clin Neurol Neurosurg 2016；141：98-105.

［自治医科大学医学部脳神経外科］

川合謙介

第1章　稀少てんかんの原因　│　総論

6　免疫とてんかん

EPILEPSY

> **ポイント**　自然免疫（サイトカイン，補体等）や獲得免疫（抗体，細胞傷害性T細胞等）が，てんかん原性変化や発作原性変化に関与する可能性があり，難治てんかん症例では免疫マーカーを検索し，治療戦略の中に免疫修飾治療を含めて検討する．

免疫

　免疫には自然免疫と獲得免役があり，前者には抗原非特異的に働くサイトカイン，補体等が，後者には抗原特異的に働く抗体，細胞傷害性T細胞などが含まれる．てんかんを起こす病変に，てんかん原性変化と発作原性変化が起こり，てんかん発作に至るが，その過程の中で免疫因子が関与することがある[1]（図1）．

てんかん原性変化

　てんかん原性変化は，神経細胞・神経ネットワークの抑制系と興奮系のバランスが変化し，興奮性が高まることによる[1]．病因が加わってからてんかん原性を獲得するまでに要する期間は日単位以上，通常月単位−年単位の長期の時間が必要と考えられているが，症例・原因ごとに異なり，急性脳炎のように早期にてんかんが発病することが多い疾患もあれば，有熱けいれん重積後の内側側頭葉てんかんのように数年以上要するてんかんもある．てんかん原性変化が起こり，ある集団としてのニューロンの興奮性が形成されるとてんかん発作が起こるようになる．てんかん原性変化にはmonocyte chemotactic protein-1（MCP-1），膜侵襲複合体（membrane attack complex：MAC），Granzyme B，IL-1β，TNFαなどの免疫因子が関与し得る．

発作原性変化

　脳組織がてんかん原性変化を獲得したのち，再発性にてんかん発作が起こるには，イオンチャネルなどにより何らかの一過性の興奮性の電位変化がてんかん焦点において毎回起こることが必要で，発作間欠期から発作時への変化をもたらすこの過程を発作原性変化とよぶ[1]（図2）．IL-1βはグリアのグルタミン酸取り込みを抑制し，TNFα産生経由でグリアからのグルタミン酸放出を亢進させることで，グルタミン酸濃度をシナプス間隙で増加させ，発作原性に関与している可能性があるが，ほかにどのような免疫因子が関与するのか，今後の解明が待たれる．

免疫の関与を検討するてんかん

1．Rasmussen 症候群（脳炎）

　神経症状のない健常者に何らかの先行感染症があった後に限局性に慢性的な炎症が起こり，てんかん発作が難治に経過，次第に片麻痺・知的障害などが出現し，適切な治療がないと"寝たきり"となる疾患である[2]．当初は何らかのウイルスの直接感染による疾患と考えられ，Rasmussen"脳炎"とよばれていたが，1994年にRogersらがAMPA型グルタミン酸受容体（GluR）のうちのGluA3に対する自己抗体を報告，2002年にBienらが1次的には細胞傷害性T細胞（CTL）の関与する自己免疫疾患であることを報告した．Rasmussen 症候群

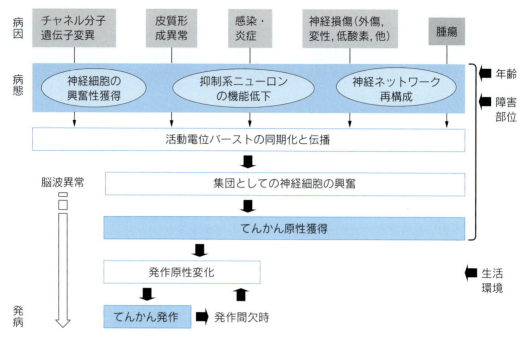

図1 てんかんの病因から発病へのプロセス
（高橋幸利，他：病因．辻貞俊（編），新しい診断と治療のABC74，神経5 てんかん．最新医学社，2012；60-71．より）

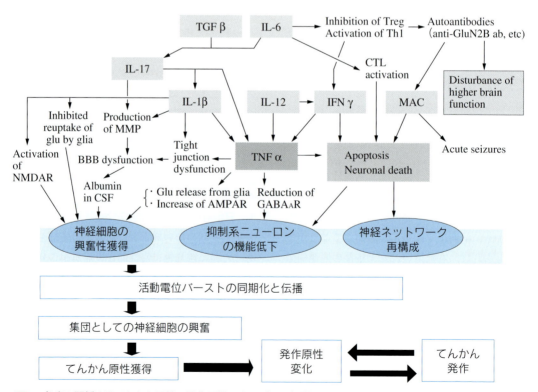

図2 免疫の関係するてんかん原性・発作原性メカニズムの仮説

NMDAR：N-methyl-D-aspartate-type glutamate receptor，AMPAR：α-amino-3-hydroxy-5-methylisoxazole-4-propionic acid-type glutamate receptor，$GABA_AR$：γ-aminobutyric acid type A receptor，Glu：glutamate，MMP：matrix metaroploteinase，BBB：blood brain barrier，MAC：membrane attack complex.

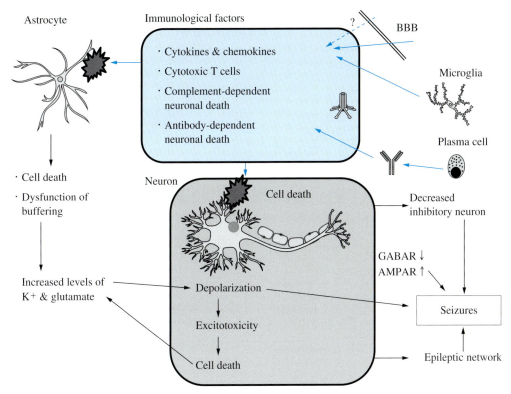

図3　免疫介在性神経障害・てんかん
BBB：blood brain barrier，GABAR：γ-aminobutyric acid receptor，AMPAR：α-amino-3-hydroxy-5-methyl-4-isoxazolepropionic acid receptor.
(高橋幸利：特別企画シリーズ：てんかんを分かり易く理解するための神経科学6 免疫．てんかん研究 2016；33：683-687 より）

では，てんかん発病時に髄液中のCTLが産生するGranzyme Bが高値である．感染によって活性化したCTLが中枢神経系内に進入，HLA class I抗原と同時に何らかの中枢神経系内抗原を認識してGranzyme Bを分泌し，神経系にアポトーシスをもたらしていることがわかっている(図3)[1,2]．神経細胞死が興奮性回路形成(てんかん原性変化)につながる可能性がある．てんかん発病後も，自己抗体やサイトカインが病態に関与していると考えられる(図4)．

2. 脳炎後てんかん

急性脳炎・脳症は年間3,100人程度発病していると思われ，半数以上に後遺症が残り，後遺症に対する治療・後遺症進行防止法の確立は重要な課題である[3]．われわれは199症例の急性脳炎脳症症例の後遺症を調査し，知的・運動障害は発病年齢が若いほど強く，てんかん発作・知的障害は慢性期に進行することを明らかにした．脳炎脳症後のてんかんは，てんかん原性・発作原性機構に免疫機序が，通常の機序に加えて関与して難治てんかんとなり，慢性期にも進行する経過をとると筆者らは推定している．

局在関連性てんかんでは髄液 NMDA型 GluR 抗体が高値で，NMDA型 GluR 内在化，アポトーシス誘導作用等により，病態に影響していると推測され，matrix metalloproteinase-9 の増加，tissue inhibitor of metalloproteinase-1 の減少による血液脳関門障害もてんかん原性獲得に影響していると推測される(図5)[4]．

3. 内側側頭葉てんかん

内側側頭葉てんかんは，幼児期に有熱けいれん重積があって，思春期頃にてんかんが発病することが多い．海馬手術組織からはHHV-6BウィルスのDNAが高頻度に検出され，ケモカインの一

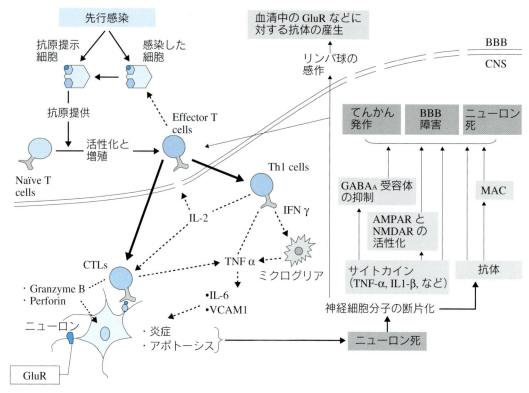

図4 Rasmussen症候群の免疫病態仮説
末梢で感染等により活性化されたeffector T細胞（CD8⁺T細胞・CD4⁺T細胞）が，血液脳関門を通過しCNSに入り，HLA class I / class II・T細胞レセプター依存性に神経細胞等にアポトーシス・サイトカインによる障害を起こす．その結果，断片化したGluR分子等に対してCNS内で抗神経抗体が作られ，その抗体も何らかの役割を病態に果たしているものと推定している．
NMDAR：N-methyl-D-aspartate-type glutamate receptor, AMPAR：α-amino-3-hydroxy-5-methylisoxazole-4-propionic acid-type glutamate receptor, CTL：cytotoxic T cell, MAC：membrane attack complex.

つであるmonocyte chemotactic protein-1（MCP-1）が発現増加していることが報告されており[5]，興奮毒性からの保護作用があるMCP-1により，神経前駆細胞の異所性移動が起こり，てんかん性の興奮回路形成につながると，筆者らは推定している．内側側頭葉てんかんでは，補体（C3）が陽性の白血球が脳組織に侵入し，MACが神経細胞に沈着しており[1]，補体の作用で神経細胞死，興奮性回路形成につながる可能性もある．

4. 皮質形成異常によるてんかん

内側側頭葉てんかんや皮質形成異常の組織ではIL-1βの活性化や発現増加が報告されていて，その役割が注目されている[1]．IL-1βはN-methyl-D-aspartate（NMDA）型グルタミン酸受容体（GluR）のGluN2A・GluN2Bサブユニットを活性化してグルタミン酸による神経変性に関与すること，グリアのグルタミン酸取り込みを抑制し，TNFα産生経由でグリアからのグルタミン酸放出を亢進させることで，グルタミン酸濃度をシナプス間隙で増加させ，最終的には神経興奮に導いていることが報告されている．このような作用により，IL-1βはてんかん原性・発作原性に寄与していると考えられている．

◆おわりに

どのようなてんかんであっても，免疫が主体的あるいは補助的にてんかん病態に関与している可能性があり，難治なてんかんではその関与の可能性を検討してみる価値がある．これまでのてんかん治療は発作原性過程の電気生理的プロセスをターゲットとした抗てんかん薬治療が主体であったが，免疫分子をターゲットとした抗炎症戦略の新たな治療が展開される可能性が芽生えてきた．

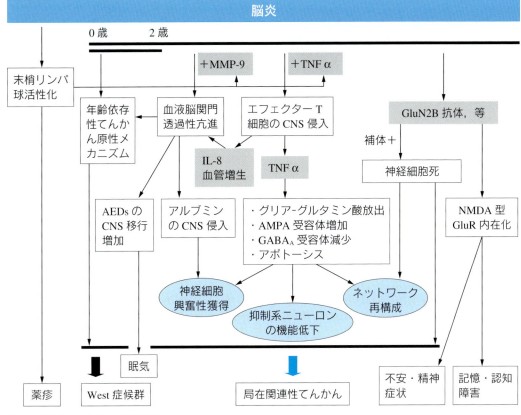

図5　脳炎後てんかんの病態仮説

MMP-9：matrix metalloploteinase 9, TNFα：tumor necrosis factor α, NMDA 型 GluR：N-methyl-D-aspartate(NMDA)type GluR, AMPA：alpha-amino-3-hydroxy-5-methyl-4-isoxazolepropionic acid, GABA：γ-aminobutyric acid, CNS：central nervous system, AEDs：antiepileptic drugs.
(高橋幸利，他：難治性てんかんの病態を探る－脳炎後てんかんと免疫，脳と発達　2014；46：195-201 より)

抗炎症戦略の新たな治療は発作原性過程のみならず，てんかん原性過程をもターゲットとしており，脳傷害後のてんかん発病予防も可能となるかもしれない．

❖ 引用文献

1) 高橋幸利：特別企画シリーズ：てんかんを分かり易く理解するための神経科学 6 免疫．てんかん研究 2016；33：683-687.
2) 高橋幸利，他：免疫性神経疾患－基礎・臨床研究の最新知見－Rasmussen 症候群(脳炎)．日本臨床，2015；73(増刊号 7)：619-625.
3) 高橋幸利，他：免疫介在性てんかん．Modern Physician 2016；36：785-789.
4) 高橋幸利，他：難治性てんかんの病態を探る－脳炎後てんかんと免疫．脳と発達 2014；46：195-201.
5) Kawamura Y, et al.：Pathogenic Role of Human Herpesvirus 6B Infection in Mesial Temporal Lobe Epilepsy. J Infect Dis 2015；212：1014-1021.

[国立病院機構静岡てんかん・神経医療センター小児科]
高橋幸利，大松泰生

自己抗体，サイトカイン，Granzyme B の測定は筆者らの施設で行っているので，連絡されたい(Email：takahashi-ped@umin.ac.jp)．

第1章　稀少てんかんの原因　総論

7 稀少てんかんの病理

EPILEPSY

> **ポイント**　稀少てんかん原性病巣には，病理組織学的に，発生異常，神経細胞脱落，腫瘍性病変，血管異常，炎症性病変，組織破壊性病変など，病因論的にも多彩であることを示唆する様々な所見が認められる．小児期あるいはそれ以前に発症する症例では，病態形成に脳の発生異常が深く関与している場合も多い．その代表的病態の一つである限局性皮質異形成(focal cortical dysplasia：FCD)では，皮質神経細胞の配列が様々な程度に乱れている．高度の乱れを示す場合には，異型細胞：dysmorphic neuron やballoon cell を伴っている．こうした症例は FCD Type II と分類されている．一方，異型細胞を伴わない場合は FCD Type I と分類されている．この場合には，通常，神経細胞の配列の乱れは軽い．結節性硬化症の皮質結節や片側巨脳症でも，FCD Type II の異型細胞に類似した細胞が出現する．的確な病理組織診断には，臨床症状や画像所見，手術所見等の情報が不可欠である．

限局性皮質異形成（FCD）

ILAE 組織分類(2011)に従って組織診断がなされている(図1)[1]．

1. 診断基準

1)FCD Type I：皮質神経細胞の配列の乱れ(＝皮質構築異常 cortical cytoarchitectural abnormality)(図2a)．異型細胞を認めない．

FCD Type Ia：皮質神経細胞の radial(縦)方向の配列異常．

FCD Type Ib：皮質神経細胞の tangential(横)方向の配列異常．

FCD Type Ic：皮質神経細胞の radial および tangential 方向の配列異常．

2)FCD Type II：皮質構築異常に加え(図2b)，異型細胞(dysmorphic neuron や balloon cell)(図2c, d)を認める．

FCD Type IIa：皮質構築異常＋dysmorphic neuron のみ．

FCD Type IIb：皮質構築異常＋dysmorphic neu-

ron および balloon cell の両者．

3)FCD Type III：皮質構築異常に加え，病因論的に異なる他の病変を伴う．

FCD Type IIIa：皮質構築異常＋海馬硬化症．

FCD Type IIIb：皮質構築異常＋腫瘍性病変．

FCD Type IIIc：皮質構築異常＋血管奇形．

FCD Type IIId：皮質構築異常＋その他の病変．

2. 診断のポイント

1)MRI では，ほとんどの FCD Type IIb 病巣は捉えられるのに対し，FCD Type IIa は捉えられる場合と捉えられない場合がある．FCD Type I は通常は捉えられない．

2)FCD Type Ia/Ib/Ic の亜分類が困難である場合には，FCD Type I とのみ記載．

3)皮質構築についての以下の具体的評価項目に照らして判断する．皮質層構造の見え方，分子層の神経細胞数，神経細胞の集簇・近接像，先端樹状突起の方向不正，灰白境界の明瞭さの程度，皮質下白質の異所性神経細胞数，サテライトオリゴの数，等[2,3]．

28　第1章　稀少てんかんの原因─総論

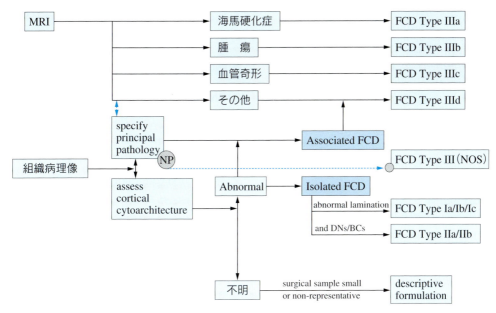

図1 限局性皮質異形成（FCD）の組織分類
FCD Type I, Type II は isolated FCD に，FCD Type III は associated FCD としている．それぞれ亜分類がなされている．
DNs：dysmorphic neurons, BCs：balloon cells, NP：not present.
（Blümcke I, et al.：The clinicopathologic spectrum of focal cortical dysplasia：A consensus classification proposed by an ad hoc Task Force of the ILAE Diagnostic Methods Commission. Epilepsia 2011；52：158-174 を改変し作図）

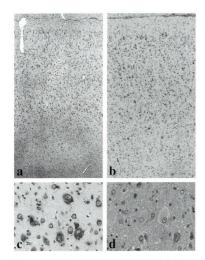

図2 限局性皮質異形成（➡口絵カラー p.iii）
a：FCD Type I．神経細胞の配列に乱れが認められる側頭葉皮質．皮質下白質にも神経細胞が多数存在し，同部の髄鞘が淡く見える．b～d：FCD Type II a/b．b：皮質の弱拡大．神経細胞の配列は著しく乱れ，灰白境界が不明瞭．大型細胞が散見．c：dysmorphic neuron．大型で異型性を示す神経細胞．d：balloon cell．好酸性の腫大した胞体を示す．
a～c：Klüver-Barrera（K-B）染色．d：HE 染色.

4）Palmini の mMCD（mild malformations of cortical development）については ILAE 分類では言及しない，とされている．実際上は，診断名として用いることはむずかしい．microdysgenesis も現在では診断名としてはむずかしい．

5）FCD Type III を分類することについての臨床病理学的意義は確立していない．現時点では，主病変（例：海馬硬化症）とともに，周囲の大脳皮質に対する評価（例：FCD Type I 相当）を併記することでもよい．

6）最近，FCD Type IIb の脳病変の一部は mTOR の体細胞変異によることが明らかとなった[4]．

海馬硬化症

ILAE 組織分類（2013）に従って組織診断がなされている（図3）[5]．

1）古典的海馬硬化症の所見を示す亜型（HS ILAE type 1）と非定型的所見を示す亜型（同 type 2 および同 type 3），およびグリオーシスのみを示す群，すなわち3亜型とこれに該当しない群に分類される．

2）脆弱性（神経細胞脱落のきたしやすさ）は通常

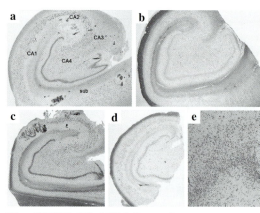

図3 海馬硬化症（→口絵カラーp.iv）
a：Gliosis, no-HS. 各CA領域（CA1～4）とsubiculum（sub）のおよその位置を示す．CA1～4, subおよび顆粒細胞はいずれもよく保たれている．**b**：HS ILAE type 1. CA1～4, subに神経細胞脱落が認められる．**c**：HS ILAE type 2. CA1-subに高度の神経細胞脱落が認められる．CA2, CA3, CA4と顆粒細胞はよく保たれている．**d**：HS ILAE type 3. CA1の神経細胞密度は比較的よく保たれているものの，CA4の細胞脱落は高度．**e**：顆粒細胞分散．顆粒細胞が分子層（パネル上方）にも広く分布している．
a～e：K-B染色．

は，CA1＞CA4/CA3＞CA2, subiculum（図3a）の順．脱落所見が概ねこの脆弱性に従ったパターンを示す場合には，同type 1に分類される．

3）HS ILAE type 1（図3b）では，CA1領域における80％以上の錐体神経細胞が脱落を示す．同時に他の領域においても様々な程度（CA2：30～50％, CA3：3～90％, CA4：40～90％）に神経細胞脱落が認められる．最も頻度の高い亜型である．

4）HS ILAE type 2（図3c）では，CA1領域に80％以上の顕著な神経細胞脱落がみられるものの，他のCA領域においては25％未満の軽い脱落にとどまることから，組織標本では明らかな脱落が指摘できない症例が該当する．以前はCA1 sclerosisとよばれてきた．まれな亜型．

5）HS ILAE type 3（図3d）もまれな亜型である．CA4領域には50％以上の神経細胞脱落がみられ，顆粒細胞も30％以上の脱落を示す．CA4領域以外の固有海馬における細胞脱落は軽度にとどまる．特にCA1領域がよく保たれているにもかかわらず，CA4領域が対照的に強く障害されている点に特徴がある．

6）顆粒細胞分散（granule cell dispersion）（図3e）を伴うことが多い．

腫瘍性病変

1）DNT（dysembryoplastic neuroepithelial tumor）（図4a, b）：specific glioneuronal elementを示す．oligodendroglia-like cellが集簇．基質に浮かぶ神経細胞：floating neuronが存在．

2）神経節膠腫（ganglioglioma）（図4c, d）：atypical ganglion cellとneoplastic astrocytic cellからなる．石灰化，血管周囲リンパ球浸潤，Rosenthal fiberをみることがある．CD34免疫染色では，綿のような網目状構造が観察される．

3）その他：astrocytoma, papillary glioneuronal tumor, PXA（pleomorphic xanthoastrocytoma）, rosette-forming glioneuronal tumor（図4e）等のlow-gradeなグリア系腫瘍あるいはmixed neuronal-glial tumorも認められる．

結節性硬化症，片側巨脳症，血管腫，瘢痕脳回等

1）結節性硬化症の皮質結節（図4f, g）：皮質構築異常，著明なグリオーシス，時に石灰化，多くのdysmorphic neuronやballoon cell（この場合にはgiant cellともよばれる）を認める．

2）片側巨脳症（図4h）：明瞭な組織構築異常を示す．皮質を構成する多くの神経細胞がdysmorphic neuronと捉えてよい異型性を示す．balloon cellが認められる場合もある．石灰化はないか，あっても軽い．

3）海綿状血管腫，動静脈奇形（図4i）：反復された小出血を反映し，周囲の脳組織にはヘモジデリンの沈着とグリオーシスが認められる（図4j）．Sturge-Weber症候群では脳軟膜血管腫が認められる（図4k）．

4）瘢痕脳回（図4l）：高度の神経細胞脱落と線維性グリオーシス．

5）Rasmussen症候群：局所性の慢性炎症所見，すなわちperivascular lymphocytic cuffing, microgliaの増生，神経細胞脱落，グリオーシス．

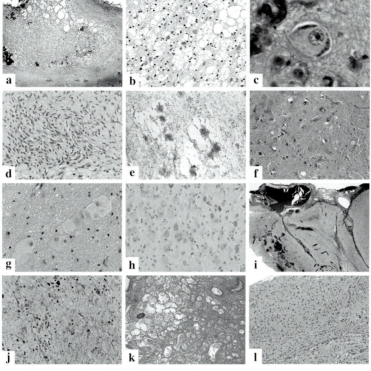

図4　腫瘍性病変その他（→口絵カラーp.v）

a, b：DNT. a：大脳皮質に形成された結節性病変. b：specific glioneuronal element. oligodendroglia-like cell と floating neuron がみられる. c, d：ganglioglioma. c：神経節細胞. d：アストロサイト様腫瘍細胞が流れをなして配列. e：rosette-forming glio-neuronal tumor. neurocytic rosettes が synaptophysin 免疫染色で標識されている. f, g：TSC. f：石灰化と強いグリオーシスを示す組織に，異型性を示す細胞が認められる. g：白質内で balloon cell が列をなして出現. h：片側巨脳症. ほとんどの神経細胞が異型性を示す. i, j：動静脈奇形. i：側頭葉のくも膜下腔から脳実質に形成された大小径を示す異常血管. j：その皮質における神経細胞脱落，グリオーシス，ヘモジデリン沈着. k：Sturge-Weber 症候群の脳軟膜血管腫. l：瘢痕性病変を示す前頭葉皮質. 神経細胞は全く残っていない.
a：K-B 染色. b〜d, f〜h, j, l：HE 染色. e：synaptophysin 免疫染色. i, k：Elastica-Goldner 染色.

引用文献

1) Blümcke I, et al.：The clinicopathologic spectrum of focal cortical dysplasias：A consensus classification proposed by an ad hoc Task Force of the ILAE Diagnostic Methods Commission. Epilepsia 2011；52：158-174.
2) Mischel PS, et al.：Cerebral cortical dysplasia associated with pediatric epilepsy. Review of neuropathologic features and proporsal for a grading system. J Neuropathol Exp Neurol 1995；54：137-153.
3) Kakita A, et al.：Surgeical pathologic features of cerebral cortical lesions taken from 600 patients with intractable epilepsy. Brain Dev 2013；35：793-801.
4) Nakashima M, et al.：Somatic mutations in the *MTOR* gene cause focal cortical dysplasia type IIb. Ann Neurol 2015；78：375-386.
5) Blümcke I, et al.：International consensus classifyion of hippocampal sclerosis in temporal lobe epilepsy：a Task Force report from the ILAE Commission on Diagnostic Methods. Epilepsia 2013；54：1315-1329.

［新潟大学脳研究所病理学分野］
柿田明美

第2章

疾患の特徴と診療指標

1. てんかん症候群
2. 神経皮膚症候群におけるてんかん
3. 染色体機能異常によるてんかん
4. 代謝異常症によるてんかん
5. 皮質形成異常によるてんかん
6. 異形成性腫瘍によるてんかん
7. 免疫介在性てんかん

EPILEPSY

第2章　疾患の特徴と診療指標 ｜ 1　てんかん症候群

1-1 早期ミオクロニー脳症

EPILEPSY

概念　生後1か月以内(まれに3か月以内)に発症するてんかん性脳症で，眼瞼，顔面，四肢等の不規則で部分的な，ばらばらで同期しない，一見，部分間代発作にもみえるミオクローヌス(erratic myoclonus)が睡眠時・覚醒時ともにみられ，次いで微細な発作，自動症，無呼吸，顔面紅潮等を伴う多彩な焦点発作が現れる．時に全身性ミオクローヌス，後に強直発作，スパズムを示すこともある．脳波は睡眠時，覚醒時ともに正常な基礎律動や睡眠活動はなく，suppression-burst(SB)パターンを示し，睡眠時により明瞭になる(睡眠時のみのこともある)．発作は極めて難治で抗てんかん薬や副腎皮質刺激ホルモン(ACTH)で抑制できず，発作予後・発達予後ともに極めて不良であり，半数以上は1歳以内に死亡し，生存例もすべて寝たきりで植物状態になる．基礎疾患として欧米では代謝異常症が多いとされるが，わが国では脳形成異常のほうが多い．

診断のポイント

不規則で部分的なミオクローヌス(erratic myoc-lonus)と脳波で suppression-burst(SB)パターンを示すことが必須で，診断上は，①生後1か月以内(まれに3か月以内)の発症，②睡眠時・覚醒時ともにみられる erratic myoclonus で発症，③脳波で覚醒，睡眠ともに SB パターンを示す(睡眠時のみのこともある)，④通常の抗てんかん薬に極めて難治，が重要であり，経過からは⑤発作予後，発達予後ともに極めて不良，も加えられる[1]．

1. 疾患の特徴

1)発症：生後1か月以内(特に1週間以内)がほとんどで，新生児けいれんの鑑別に入る．まれに3か月以内もある．

2)疫学：極めてまれであり，岡山県全体の地域調査で13歳以下の小児てんかんの0.1〜0.17%という数字があるが，1988〜2014年までにわが国の学会・地方会・研究会で発表されたものは34例であり[2]，もっとまれと思われる．

3)家族発症：代謝異常症等遺伝性の基礎疾患が

ある場合は家族発症があるが，それ以外では，遺伝子異常はアラブ人の近親婚の両親から生まれた姉弟の同胞例(*SLC25A22* の変異)のみである[3]．わが国でも姉妹例と姉弟例が1組ずついるが，遺伝子異常はわかっていない．

4)病因：欧米では種々の代謝異常症(非ケトン性高グリシン血症，D-グリセリン酸血症，メチルマロン酸血症，カルバミルリン酸合成酵素による高アンモニア血症，プロピオン酸血症，ピリドキシン-5-リン酸酸化酵素欠損症等)が多いとされているが[4]，わが国では少なく，脳形成異常が少なくない．

わが国の34例では，基礎疾患または合併症として記載がある19例では，先天性ネフローゼ症候群，PEHO症候群，全前囊胞症，滑脳症，限局性皮質異形成，各2例，非ケトン性高グリシン血症，Schinzel-Giedion症候群，DEND症候群，Cutis marmorata telangiectatica congenita，多発奇形症候群(診断未確定)，網膜色素変性・腎瘻を伴う脳変疾患，小脳低形成・colpocephaly，進行性脳内石灰化，多囊胞性脳軟化症，各1例であり，代謝異

34　第2章　疾患の特徴と診療指標

常症は少なく，むしろ脳の構造異常が多い[2])．

遺伝子変異は，世界的には *SLC25A22* が 3 例（2 例は上記同胞例），*SIK1* が 2 例，*ErbB4*，*AMT*（非ケトン性高グリシン血症で EME）各 1 例のみであり，わが国では *PIGA*（Schinzel-Giedion 症候群で EME）が 1 例のみである．

5）**発症**：生後 1 か月以内（特に 1 週間以内）がほとんどで，まれに 3 か月以内もある．わが国の 34 例では 9 割は 1 か月以内の新生児期に発症し，中でも 1 週間以内の早期新生児期発症が全体の 3/4 を占めており，新生児期発症のてんかん性脳症である．しかも，新生児期発症例はほとんど erratic myoclonus で発症しており，新生児期に四肢・顔面・眼瞼の部分的な間代・小刻みな震え等があれば，まず本症を考えて脳波を検査すべきである．

新生児期に反応が乏しい，筋緊張低下または亢進等の異常が認められることが多く，またわが国の記載がある 20 例では，新生児仮死 5，胎児切迫仮死 2，胎児水腫・子宮内発育不全 1 例があった．精神運動発達は発症前から遅れているが，発症後からは発達は停止あるいは退行し，重症心身障害となる．

6）**発作症状**：睡眠時・覚醒時ともにみられる不規則で部分的なミオクローヌス（erratic myoclonus：眼瞼，顔面，四肢の小さなぴくつきで始まり，ある部位から他の部位に移動し，ばらばらで同期しない，一見，部分間代発作にも見える）で発症し，次いで微細な発作，自動症，無呼吸，顔面紅潮等を伴う多彩な焦点発作となる（図 1）．erratic myoclonus は通常は 2，3 週〜2，3 か月で消失する．時に全身性ミオクローヌス，後に強直発作や反復するスパズムを示すこともある．

わが国の 34 例では，初発症状は，記載が不明確な 5 例を除くと，本症の特徴である erratic myoclonus と思われる四肢・顔面・眼瞼の部分的な間代・小刻みな震え 25 例で，特に早期新生児期発症では，てんかん性無呼吸の 1 例を除いて erratic myoclonus で発症していた．4 例は erratic myoclonus を後から示した．わが国では経過中には全身性または局在性の強直発作を示すものが多く，シリー

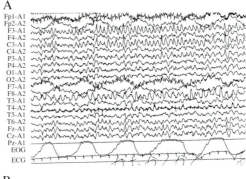

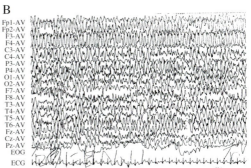

図 1　早期ミオクロニー脳症の発作時脳波
一見，部分間代発作に見える多様な erratic myoclonus を示す．右顔がぴくぴく(A)．顔と口角が左へ偏位し目をパチパチ．別の症例(B)

ズ形成性または単発のスパズムあるいは短い強直発作，無呼吸発作もそれぞれ 5 例ずつ認められた．

2．鑑別診断

erratic myoclonus を示す疾患と，脳波で SB パターンを示す疾患が問題となる．EME はその両方を示し，かつ生後 1 か月以内（まれに 3 か月以内）に発症することが鑑別点であり，大田原症候群（Ohtahara syndrome：OS）との鑑別が最も問題である．

1）生後 3 か月以内にミオクローヌスを示しても全身性ミオクローヌスのみで erratic myoclonus でない場合，erratic myoclonus を示しても 3 か月以降の場合は本症ではない．

2）3 か月以前に erratic myoclonus を示しても脳波で SB パターンを示さない場合は本症ではない．

3）脳波の SB パターンは新生児期の重篤な脳症〔低酸素性虚血性脳症，脳卒中，脳炎，髄膜炎，代謝異常症（Menkes 病，モリブデン補酵素欠損，Leigh 脳症，非ケトン性高グリシン血症，アデ

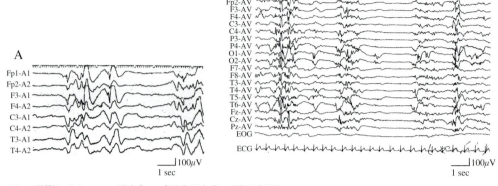

図2 早期ミオクロニー脳症(EME)発作間欠期の睡眠時脳波
棘波,鋭波,徐波が不規則に混在した全般性のバーストと平坦な部分からなる suppression-burst (SB) パターン. 生後2か月(A)でも1歳3か月(B)でもSBパターンを示す.

ニルサクシナーゼ欠損症)〕や，新生児期以降から老年でも昏睡状態になっている無酸素性脳症，中毒性脳症でも認められるが，erratic myoclonus はなく，SB パターンも一過性である.

4) 大田原症候群(OS)との鑑別が最も問題である.
① 最も重要な鑑別点は発作症状であり，OS では強直発作，スパスムで発症し，EME では erratic myoclonus で発症する. 強直発作, スパスムは後に EME でも起こり得るが, ミオクローヌスは OS ではまれである.
② SB パターンは OS では覚醒・睡眠で変化しないが, EME では睡眠時に顕著になり, 睡眠時のみの場合もある. OS では EME に比して burst の持続が長く, suppression は短いとされているが, そうとも限らないという意見もある. 初期診断には有用ではないが, SB パターンは OS では数か月でヒプスアリスミアあるいは多焦点性発作波に変容するが, EME では一次的に非定型ヒプスアリスミアを示してもまた SB パターンに戻り, 数か月~数年間(最長5歳頃まで)持続する.
③ OS では脳形成異常を伴うことが多く, EME では代謝異常を伴うことが多いとされているが, 自験例では OS の半数以上は脳形成異常はなく, わが国の EME の半数で MRI 異常があったので, 脳形成異常の有無では鑑別はいえない.

診断と鑑別診断のための検査

1) 脳波：必須であり，発作間欠時に正常な背景活動や睡眠活動はなく，棘波，鋭波，徐波が不規則に混在した全般性のバーストと平坦な部分からなる SB パターンを覚醒, 睡眠ともに示す(図2). SB パターンは睡眠時により顕著になり, 睡眠時のみにみられることもある. 左右半球で同期する場合と同期しない場合がある. 通常, 2, 3 か月後に非定型ヒプスアリスミアあるいは多焦点性発作波となるが, SB パターンが数か月~数年持続する場合(2~5年という報告もある)や, 非定型ヒプスアリスミアから SB パターンにもどる場合もある(図2のAは2か月, Bは1歳3か月).

2) 神経画像：脳形成異常はまれとされ, MRI や CT は大部分は初期には正常とされているが, わが国では脳内病変が多いので, MRI も必須である.

3) 代謝異常検査：先天代謝異常が原因のことが多いとされるので, 血液・尿アミノ酸, 尿有機酸, 血液および髄液の乳酸・ピルビン酸の検査とビタミン B_6 静注試験を行う. 代謝異常症は非ケトン性高グリシン血症が最も多く, メチルマロン酸血症, D-グリセリン酸血症, カルバミルリン酸合成酵素による高アンモニア血症, プロピオン酸血症等があり, 非定型的 EME だがピリドキシン依存症もある.

4)その他：染色体や，髄液検査による中枢神経感染症のチェックも必要である．

治療

ピリドキシン依存症が原因である場合はビタミンB$_6$が著効するが，それ以外では有効な治療方法はなく，通常の抗てんかん薬もACTHも無効である．代謝異常症が基礎にある場合はその治療で改善する場合もある．非ケトン性高グリシン血症にケトン食，デクストロメトルファンと安息香酸，トピラマート（TPM）が有効だったという報告が各1例ある．TPMは原因不明の3例にも有効で，1例は発作消失，他は発作が50％以上減少した．

わが国の34例では，リドカイン静注で3例（1例は後にリドカインテープに変更）は発作群発を抑制でき，うち2例はカルバマゼピン併用で発作抑制できた[5]．ACTH，クロナゼパム，多葉離断で著効各1例の報告があったが，他は免疫グロブリン静注，甲状腺刺激ホルモン放出ホルモン（TRH），ケトン食も含めて有効な薬剤はほぼなかった．臭化カリウムは，多くはフェノバルビタールとの併用であるが，初期には11例中10例で消失〜有効であった．しかし，長期的には効果が減少する例が少なくない．

予後

erratic myoclonus は2，3週〜2，3か月で消失するが，焦点発作は極めて難治で，抗てんかん薬でもACTHでも抑制できず，発作予後・発達予後ともに極めて不良であり，半数以上は1歳以内に死亡し，生存例でも最重度の精神運動発達遅滞となり，全員寝たきりで植物状態になる．特に強直発作が生じた例では半数は死亡している．

わが国の例では，死亡は13例記載されており，生後80日〜3歳8か月，1例は7歳であり，呼吸不全，窒息，肺炎，腎不全，DICが原因であった．経過の記載がある25例では，全例最重度の精神運動発達遅滞で寝たきりとなっている．

❖ 引用文献

1) Aicardi J, et al.：Severe neonatal epilepsies with suppression-burst pattern. In：Roger J, et al.（eds）, Epileptc syndromes in infancy, childhood and adolescence 4th ed. John Libbey Eurotext, Montrouge, France, 2005；39-50.

2) 須貝研司：早期ミオクロニー脳症（EME）．厚生労働科学研究費補助金（難治性疾患等克服研究事業）稀少難治性てんかんに関する調査研究平成25年度総括・分担研究報告書（研究代表者　大槻泰介）, 2014；18-20.

3) Cohen R, et al.：Two siblings with early infantile myoclonic encephalopathy due to mutation in the gene encoding mitochondrial glutamate/H＋ symporter, SLC25A22. Eur J Paediatr Neurol 2014；18：801-805.

4) Djukic A, et al.：Early myoclonic encephalopathy（Neonatal myoclonic encephalopathy）. In：Engel J Jr, et al.（eds）, Epilepsy. A complehensive textbook 2nd ed. Wolters Kluwer/Lippincott Williams & Wilkins, Philadelphia, 2008；2297-2301.

5) Nakano K, et al.：Successful treatment of early myoclonic encephalopathy using lidocaine and carbamazepine. Epileptic Disord 2013；15：352-357.

［国立精神・神経医療研究センター病院小児神経科］
須貝研司

第2章 疾患の特徴と診療指標 | 1 てんかん症候群

1-2 大田原症候群（suppression-burst を伴う早期乳児てんかん性脳症）

EPILEPSY

概念 最初，suppression-burst（SB）を伴う早期乳児てんかん性脳症（early infantile epileptic encephalopathy with suppression-burst：EIEE）として報告された[1,2]．年齢依存性てんかん性脳症の最早発型で，新生児〜乳児期早期に発症し，てんかん性スパズム（epileptic spasm：ES）を主要発作型とする．焦点発作を合併する症例もある．脳波で覚醒時と睡眠時を問わず持続的に出現する SB パターンが特徴である．神経画像で脳に形成異常などの器質的異常を認める症例があり，また遺伝子変異を認める症例もある．発達に伴い，より年長型の年齢依存性てんかん性脳症である West 症候群や Lennox-Gastaut 症候群へと年齢的変容を示す．

診断のポイント

1. 疾患の特徴

1）発症年齢：生後 3 か月以内で，特に新生児期に多い．

2）基礎疾患：脳形成異常をはじめとする多様な脳障害を基礎疾患とするが，原因不明の例もある．下記のように遺伝子変異の例がある．

3）臨床発作：ES が主要発作型であり，シリーズ（クラスター）形成性あるいは単発で出現する．ES は覚醒時，睡眠時のいずれでも起こり，発作頻度は高い．焦点発作を合併する症例もあり，また一部に分節性ミオクローヌス（segmental myoclonus）を認める例もあるが軽微である．

4）脳波：発作間欠時に覚醒時と睡眠時で持続する SB パターンが特徴的であり診断に必須である．もし SB が睡眠時脳波のみに出現し覚醒時に認められなければ，大田原症候群とはいいがたい．

5）発達：重度の精神発達遅滞を示し，運動障害を伴う．

2. 鑑別診断（表1）

1）早期ミオクロニー脳症（early myoclonic en-

表1 大田原症候群，EME および West 症候群の鑑別

特徴	大田原症候群	EME	West 症候群
発症年齢	新生児期〜乳児期早期	新生児期〜乳児期早期	生後 3〜7 か月
基礎疾患	多様（特に脳形成異常と遺伝子変異）	代謝性異常の可能性（とくに非ケトン性高グリシン血症）	多様
臨床発作	ES が主要で覚醒時・睡眠時ともに出現（焦点発作やミオクローヌスを合併し得る）	ミオクローヌス，焦点発作（ES の出現は遅く生後 3〜4 か月頃）	覚醒時のシリーズ（クラスター）形成性 ES
脳波	覚醒時・睡眠時を通して周期性の顕著な SB，生後 6 か月頃までにヒプスアリスミアや焦点てんかん発射に変容	非典型的で不規則な SB（しばしば覚醒時は SB を欠く），SB が 1 歳以降まで持続する症例もある	ヒプスアリスミア（睡眠中は断片化し得る）

cephalopathy：EME)：脳波でSBパターンを認め，ESが乳児期の比較的早期，特に生後3～4か月から出現することがあり鑑別が必要である．EMEでは病初期には器質性脳病変を欠き，分節性ミオクローヌスが主要症状でありESの出現は遅れる．EMEでは脳波のSBが大田原症候群のそれに比較して非典型的で，覚醒時には必ずしも認めない点が異なる．また1歳以降まで持続する症例もある点も異なる．

2)大田原症候群のなかでも生後2か月余りと遅めに発症する例：West症候群との鑑別を要する．West症候群の好発年齢は生後3～7か月と大田原症候群のそれよりも遅く，ESは覚醒時に出現し，脳波はヒプスアリスミアを示す点が異なるが，大田原症候群からWest症候群への変容過程にある症例も存在し得る．

検 査

1. 脳波検査

1)発作間欠時脳波：SBは高振幅徐波に棘波を混在した1～3秒の群発部分と3～4秒のほとんど平坦な抑制部分が交互に出現するパターンであり，大田原症候群においてはSBが覚醒時においても睡眠時においても持続する点が特徴である（図1）[3]．

2)発作時脳波：ESの発作時脳波はWest症候群と同様に高振幅徐波を主体とする．

2. 神経画像

神経画像所見は多様であるが，基礎疾患として脳形成異常を認める症例がある．

3. 遺伝子分析

現時点で報告されている原因となる遺伝子変異としては，ARX[4]，$STXBP1$[5]，$CASK$などがある．

治 療

特効的治療はない．薬剤としてフェノバルビタール，ビタミンB_6，バルプロ酸，ゾニサミドなどが試みられることはあるが，効果は一定しない．West症候群に有効な副腎皮質刺激ホルモン（ACTH）の効果も不十分であることが多い．片側巨脳症などの脳形成異常を基礎疾患とする手術可能な症例は早期にこれを考慮する．

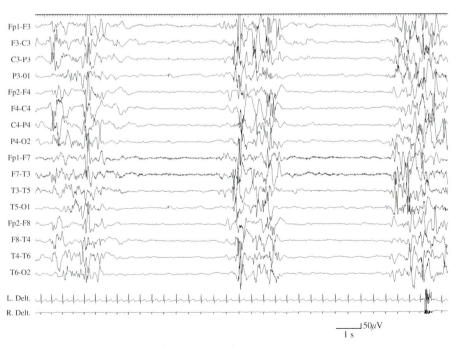

図1　大田原症候群の覚醒時脳波（生後1か月，女児）
SBパターンを示す．
（日本てんかん学会（編）：大田原症候群，てんかん専門医ガイドブック．診断と治療社，2014；207より）

予 後

極めて難治である．発作が持続する症例では次第に脳波像がヒプスアリスミアに変化し，てんかん症候群としては West 症候群に変容する．この脳波像の変化の過程で，抑制部分の振幅が次第に高くなり SB が消失するが，この変化は覚醒時脳波で先に認められる．

❖ 引用文献

1) 大田原俊輔，他：特異な年齢依存性てんかん性脳症 the early-infantile epileptic encephalopathy with suppression-burst に関する研究．脳と発達 1976；8：270-280.

2) Ohtahara S, et al.：The early-infantile epileptic enceph-alopathy with suppression-burst：developmental aspects. Brain Dev 1987；9：371-376.

3) 日本てんかん学会（編）：大田原症候群，てんかん専門医ガイドブック．診断と治療社，2014；207.

4) Kato M, et al.：A longer polyalanine expansion muta-tion in the ARX gene causes early infantile epileptic en-cephalopathy with suppression-burst pattern（Ohtahara syndrome）. Am J Hum Genet 2007；81：361-366.

5) Saitsu H, et al.：De novo mutations in the gene encod-ing *STXBP1*（*MUNC18-1*）cause early infantile epilep-tic encephalopathy. Nat Genet 2008；40：782-788.

［岡山大学大学院医歯薬学総合研究科
発達神経病態学（小児神経科）］
小林勝弘

第2章　疾患の特徴と診療指標 │ 1　てんかん症候群

1-3 遊走性焦点発作を伴う乳児てんかん

EPILEPSY

概念

けいれん発症までの発達が正常な生後6か月未満（ほとんど3か月以内）の児に起こるてんかん性脳症で，発作中に脳波焦点が対側または同側の離れた部分に移動して多様な焦点性運動発作を示し，後に多焦点性の発作がほぼ連続する．発作焦点の移動に伴い，眼球・頭部の偏位，瞬目，上下肢や顔面・口唇・口角・眼球の間代や部分強直，咀しゃく，無呼吸，顔面紅潮，流涎，二次性全般化強直間代発作等多様に変化する．初期には無呼吸，チアノーゼ，顔面紅潮等が目立つことがあるが，スパズムやミオクローヌスを示すことはほぼない．かつては原因不明とされたが，現在では9種類の遺伝子変異が見つかっている．抗てんかん薬やステロイド，ビタミン剤，ケトン食等は無効で，臭化カリウムが最も有効である．*KCNT1*遺伝子変異ではその拮抗薬であるキニジンで半数に有効である．発作予後，発達予後ともに極めて不良で，ほとんどが寝たきりの重度の精神運動発達遅滞となる．

診断のポイント

当初，migrating partial seizures in infancy（MPSI）として報告され，新しいILAE分類ではepilepsy of infancy with migrating focal seizures（EIMFS）となっているてんかん性脳症である．発作中に発作および脳波焦点が移動する焦点性運動発作を示すことが手がかりであり，かつては，①生後6か月以前に発症，②けいれん発症前の発達は正常，③焦点発作（多くは運動発作）で起始し多焦点を巻き込みほぼ持続する発作，④通常の抗てんかん薬に難治，⑤原因不明，⑥重度の精神運動発達遅滞を残す，が診断基準であった[1]．しかしながら，現在では遺伝子変異が続々と見つかっているので⑤は診断基準から外れ，また⑥は予後であってまれに軽症例もあるので，初期診断時には⑥は入れられない．

1. 疾患の特徴

1）発症：生後1日から6か月未満だが，ほとんどは3か月以内．

2）疫学：極めてまれであり，イギリスの全国調査では年間発症率は出生100万対2.6～5.5，有病率は小児の100万対1.1という報告がある[2]．わが国では，1997年～2014年までに，論文・学会・地方会・研究会その他で37例が報告されている[3]．男女差はない．

3）家族発症：同胞例はわが国の1家系を含めて6家系12名報告されている．

4）病因：かつては原因不明とされたが，遺伝子変異が次々に発見され，現在では，*KCNT1*，*SCN1A*，*PLCB1*，*SCN2A*，*SCN8A*，*TBC1D24*，*SLC25A22*，*SLC12A5*，*QARS*の9種類の遺伝子の変異が見つかっている．最も頻度が高いのは*KCNT1*であり，*KCNT1*，*SCN1A*，*SCN2A*，*PLCB1*，*SCN8A*は*de novo*の変異で，弧発例のみである．*TBC1D24*，*SLC25A22*，*SLC12A5*，*QARS*は同胞例で見つかっており，常染色体劣性遺伝とされている．この4つの遺伝子異常は，いずれも蛋白に対してloss-of-functionをもたらす．わが国の1家系を含めて6家系12名の同胞例のうち，3家系6名で*SLC12A5*の変異が見つかっている[4]．

1-3. 遊走性焦点発作を伴う乳児てんかん　41

5）発症：生後6か月未満とされているが，2014年までに発表されたわが国の37例では，1か月以内に19例が発症，イギリスの14例でも6例が1か月以内発症であり，これまでいわれているよりも早期発症が多く，新生児けいれんの鑑別に入れるべき疾患である．

6）発作症状：初発症状は，一側の四肢の小刻みな震え，四肢の部分的な間代や強直，強直間代，眼瞼のぴくつきや眼球の間代，眼球・頭部の偏位，口角間代，脱力等の運動症状と，動作停止，意識減損・消失，無呼吸，チアノーゼ・顔面蒼白，顔面紅潮，流涎であり，後には二次性全般化強直間代発作も示すが，ほとんどは初期から複数の発作を示す．発作焦点部位の移動に伴い半数の例では二次性全般化を示す．初期には無呼吸，チアノーゼ，顔面紅潮等が目立つことがあり，特に無呼吸発作は初期には半数で，経過中には3/4で認められる．スパズムやミオクローヌスを示すことは初期にはなく，経過中もほぼない．

発作の部位と症状は，移動する脳波焦点に見合う．初期には発作は多くはないが，初発から1週間～3か月後（平均1か月半）から発作が極めて頻発するようになり，多彩な焦点発作を示すようになる．2～5日間群発ないしシリーズをなして頻発することを繰り返す．ほぼ連続するくらい頻発する発作は1か月～1歳ころまで続き，精神運動退行，小頭症，筋緊張低下が顕在化する．その後は，発作は比較的頻発しなくなるとされるが，症例による．

外国の報告ではけいれん重積で初発した報告はなく，経過中もまれであるが，わが国の例ではけいれん重積がほとんどの例で認められ，ほとんどが群発型で，けいれん重積で初発する場合も多い[3]．

2. 鑑別診断

新生児期～乳児期早期発症のてんかんでEIMFSに類似した多焦点性の多様な焦点発作を示すことはEIMFS以外でも認められるが，一つの発作中に発作症状と脳波焦点の両方が移動しないことと，ほかの検査で異常があることでEIMFSとは鑑別される．

①新生児期のけいれん：多様な発作と多焦点性発作波は，感染，代謝異常症，低酸素性虚血性脳症等の脳障害で起こるが，頻発する発作は急性期に限られ，発作中に発作症状と脳波の両方が移動することはなく，また感染，低酸素性虚血性脳症では頭部MRIで異常がある点がEIMFSと異なる．

②急性脳炎・脳症：発熱やけいれん，意識障害等の病歴と，脳波で高振幅徐波が連続することや髄液検査等で異常があり，頭部MRIでも異常がある．

③ピリドキシン，ピリドキシンリン酸依存症：出生直後から多焦点性発作を示すが，脳波モニター下にピリドキシンを静注すれば発作も脳波も改善する．発作中に脳波が離れたところに移動することはない．

④Alpers病：難治なミオクロニー発作の存在と進行性の肝機能異常が異なる．

⑤乳児の良性部分てんかん，家族性または非家族性良性新生児けいれん，家族性良性乳児けいれん：けいれん発症前は正常発達，原因不明，発症時期，発作の群発傾向，発作症状，初期の間欠期脳波所見（発作波がない），等の特徴が重なるが，発作波が頻発したり移動したりはせず，発作存続期間は短く，いずれも発作予後，発達予後が極めて良好である．

⑥早期ミオクロニー脳症（early myoclonic encephalopathy：EME）では多様な焦点発作を示すが，初期には不規則で部分的なミオクローヌス（erratic myoclonus）が目立ち，脳波でsuppression-burst（SB）パターンを示し，一つの発作中に発作焦点が離れた部位に移動することはない．

■ 検 査

発作時脳波記録が必須であり，発作時に脳波の発作波焦点と発作症状が移動することを確認することが重要である．

1）脳波

a. 発作間欠期：初期にはてんかん性発作波はまれで，背景波が徐波化を示す．その後，徐波化した背景波は左右非対称で変動し，紡錘波が欠如し，多焦点性棘波を示す．経過中，まれにmodified hypsarrhythmiaやSBパターンを示すこともある．

b. 発作時：1回の発作中に律動性の鋭波（一見，尖ったθ-波ないしα波様）がある部位から起こり，

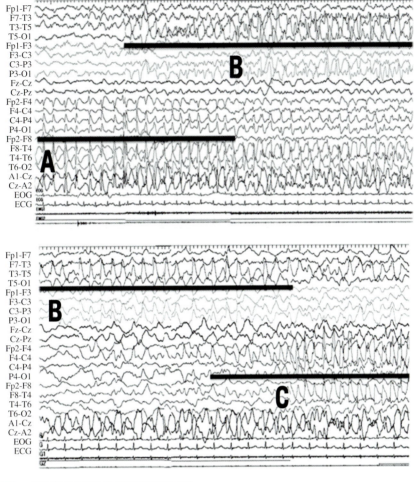

図1 遊走性焦点発作を伴う乳児てんかん
A：右前頭部に棘波が持続し眼球左方偏位
B：この棘波が減少するにつれて，左側頭部から棘波が出現，増大，眼球は徐々に右へ偏位
C：左側頭部の鋭波が消失するにつれて右前頭部に棘波が出現，増大するにつれて無呼吸が出現．
　連続する発作波は一部重なり，一つの発作波が終わる前に次の発作波がはじまる

他側大脳半球や同側の離れた部位に移動する．徐々に移動していく場合と，突然他の部位に跳ぶ場合とがある(図1)．脳波上，連続する発作は一部重なり，一つの発作が終わる前に次の発作がはじまる．発作症状も移動した発作波の焦点部位に見合う症状に変化する．

2)頭部 MRI

発症時には異常がなく，多焦点性部分発作の原因となる病変はない．進行すると脳萎縮を示し，時に髄鞘化遅延を示す．鑑別となる疾患を示唆する所見がないことを確認する．

3)生化学・代謝異常の検査

異常はない．鑑別となる疾患を示唆する所見がないことを確認する．

治 療

極めて難治で，通常の抗てんかん薬，ステロイド(ACTH療法，プレドニゾロン経口)，ケトン食，ビタミン剤(ビタミン B_6 等)は無効である．国内の報告では臭化カリウムが最も有効であり[3]．海外からも有効例が報告されている．スチリペントール，レベチラセタム，ルフィナミド，ビガバ

トリンのいずれかと既存の抗てんかん薬との併用，ACTH，プレドニゾロン，ケトン食の併用で有効例がそれぞれ1〜2例ずつ報告されているが，いずれも効果は一時的，部分的に過ぎない[2]．本疾患の遺伝子異常で最も多い *KCNT1* 遺伝子の異常に対し，KCNT1 の部分的な拮抗薬である抗不整脈薬キニジンを用いた KCNT1 の異常に対する標的療法により，けいれんが著明に減少し，発達が改善したという報告が1例あり[5]，その後とあわせて 9/18 例の有効例が報告されている．しかし，最初の報告と全く同じ部位の遺伝子変異があるわが国の2例では無効であった．わが国では脳梁離断が1例，迷走神経刺激（VNS）が2例行われているが無効であった．

けいれん重積に関しては外国では記載がほとんどなく，治療の記載もないが，わが国の例では群発型のけいれん重積がほとんどの例で認められ，けいれん重積ではじまる場合も多くみられる．わが国ではいずれもジアゼパム静注，ミダゾラム持続静注，リドカイン持続静注，フェノバルビタール静注，フェニトイン静注では止まらないか離脱できず，多くは呼吸器を装着しバルビツール昏睡療法を行っている．フェニトイン静注，免疫グロブリン静注，ステロイドパルス療法の併用，リドカイン持続静注とフェニトイン静注の併用でけいれん重積から離脱できた例が1例ずつあった．臭化カリウムと非経静脈的高濃度フェノバルビタールにより群発型けいれん重積を脱している例もある．

予 後

発症前は正常発達だが，発作予後，発達予後ともに極めて不良であり，ほとんどは寝たきりの重度精神運動発達遅滞となり，報告時点で欧米では 25%（大部分は1歳未満），わが国では約 10% が死亡している．

けいれんは極めて難治であり，発症から数か月以内に認知機能や有目的運動を失い，寝たきりとなり，後天性に小頭症と筋緊張低下を示す．発作予後，発達予後ともに比較的軽症例も報告されているが，この報告は本症の診断で最も決定的な発作時の脳波の発作波の遊走が示されておらず，診断には疑問が残る．

❖ 引用文献

1) Coppola G.：Malignant migrating partial seizures in infancy：an epilepsy syndrome of unknown etiology. Epilepsia 2009；50(Suppl.5)：49-51.
2) McTague A, et al.：Migrating partial seizures of infancy：expansion of the electroclinical, radiological and pathological disease spectrum. Brain 2013；136：1578-1591.
3) 須貝研司：遊走性焦点を伴う乳児てんかん（MPSI）．厚生労働科学研究費補助金（難治性疾患等克服研究事業）稀少難治性てんかんに関する調査研究平成 25 年度総括・分担研究報告書（研究代表者　大槻泰介），2014；15-17.
4) Saitsu, H. et al.：Impaired neuronal KCC2 function by biallelic *SLC12A5* mutations in migrating focal seizures and severe developmental delay. Sci Rep 2016；6：30072.
5) Bearden D, et al.：Targeted treatment of migrating partial seizures of infancy with quinidine. Ann Neurol 2014；76：457-461.

［国立精神・神経医療研究センター病院小児神経科］

須貝研司

第2章　疾患の特徴と診療指標　｜　1　てんかん症候群

1-4 West 症候群（点頭てんかん）

EPILEPSY

概念　欧米では West 症候群というより infantile spasms とよばれることが多い．2004 年に West Delphi group により用語の統一合意がはかられ，そこでは infantile spasms にヒプスアリスミアを合併したものを West 症候群と定義している[1]．その成因は多彩であり，出生前由来の結節性硬化症から後天的な急性脳炎後遺症まで様々である[2]．発症前の発達は，重度の遅れがある場合から正常発達まである．好発年齢は 1 歳以下で，2 歳以上はまれである．発作は，座位や立位では頭部を一瞬垂れることから，日本では点頭発作とよばれている．最近では独立した発作型概念として「てんかん性スパズム（epileptic spasm：ES）」として分類される．発作は単独でも出現するが，通常は「シリーズ形成」と称されるように周期性（5〜10 秒ごと）に出現するのが特徴である．脳波所見も特徴的で，「ヒプスアリスミア」とよばれる無秩序な高振幅徐波と多焦点性棘波から構成される特異な発作間欠期脳波を呈する．発作予後，知的予後は不良である．治療法はビガバトリン（vigabatrin：VGB）と副腎皮質刺激ホルモン（adrenocorticotropic hormone：ACTH）や経口プレドニン療法が主流をなしている．

診断のポイント

①シリーズ形成性の ES ②脳波上のヒプスアリスミア③精神運動発達の停止・退行を 3 主徴とするてんかん症候群であり下記の特徴を満たす．

1. 疾患の特徴

1)〜4)を満たす必要がある．

1)発症年齢：好発年齢は生後 3〜11 か月で 2 歳以上の発症はまれである．

2)てんかん発作型：覚醒直後に好発する ES で，約 5〜40 秒周期（約 10 秒程度が多い）で出現する極短時間の四肢の筋れん縮（座位では頭部を一瞬垂れる）が特徴である．ES はその体幹の動きの方向より①屈曲型（34%），②伸展型（25%），③混合型（42%），④非対称型（1% <）に分類される．また四肢の動きに注目して①対称型，②非対称型 / 非同期型，③焦点型，④焦点発作と併存型，⑤微細型，⑥短時間の脱力先行型，⑦非臨床型などに

分類される場合もある[3]．シリーズ形成中，ES 開始当初より時間とともに徐々に ES の動きの程度が弱くなる．また焦点発作が先行出現し，その後に焦点発作途中で ES が挿入してくる「partial seizures evolving to infantile spasms」[4]や，治療の過程や年齢により単発の ES が混在してくることがある．

3)脳波所見：ヒプスアリスミアとよばれる無秩序な高振幅徐波と多焦点性棘波から構成される異常脳波である．

4)精神運動発達：ES の発症と前後して精神運動発達の停止とその後に退行がみられる．

2. 鑑別診断

乳児期に生じるてんかん発作や不随意運動発作等が鑑別疾患となる．また関連疾患として新生児期より発症する大田原症候群も存在する（図1）．

3. 成因

West 症候群の特徴として多種多様な成因を背

1-4．West 症候群（点頭てんかん）　45

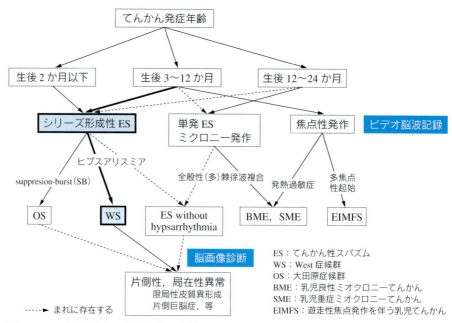

図1 West症候群とその関連疾患の診断フローチャート

景として発症する．現在，発症までの発達が正常であり，頭部画像所見を含む各種検査で異常がない①潜因性と，異常の存在する②症候性に分類されている．後者の中では新生児低酸素性虚血性脳症，染色体異常症，先天奇形症候群，脳血管障害，結節性硬化症，未熟児傍側脳室周囲白質軟化症，出血等がおもな原因とされる[2]．最近，原因不明とされてきた一部症例にARX，STK9/CDKL5，SPTAN1，STXBP1等の遺伝子変異が次々と発見されてきており，全exome解析等により20〜30%の例で病因遺伝子変異が同定できたという報告もある．またWest症候群の中で特異な成因としてAicardi症候群があり，①女児，②脳梁欠損（傍側脳室異所性灰白質，全般性皮質形成異常を伴うこともある），③多発性網膜異常（脈絡膜，網膜小窩）を合併する．また潜因性の中でも特に予後良好なものを特発性に分類する報告もある．

検 査

1．脳波所見

1）発作間欠期所見：ヒプスアリスミア自体は，覚醒時よりノンレム睡眠時によくみられるが，てんかん波はむしろ覚醒時のほうが出現しやすいとされる．ヒプスアリスミアの連続性は覚醒時と睡眠第1期に最もよくみられ，2〜3期に減少するとされる．睡眠時2〜3期には間欠性に出現する（図2A）．ヒプスアリスミアの局在優位性については明らかでないものが最も多く，次いで後頭優位であり，前頭優位なものはまれで，1歳以降にのみ認められるとされる．左右半球同期性については，年齢とともに同期しやすくなり，逆に睡眠段階が増すにつれ非同期となりやすいとされる．一側優位性や焦点性が存在するヒプスアリスミアは，症候性成因を示唆する．ヒプスアリスミアが左右同期性により秩序だって出現する典型ヒプスアリスミアと区別して非典型あるいは修正ヒプスアリスミア（modified hypsarrhythmia）とよぶ場合もある．最近ではこの発作間欠期脳波異常のヒプスアリスミア自体を非けいれん性てんかん重積状態また電気的重積状態と解釈する専門医が多くなっており，その意味ではES出現前より退行がはじまる理由としてヒプスアリスミアが先行するためと考えられている．

2）発作時脳波所見：①速波群発②高振幅徐波発射③低振幅化の順に多いとされている（図2B）．

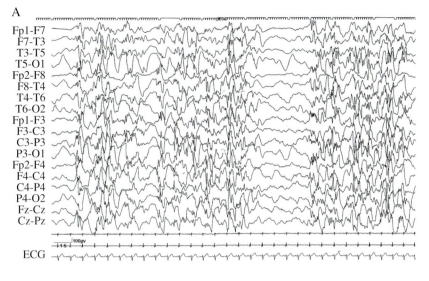
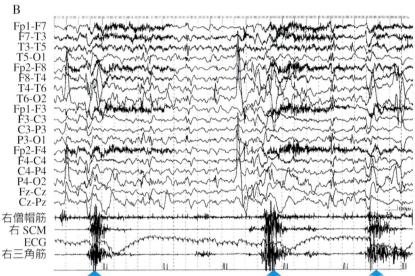

図2 生後4か月男児 症候性West症候群 睡眠時脳波と発作時ポリグラフ
A:睡眠時脳波では,睡眠段階が進むにつれ高振幅で不規則,周波数の異なる棘波,徐波群発と低振幅の背景脳波が交互に出現する.
B:シリーズ形成性の表面筋電図発射(↑)が全般性発作性高振幅徐波発射に一致して出現する.

2. 頭部CT,MRI所見

成因により特徴的な所見を呈する.結節性硬化症では,頭部CT検査で脳室周囲石灰化,MRIでは多発性の皮質下結節が描写される.また大脳の形成異常として限局性皮質異形成,片側巨脳症などもある.

3. その他

成因で述べたように様々な原因疾患を基盤として発症するので染色体検査,代謝異常検査,髄液乳酸,遺伝子検査などが必要となる.

治療

ES発症から治療開始までの期間と4歳時点の精神発達と相関があるという報告があるため,診断後直ちに治療開始すべきである(表1)[5].有効率の観点より欧米では第一選択薬としてVGB,

表1　治療方針

成　因	第一選択薬	第二選択薬	第三選択薬
潜因性	ACTH, VGB*	VPA, ZNS, B₆, TPM CZP, NZP, (KD)	
症候性	VGB*, ACTH	VPA, ZNS, B₆, TPM CZP, NZP, (KD)	
結節性 硬化症	VGB*	ACTH	VPA, ZNS, B₆, TPM CZP, NZP, (KD)

ACTH：副腎皮質刺激ホルモン，VGB：ビガバトリン，KD：ケトン食療法（ケトンフォーミュラ），VPA：バルプロ酸，ZNS：ゾニサミド，B₆：ビタミンB₆大量療法，TPM：トピラマート，CZP：クロナゼパム，NZP：ニトラゼパム
*：日本ではVGB（サブリル®）処方登録システムに登録しないと使用できない．そのなかでは視野狭窄の副作用のため定期的眼底検査などが義務づけられている．著効した場合でも使用開始6か月程度で漸減中止するように推奨されている．

ACTH，経口プレドニンが推奨されている．わが国でもVGBが使用可能となっている．欧米でもVGBとACTHのどちらを優先するかは微妙に異なるが，まずは潜因性ではACTH，症候性あるいは結節性硬化症ではVGBが第一選択となろう．特に結節性硬化症に対するVGBの有効性は95%に達するとされる．無効の場合にそれぞれVGB，ACTHが次の選択となろう．それが無効の場合にZNS，VPA，CZPやビタミンB₆大量療法が試みられるが，有効率は低い．最近ではVGB，ACTH無効例にケトン食療法を積極的に試みている施設もある．ACTH療法はわが国においては副作用を軽減するために少量療法（0.015～0.005 mg/kg）が行われている．また頭部画像診断で限局性皮質異形成や片側巨脳症が存在する場合はてんかん外科治療も行われている．

予　後

発作の短期予後ではVGBで40～60%，ACTH療法などにより50～80%の症例が軽快するが，長期予後では約50%の症例でてんかんが持続する．また80～90%の症例で精神遅滞を呈するが，自閉症の合併も高率である．

❖ 引用文献

1）Lux AL, et al.：A proposal for case definitions and outcome measures in studies of infantile spasms and West syndrome：consensus statement of the West Delphi group. Epilepsia 2004；45：1416-1428.
2）Osborne JP, et al.：The underlying etiology of infantile spasms（West syndrome）：information from the United Kingdom Infantile Spasms Study（UKISS）on contemporary causes and their classification. Epilepsia 2010；51：2168-2174.
3）Watanabe K, et al.：Symptomatology of infantile spasms. Brain Dev 2001；23：453-466.
4）Yamamoto N, et al.：Partial seizures evolving to infantile spasms. Epilepsia 1988；29：34-40.
5）O'Callaghan FJ, et al.：The effect of lead time to treatment and of age of onset on developmental outcome at 4 years in infantile spasms：evidence from the United Kingdom Infantile Spasms Study. Epilepsia 2011；52：1359-1364.

❖ 参考文献

・Michaud JL, et al.：The genetic landscape of infantile spasms. Hum Mol Genet 2014；23：4846-4858.

［東京女子医科大学小児科］
小国弘量

第2章 疾患の特徴と診療指標 | 1 てんかん症候群

1-5 Dravet 症候群 （乳児重症ミオクロニーてんかん）

EPILEPSY

概念

　Dravet 症候群は通常は1歳未満に発症し，全身けいれんや半身けいれんを繰り返し，①発熱や入浴によって発作が誘発されやすい②けいれん重積になりやすい③従来の薬物治療に対して極めて治療抵抗性，が最大の特徴である[1]．1歳までの発達は概ね順調でてんかん性脳波異常もみられないことが多いが，1歳を過ぎると発達停滞や運動失調が出現し，全般性および局在性脳波異常が出現し，ミオクロニー発作，非定型欠神発作を伴うことも多い．乳児重症ミオクロニーてんかん[2]と最初に名づけられたが，ミオクロニー発作のない症例も存在し，成人期にも難治に経過することが多いため，年齢を問わず Dravet 症候群とよばれるようになった．原因として *SCN1A* 遺伝子のヘテロ変異を高率に認める[3]，有病率は2〜4万人に1人と考えられている．本症候群に特化した治療を早期に開始するための早期診断が重要である．

診断のポイント

　よくみられる発作症状，検査所見は以下の通りである（図1）．

A. 発作症状

1. 全身もしくは半身けいれん発作．
2. 焦点発作，ミオクロニー発作，非定型欠神発作，意識混濁発作．
3. 発熱や入浴によるけいれん発作誘発．
4. 光や模様凝視による発作誘発．
5. けいれん重積ないしはけいれん発作の群発を起こしやすい．

B. 検査および身体所見

1. 血液・生化学的検査：特異的な所見なし
2. 病理検査：特異的な所見なし
3. 画像検査：乳児期は正常だが，幼児期以後は非特異的大脳萎縮がみられる．海馬萎縮を伴うこともある
4. 生理学的検査：脳波では背景活動の徐波化，広汎性多棘徐波，多焦点性棘波が年齢に伴って消長する

5. 運動・高次脳機能検査：幼児期以後に中等度以上の知的障害を伴うことが多く，運動失調や下肢の痙性，神経発達症特性がみられることもある
6. 遺伝子：70〜80% に *SCN1A* 遺伝子のヘテロ変異を認め，切断をきたす変異とミスセンス変異が半分ずつを占める．2〜5% で MLPA 法により微細欠失か重複を認める．genotype-phenotype は必ずしも一致しない．病的な *SCN1A* 遺伝子変異を認めた症例の90% 以上は Dravet 症候群であるが，残り10% は素因性てんかん熱性けいれんプラス（GEFS＋）やミオクロニー脱力発作を伴うてんかん（Doose 症候群）等であり，*SCN1A* 遺伝子異常は本症候群の必須条件でも十分条件でもない．遺伝子変異例の90% 以上は新規変異であるが，体細胞あるいは性腺モザイクを片親に認めた報告がまれにある．*SCN1B*，*SCN2A*，*GABRG2*，*CHD2* 遺伝子等の変異も極めてまれに報告されている．

診断基準：以下の1）に加えて2）のaかbのいずれかを満たし，3）の各てんかん，疾患が鑑別された場合に臨床的の確定診断とする．

1-5. Dravet 症候群（乳児重症ミオクロニーてんかん） 49

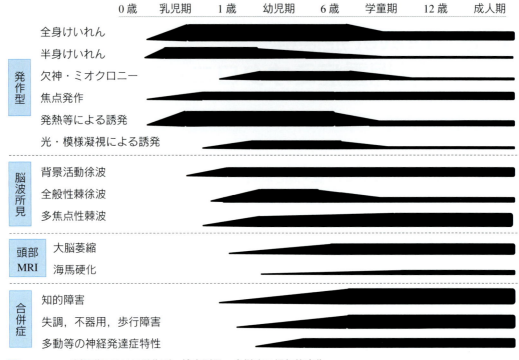

図1 Dravet症候群における発作型，検査所見，合併症の経年的変化

1) 通常1歳未満（まれに1歳超）で症状（A1）を発症．
2) a. 症状（A2〜5）の特徴1つ以上と，*SCN1A*遺伝子異常を有する場合．
   b. 症状（A2〜5）の特徴を2つ以上有し，かつ検査所見（B3〜5）のうち1つ以上を有する場合．
3) 鑑別診断：表1におもな鑑別疾患と特徴をまとめた．乳児期は複雑型熱性けいれんや焦点てんかん，幼児期はLennox-Gastaut症候群やDoose症候群，成人期は焦点てんかんやLennox-Gastaut症候群との鑑別が特に重要である．中核症状が出そろうと診断は容易だが，本症候群に特化した治療をより早期にはじめるために，より早期の診断が重要である．

岡山大学の大守らが考案した1歳時チェックリスト[4]は，診断の可能性と遺伝子検査の必要性について参考になる．1歳以降の発症で自閉性障害の目立つ非典型例では*PCDH19*関連症候群の鑑別も必要である（p.94参照）．乳幼児期に左右交互性けいれんを繰り返す場合には，もやもや病等の脳血管障害も鑑別を要する．

治 療

1. 有効性の期待できる薬剤

全身もしくは半身けいれんにはバルプロ酸（VPA），クロバザム（CLB），臭化物（KBr, NaBr），トピラマート，スチリペントール（STP）が有効な場合があり，ヨーロッパではVPA＋CLB＋STPの組み合わせが推奨されている．STPはけいれん重積の減少と短縮化，けいれんの減少に加えて欠神発作やミオクロニー発作の減少等，50％の患者に効果を期待できるが，食欲不振，体重減少のほかチトクロム450（CYP）を介する薬物相互作用によりCLB等の併用薬減量がしばしば必要である．ケトン食等のてんかん食もすべての発作型に対して効果を期待できる．

2. 悪化させる可能性のある薬剤

NaチャネルÜ制作用のあるカルバマゼピン（CBZ），ラモトリギン，フェニトインは特に小児においてDravet症候群の全身もしくは半身けいれんを悪化させる可能性があり使用しないことが望ましいが，成人では有効例の報告もある．発症

表1　Dravet 症候群の鑑別診断

	Dravet症候群	素因性てんかん熱性けいれんプラス	複雑型熱性けいれん	焦点てんかん	乳児良性ミオクロニーてんかん	Lennox-Gastaut症候群	Doose症候群
臨床特徴							
一般的な発症年齢	1歳以下	6歳以下	6歳以下	様々	3歳以下	様々	6歳以下
家族歴　熱性けいれん	+	+	+	−	−	−	+
てんかん	+	+	−	−	−	−	−
光・模様による発作誘発	++	+	−	−	−	−	−
臨床発作							
発熱誘発性けいれん	++	++	++	+	+	+	+
けいれん重積	++	−	+	+/−	−	+	−
左右不定の半身けいれん	++	−	+	−	−	−	−
非定型欠神発作	++	+	−	−	−	++	+
ミオクロニー発作	++	+	−	−	++	+	+
焦点発作	+	+	+	++	−	+	−
非けいれん性てんかん重延状態	+	−	−	−	−	+	+
発作間欠時脳波	DSpW, FSp	DSpW, FSp		FSp	DSpW	DSpW, DFast	DSpW, Theta
頭部MRI異常	+（大脳萎縮,海馬硬化）	−	−	+（様々）	−	++（様々）	−
精神運動発達遅延　1歳まで	−	−	−	+	−	+	−
1歳以降	++	+	−	+	−	++	+
神経学的異常所見（運動失調,痙性など）	++	−	−	+	−	++	+
薬物治療反応性	不良	様々	良好	様々	良好	不良	様々
SCN1A 遺伝子異常	70〜80%	+/−	−	−	−	−	+/−

DSpW：diffuse spike-wave complex，FSp：focal spike，Dfase：diffuse fast rhythm，Theta：theta rhythm
＋＋：しばしば認める，＋：認めることがある，＋−：まれに認める，−：通常認めない

当初は半身けいれんを繰り返すために焦点てんかんとみなされて CBZ 等を投与されることも多いが，発熱誘発性や重積傾向を有する乳児には安易な CBZ 投与は避けることが望ましい.

3.　けいれん重積の治療

ジアゼパムやミダゾラム等ベンゾジアゼピン系（BZP）薬剤の静脈内投与が通常用いられるが，効果不十分でバルビツール系薬剤の静脈内投与を要することも少なくない. BZP 系薬剤は投与が遅れると効果減弱することが知られているが，坐剤では十分な効果を期待できないため，家庭で頬粘膜等に投与できる薬剤の早期承認が切望される.

けいれん後の意識回復が遅れ，MRI で FLAIR 高信号を伴う脳症を呈して後遺症を残すことがある.

予　後

てんかん発作が消失することはまれであるが学童期以降はけいれん重積は減少し，思春期以降はけいれん性発作のみで経過したり，睡眠中の発作のみに変化することも多い[5]. 発熱による発作誘発は軽減するものの生涯継続する. 中等度以上の知的障害を伴うことが多い. 平均寿命に関するデータはないが，坂内らは死亡率を約10% と報告している. 約半数は原因詳細不明の突然死で，

36% はけいれん重積に伴う脳症であった.

❖ 引用文献

1) Dravet C, et al.：Severe myoclonic epilepsy in infancy （Dravet syndrome） 30 years later. Epilepsia 2011；52 （Suppl 2）：1-2.
2) Dravet C：Les epilepsies graves de l'enfant. Vie Med 1978；8：543-548.
3) Claes L, et al.：De novo mutations in the sodium-channel gene SCN1A causes severe myoclonic epilepsy of infancy. Am J Hum Genet 2001；68：1327-1332.
4) Hattori J, et al.：A screening test for the prediction of Dravet syndrome before one year of age. Epilepsia 2008；49：626-633.
5) Takayama R, et al.：Long-term course of Dravet syndrome：a study from an epilepsy center in Japan. Epilepsia 2014；55：528-538.

［国立病院機構静岡てんかん・神経医療センター
小児科／臨床研究部］
今井克美

第2章　疾患の特徴と診療指標 ｜ 1　てんかん症候群

1-6 ミオクロニー脱力発作を伴うてんかん（Doose 症候群）

EPILEPSY

概念　Doose らは正常発達児で，遺伝性素因を背景としミオクロニー失立発作を主徴とする特発性ミオクロニー失立てんかん（myoclonic astatic epilepsy：MAE）を提唱した[1]．潜因性 LGS，Dravet 症候群や乳児ミオクロニーてんかんとの異同が問題となった時期もあるが，1989 年国際てんかん症候群分類より独立したてんかん症候群として認知され，2010 年の新国際てんかん症候群分類提案にもミオクロニー脱力発作を伴うてんかんとして記載されている．好発年齢は 2〜5 歳で，発症までの発達は正常，通常全般性強直間代発作（generalized tonic-clonic seizure：GTCS）で発症し，しばらくしてミオクロニー脱力発作を連日起こすようになり，治療抵抗性の経過をとる．脳波の特徴は，覚醒時脳波で頭頂部優位の θ 波と睡眠時に全般性 2〜3 Hz 棘徐波複合を特徴とする．てんかん性脳症の一型に分類されてはいるが，最近の研究では予後は比較的良好な例が多く，治療としてケトン食の有効性が強調されている[2]．

診断のポイント

2001 年に提案された国際てんかん症候群分類案では特発性全般てんかん症候群に分類され，2006 年，2010 年分類案ではてんかん性脳症の一群に分類されている．MAE とよばれたり，単にミオクロニー失立発作（2010 年分類案ではミオクロニー脱力発作）を伴うてんかんと呼称される場合もある．診断基準として Doose の唱えた原型の診断基準は，やや変更されて狭義の解釈がなされている[2]．

1. 疾患の特徴

1）遺伝素因の存在：けいれん性疾患の家族歴が多いとされるが必須ではない．

2）てんかん発症前の発達：正常から時に境界領域の遅れあり．

3）発症：2〜6 歳が最も多い．

4）発作型：主発作型として，①ミオクロニー屈曲発作，②ミオクロニー脱力発作あるいは脱力発作によるてんかん性転倒発作が最も重要で必須で

ある[3]．①ミオクロニー屈曲発作では，一瞬の体幹の前方屈曲，特に腰のところで屈曲し，勢いよく前方に放り投げられるように転倒する．②ミオクロニー脱力あるいは脱力発作では，文字通り，全身あるいは立位を維持する姿勢制御筋の突然の脱力により，患者が転倒する．一般的には直立肢位では真っすぐ下方に落下し，尻餅をつく．しかし，意識障害はなく，すぐに回復し立ち上がる（図1）．そのほかに③非定型欠神発作（重積），GTCS を合併するが，後者は①②に先行して出現することが多い．また強直成分が乏しく一見全般性間代発作に似る．睡眠時の全般性強直発作は，臨床経過の後半に一部の予後不良例に合併するとされる．非定型欠神発作（重積）もまた予後不良例に合併することが多く，早朝覚醒時より長時間続く四肢の軽微なミオクローヌスと失調，意識減損を伴い，過去には「小型運動発作重積症」とよばれたこともあった．

5）脳波：焦点性脳波発射はまれで，全般性 2-3 Hz 棘徐波と，覚醒時背景脳波に頭頂部優位単律

1-6．ミオクロニー脱力発作を伴うてんかん（Doose 症候群）　53

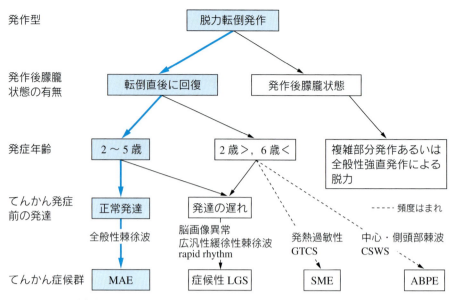

図1 てんかん性転倒発作の鑑別フローチャート
MAE：ミオクロニー脱力発作を伴うてんかん，LGS：Lennox-Gastaut症候群，SME：乳児重症ミオクロニーてんかん，CSWS：徐波睡眠期に持続性棘徐波を示すてんかん，ABPE：非定型良性部分てんかん

表1 てんかん性脱力転倒発作を主徴とするてんかん症候群の鑑別疾患

	非定型良性部分てんかん（ABPE）	ミオクロニー脱力発作を伴うてんかん	Lennox-Gastaut症候群（LGS）
発症年齢	幼児–学童前期	幼児期	幼児期–学童前期
発達	ほぼ正常	ほぼ正常	種々
臨床発作	てんかん性陰性ミオクローヌス（脱力）	ミオクロニー/脱力発作	強直スパズム
	焦点性感覚運動発作	全般性強直間代発作	全般性強直発作
	非定型欠神発作	非定型欠神発作	非定型欠神発作
	全般性強直発作はない		（ミオクロニー発作）
脳波：背景	ほぼ正常	頭頂部優位単律動 θ 波	徐波化
発作間欠期	中心側頭部棘徐波複合二次性両側同期化と睡眠時CSWS	全般性 2-4Hz 高振幅棘徐波複合	広汎性緩徐性棘徐波 rapid rhythm
脱力発作時	中心側頭部棘徐波と二次性両側同期性棘徐波	全般性高振幅多棘徐波	脱同期化，漸増性 β 波
予後	良好	様々	不良

動 6-7 Hz θ 波の存在が特徴とされる．

2．鑑別診断

てんかん性転倒発作を主徴とするLGSや非定型良性小児部分てんかん（atypical benign partial epilepsy：ABPE）が重要である（表1）．前者の場合にはてんかん性スパズム（体軸スパズムあるいは屈曲スパズムと報告されている）による転倒とされ，発作時脳波の特徴がWest症候群のそれと同様とされる[4]．またABPEではてんかん性陰性ミオクローヌスが体幹に及び脱力転倒する場合や

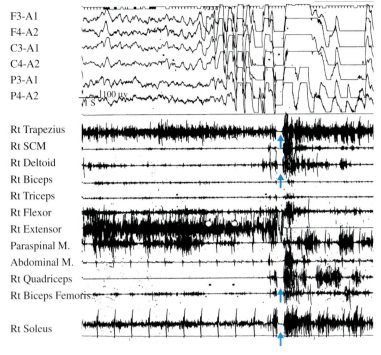

図2 脱力発作の発作時ポリグラフ（3歳1か月女児）
患者は，座位で遊んでいたところ矢印の時点で突然前方に失立転倒し，すぐに回復した．表面筋電図は，失立転倒に一致して突然消失し，すぐに再出現しているので短い脱力発作であることがわかる．脳波上は，高振幅の全般性多棘徐波に一致して生じている．

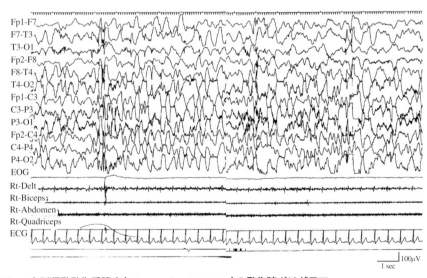

図3 小型運動発作重積症（minor epileptic status）の発作時ポリグラフ
患者は3歳5か月女児で予後不良群に属する．早朝覚醒時より，軽度の意識混濁，失調，四肢の微細で同期しないミオクローヌスを主徴としていた．

下肢に生じて転倒する場合がある.

鑑別フローチャートを図1に示す.

検査

1. 脳波検査

1)発作時脳波(ポリグラフ)検査：脱力転倒発作は，いずれも全般性高振幅棘徐波，多棘徐波複合に一致して生じる(図2).非定型欠神発作(重積)でも長時間続く四肢の軽微なミオクローヌスと失調，意識減損を伴ういわゆる「小型運動発作重積症」の場合には広汎性持続性の不規則性徐波に不規則に出現する棘波成分を伴う特異な脳波像を呈する(図3).また通常の非定型欠神発作の場合には全般性高振幅律動性 2-3Hz 棘徐波群発に一致する.

2)発作間欠期脳波：覚醒時背景脳波では，初発時には正常であるが経過とともに中心頭頂部優位の 6-7 Hz θ波が優勢となり，極期ではδ波も混在するようになる(てんかん性脳症といわれる理由でもある).睡眠時には全般性高振幅 1.5-2 Hz 棘徐波複合が出現するが，rapid rhythm を呈することはない.焦点性徐波や棘徐波などはまれである.

2. 頭部画像所見

CT，MRI：通常は正常である.

3. 遺伝子検査

現在までに *SLC2A1*，*SLC6A1* による本症の報告があるが，いずれもミオクロニー脱力発作を伴う症候性てんかんであり，本症とは根本的に異なる病態と考えられる.

治療

抗てんかん薬治療に抵抗性とされるが，バルプロ酸とエトスクシミドの併用，それとラモトリギンの併用での効果が期待される.これらが無効の場合，ケトン食治療，ACTH 治療の有効性が高いので試みられるべきである[5].

予後

当初は治療抵抗性であるが 1〜3 年の経過で 50〜80% の症例で発作は軽快するとされる[5].特に治療変更もなく経過をみていて突然発作が消失するなど自然経過で発作が消退されることも経験する.知的予後は中等度遅滞から正常まで様々であるが，臨床経過が短期間であるほど良好である.

❖引用文献

1) Doose H：Myoclonic-astatic epilepsy. Epilepsy Res 1992(Suppl)；6：163-168.
2) Oguni H, et al.：Idiopathic Myoclonic-Astatic Epilepsy of Early Childhood - Special consideration on the nosology of the syndrome based on the electrophysiological and long-term follow-up study. In：Delgado-Escueta AV, et al.（eds), Advances in Neurology vol 95, Myoclonic epilepsies. Lippincott Williams & Wilkins, Philadelphia, 2005；157-174.
3) Oguni H, et al.：A video-EEG analysis of drop seizures in myoclonic astatic epilepsy of early childhood(Doose syndrome)Epilepsia 1992；33：805-813.
4) Itoh Y, et al.：Study of epileptic drop attacks in symptomatic epilepsy of early childhood - differences from those in myoclonic-astatic epilepsy. Brain Dev 2015；37：49-58.
5) Oguni H, et al.：Treatment and long-term prognosis of myoclonic-astatic epilepsy of early childhood. Neuropediatrics 2002；33：122-132.

❖参考文献

・Oguni H：Epileptic Drop Attacks In：Panayiotopoulos CP edit, ATLAS OF EPILEPSIES, Springer：London, 2010；407-415.

［東京女子医科大学小児科］

小国弘量

第2章　疾患の特徴と診療指標　1　てんかん症候群

1-7 ミオクロニー欠神てんかん

EPILEPSY

概念　ミオクロニー欠神発作(myoclonic absence：MA)は，両側同期性，左右対称性の律動的な3Hz棘徐波複合の脳波に伴い，近位筋優位に上肢を中心とする四肢の律動的なミオクロニー性れん縮と強直性収縮を特徴とする．MAを有するてんかん(EMA)はまれで，Centre Saint Paul病院ではすべてのてんかんの0.5～1%であった．
　　MAは発作時ビデオポリグラフ記録(脳波・筋電図)にて欠神発作とは区別される．

診断のポイント

EMAの診断には，特異なミオクロニー欠神発作の診断が重要である．3Hzの両側同期性，左右対称性の棘徐波律動を示す脳波所見と，ポリグラフにおける強直性筋収縮を伴うミオクローヌスが必須である．

1. 疾患の特徴

1)性比：男性優位

2)遺伝素因：てんかんの家族歴は約20～25%．同胞例の報告もある．

3)背景疾患：大部分は原因不明であるが，早産，周産期障害，14番染色体長腕部分トリソミー，Angelman症候群，12番染色体短腕トリソミー，inv dup［15］等の報告がある．

4)発症年齢：平均7歳(11か月～12歳6か月)

5)てんかん発症前の発達：45%に精神発達遅滞．

6)発作型：

a. ミオクロニー欠神発作(MA)

程度が様々の意識のくもりと律動性の強い筋れん縮(ミオクローヌス)が明らかな強直性収縮を伴うことが特徴．ミオクローヌスはおもに肩，上肢に強く，時に下肢にみられることもある．強直性収縮のために，腕のミオクローヌスでは段々と上肢が挙上する．立位の場合，姿勢によっては前後への揺れがみられる．顔面筋の巻き込みは少ないが，顎や口の周辺，まれに眼瞼にみられることもある．頭部および体の偏向を伴うこともある．呼吸の変化や尿失禁等の自律神経症状もある．発作開始と終了は突然で，持続時間は10～60秒．頻度は日に数回からしばしば数十回となる．

b. 全般性強直間代発作(45～60%)

2. 鑑別診断

間代性の軽微なミオクローヌスを伴う欠神発作をもつ小児欠神てんかん，若年ミオクロニーてんかん，Lennox-Gastaut症候群等と鑑別．頭部・体の偏向等運動現象の非対称により部分運動発作をもつてんかんと間違われることがある(表1)．

検査

1. 脳波とポリグラフ(図1)

1)発作間欠期脳波：背景活動は正常．まれに徐波化傾向．全般性棘徐波がみられることもあるが，

ミオクロニー欠神は特異な発作型としてTassinariらによってはじめて記述された(1969，1971年)．その後，てんかんおよび症候群の国際分類(1989年)において，MAを主たる発作型とする独立した特異な症候群「ミオクロニー欠神てんかん：epilepsy with myoclonic absences(EMA)」として潜因性あるいは症候性全般てんかんに分類された．2006年，2010年の分類案では小児期の脳波・臨床症候群の一つにあげられている．

表1 欠神発作，ミオクローヌスをもつてんかんとの鑑別

	ミオクロニー欠神てんかん	小児欠神てんかん	若年ミオクロニーてんかん	Lennox-Gastaut症候群
発症年齢（平均，ピーク）	11か月〜12歳（7歳）	4〜10歳（5〜7歳）	12〜18歳（15歳）	3〜10歳（3〜5歳）
発作持続時間*	10〜60秒重積有	5〜10秒	1〜4秒	10〜20秒重積有
意識障害の程度*	様々	強い	−	様々
発作時脳波*	3Hz GSW	3Hz GSW	3-5Hz GPSW, GSW	2-2.5Hz GSW
賦活*	過呼吸＞光	過呼吸	光＞過呼吸	過呼吸
合併発作型	GTC	GTC	GTC	強直発作
治療	VPA, ESM, LTG等治療抵抗例有	VPA, ESM等治療反応良	VPA, CZP, LEV治療反応良	VPA, LTG, TPM, RFN治療抵抗例多
精神遅滞の有無	有	無	無	有

*：MA類似の欠神発作
GSW：generalized spike and wave（全般性棘徐波），：GPSW：generalized polyspike and wave（全般性多棘徐波）
VPA（バルプロ酸），ESM（エトスクシミド），LTG（ラモトリギン），LEV（レベチラセタム），TPM（トピラマート），RFN（ルフィナミド），GTC：generalized tonic-clonic seizure

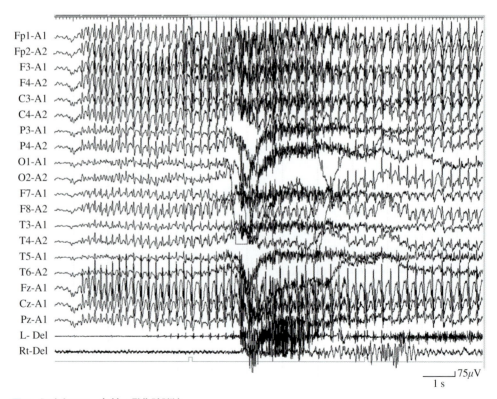

図1 ミオクロニー欠神の発作時脳波

焦点性・多焦点性棘波もあり．過呼吸，間欠光刺激によるてんかん性異常波の賦活を認めることもある．

2)発作時脳波(MA)：3Hz の両側同期対称性の棘徐波律動が典型的．ポリグラフではミオクローヌスと棘波成分は時間的に一致しており，強直性筋収縮を伴う．

2. 画像

局所性の病変は認めない．

治 療

バルプロ酸(VPA)の単剤使用あるいは十分量のVPA とエトスクシミドの併用が有効．ラモトリギン，ベンゾジアゼピン，アセタゾラミド，レベチラセタム，臭化カリウムの有用性も報告されている．

予 後

一部の症例では治療抵抗性である．Tassinari ら
は 37.5%(15/40)で発作消失，最終的には 70% が知的障害を伴うと報告している．

❖ 参考文献

・Tassinari CA：Epileptic syndromes in infancy, childhood and adolescence. In：Roger J DC, et al.(eds)Epilepsy with myoclonic absences. John Libbey, London, 1985；121-129.
・藤原建樹，他：ミオクロニー欠神てんかん．清野昌一，他(編)，てんかん症候群．医学書院，1998；283-287.
・Bureau M and Tassinari CA：Myoclonic absences and absences with myoclonias. In：Bureau M, et al.(eds), Epileptic syndromes in Infancy, Childhood and Adolescence. Fifth ed, John Libbey Eurotext, Paris, 2012；255-275.
・池田弘子，他：ミオクロニー欠神てんかんの臨床症状と経過．脳と発達 2011；43：14-18.

[国立病院機構静岡てんかん・神経医療センター小児科]

池田浩子

第2章　疾患の特徴と診療指標　1　てんかん症候群

1-8 | Lennox-Gastaut 症候群

EPILEPSY

概念　Lennox-Gastaut 症候群（LGS）は臨床症状と脳波所見により規定されるてんかん症候群で，原因は多彩だが，近年，fMRI を用いて，共通する神経回路の異常が示唆されている．強直・非定型欠神・脱力といった多彩な発作型，脳波では全般性緩徐性棘徐波複合と睡眠時の速律動を呈するが，特に強直発作と速律動が重要である．ほかに知的障害を高率に合併する．強直発作は睡眠中に微細な発作としてのみ出現する場合があること，病初期には一部の症状しか出現しない場合があることから，LGS の診断は，時に困難である．各所見の特徴をよく理解し，詳細な問診と必要に応じてビデオ脳波・筋電図同時記録を行うことが重要である．

診断のポイント

1. 疾患の特徴

1）発症：小児期（おもに 8 歳未満で 3～5 歳が最多）．

2）発作型：複数の全般発作があり，強直発作が主体で，中心的な発作は，強直発作，非定型欠神発作，脱力発作の 3 種類だが，ほかに非けいれん性てんかん重積状態（nonconvulsive status epilepticus：NCSE），ミオクロニー発作，焦点発作，二次性全般化発作，間代発作，強直間代発作，片側間代発作も生じることがある．

3）脳波：全般性緩徐性棘徐波と睡眠中の fast rhythm*（速律動）を認める．

4）その他：精神発達遅滞を合併する．

2. てんかん発作

1）強直発作：最も特徴的な発作である．睡眠中（特にノンレム睡眠）に多く，覚醒時には比較的少ない．持続時間は数秒から 1 分と短い．強直部位によりさらに分類される．軸性強直発作（axial tonic seizure）は，短く持続的な体幹筋の収縮が両側対称性に起こり，頸部と体幹の屈曲，無呼吸を呈する．典型的には対称性だが，非対称性のこともある．顔面紅潮・頻脈といった自律神経徴候や軽い意識混濁，顔面筋収縮，眼球上転や無呼吸に先行する短い発声を伴うこともある．強直が強いと後弓反張や前方反張となるが，弱いと短い無呼吸と開眼・眼球上転のみで，外見からは「あくび」や「のび」と区別できない．睡眠時の発作では覚醒することもある．

強直発作に続いて全身が細かく震える発作（tonic-vibratory seizure）や，強直発作の後に数分から数時間にわたって自動症が続く発作（tonic-automatic seizure）が，思春期以降の患者で認められることがある．

a. 発作時脳波

速律動*について発作中変化しないこともある．また，発作時に，速波の振幅が極めて低くなり，脳波が平坦化したようにみえることもある．これらの速波や平坦化が混在することもあ

1940～60 年代にかけて，全般性緩徐性棘徐波複合を呈するてんかんの特徴が検討され，1969 年に Lennox-Gastaut 症候群（LGS）と命名された．1989 年のてんかん症候群分類で，症候性または潜因性全般てんかん，2001 年以降は，小児期発症の特異的てんかん症候群，かつ，てんかん性脳症として分類された．

60　第2章　疾患の特徴と診療指標

る．全体の持続時間は4〜10秒のことが多いが，60秒程度続くこともある．tonic-vibratory seizure では，速波が遷延する所見となり，tonic-automatic seizure では速波の後，自動症が生じているときには緩徐性棘徐波複合を生じる．

2）非定型欠神発作
：2番目に多い発作である．定型欠神に比べ，発作の開始と終息が緩徐である．意識減損の程度が軽く，それまでの動作を継続できて，外見からは発作がわからないこともある．発作時には，筋緊張が少し低下し，不規則なミオクローヌスや流涎，頸部・背部の軽い強直を伴うこともある．持続時間は，通常5〜30秒である．

a．発作時脳波
発作時脳波は様々で，強直発作時と同じ10 Hz の速波，2.5 Hz 前後の全般性緩徐性棘徐波，短い25 Hz の速波がある．遷延すると，緩徐性棘徐波の棘波成分が不明瞭となり，徐波のみが残ることもある．定型欠神時の3 Hz 全般性棘徐波となることはなく，光刺激や過呼吸で誘発されない．また，脳波と臨床症状の対応が不明確なこともある．

3）脱力発作（ミオクロニー脱力発作）[**]
：姿勢を保つ筋の緊張が突然失われる発作で，頭部や上体の前屈，もしくは突然転倒し，頭部や顔面を打ちつけて外傷の原因となり得る．この発作の脳波・筋電図同時記録の報告は少なく，LGS で転倒する発作の多くは，ミオクロニー発作の直後に脱力を生じるミオクロニー脱力発作であり，純粋な脱力発作は少ないと考えられている．このミオクロニー発作は弱く短く，肉眼的には判定不能なこともある．正確な診断にはビデオ脳波・筋電図同時記録（特に頸部や体幹などの体軸の表面筋電図）が必須である．

a．発作時脳波
全般性多棘波や緩徐性棘徐波，全般性の速律動などが対応する．

4）てんかん重積状態
：50〜90% の患者で，てんかん重積を生じ，その多くが NCSE であるが，ミオクロニー重積や強直発作重積もある．

a．NCSE
NCSE の多くは，非定型欠神がほぼ連続的に出現するものである．その間，動作が遅くなる．意識障害は，反応性が軽く低下するものから，ほぼ昏睡状態まで様々である．また，発作中には短い強直発作やミオクロニーが不規則に繰り返し生じる．NCSE は数時間から数日間，あるいは1週間を超えるものもあるが，始まりも終わりも不明瞭で，正確な持続時間を決めることはむずかしい．何か元気がない，ボーッとしているといったことで，NCSE を疑い，脳波をとって普段と背景活動が異なるといった変化・異常を確認できれば，NCSE と診断される．変化がない場合には，感染や疲労など，ほかの原因も否定できず，確定できないこともある．NCSE は，環境の変化や投薬の変更，不機嫌などで誘発されることもある．通常の抗てんかん療法は，ほぼ無効であり，時に悪化させることもある．

b．強直発作重積状態
覚醒・睡眠を通して，ほぼ連続的に強直発作が生じる．強直発作の程度は，典型的な強い強直発作や臨床上明らかとならない程度の弱い強直発作と様々である．各強直発作の合間には意識は回復する．遷延すると嚥下困難や無呼吸・気道分泌物増加による呼吸困難が生じ，時に致命的になる．

c．発作時脳波
NCSE では，基礎波が消失し，不整な徐波や緩徐性棘徐波が多焦点性・非同期性・非対称性に出現し，時にヒプスアリスミア様になる．強直発作重積では，脳波の平坦化や低振幅速波が出現する．

5）発作の年齢による変化
：てんかん発作の特徴

---

[*] 10-20 Hz 前後の全般性の速波律動で，一般的な欧米の教科書や Lennox の原著では fast rhythm，LGS と命名した Niedermeyer の論文では rapid spikes，日本では伝統的に rapid rhythm とよばれている．振幅が，徐々に増大する場合，これを recruiting rhythm とよぶ．

[**] 近年の教科書や総説では，脱力発作・ミオクロニー脱力発作・ミオクロニー発作と併記されたり，脱力発作にはミオクロニー発作が伴うと記載されたりしている．

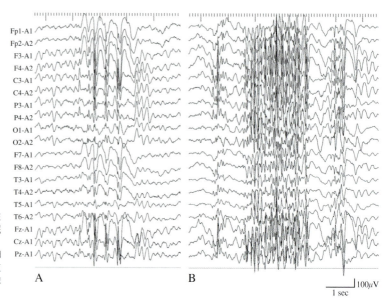

図1 LGS の脳波
A 速律動(fast rhythm)：両側全般性に広がる 12-14Hz の速波が睡眠中に繰り返し出現
B 緩徐性棘徐波複合(slow spike and wave)：両側対称性に前頭部優位に広がる約 2Hz の高振幅な棘徐波が出現

は，患者の年齢によって変化する．強直発作は，幼少時は短いが，思春期から成人にかけて長くなる．思春期以降には強直間代発作が出現するようになる．非定型欠神はいつまでも残るが，それ以外の発作は年齢とともに減少する傾向がある．しかし，高用量の抗てんかん薬を減量しようと試みると発作が増悪することも多く，治療を緩めることはむずかしい．

2. 脳波

発作間欠期脳波の覚醒時背景活動は年齢に比して遅く不整になる．発作間欠期の突発性異常波として，1-2 Hz の概ね両側対称性の広汎性棘徐波または鋭徐波複合が出現する(図1A)．広汎性緩徐性棘徐波複合は，覚醒時とノンレム睡眠時に出現するが，過呼吸や光刺激では賦活されない．全般性または両側性の速律動は，10 Hz 以上の速波が数秒持続し，入眠中，特に深い睡眠時に繰り返し出現する(図1B)．

3. 知的障害

知的障害を呈する患者は 85 ～ 92％ に及び，通常，日常生活の自立はむずかしい．発症時点で発達遅滞を呈する患者は 20 ～ 60 ％ で，発症後 5 年の時点で 75 ～ 95％ の患者は認知機能の低下を認める．自閉傾向も多い．発症後の知能低下の原因として，非定型欠神が繰り返し長時間生じること

による学習経験の不足，高濃度の抗てんかん薬の影響，発作により繰り返し受ける外傷などが考えられている．

検　査

・LGS は，臨床症状と脳波所見で規定される疾患のため，脳波検査は必須である(所見は前述)．
・原因疾患の検索のための画像検査が重要である(限局性皮質異形成や両側性シルビウス裂周囲形成異常，Sturge-Weber 症候群などの脳形成異常や神経皮膚症候群，低酸素性虚血性脳症，後天的な脳損傷としての外傷後脳障害，脳腫瘍など)．

治　療

1. 薬物療法

発作型ごとに有効な薬剤が異なり，難治のため，高用量の多剤療法が必要となる．多く使用されるのは，バルプロ酸(VPA)とベンゾジアゼピン(BZD)〔特に，クロバザムとニトラゼパム〕である．新規抗てんかん薬の中では，ラモトリギン(LTG)とトピラマートが脱力発作に有効とされる．VPAと BZD，VPA と LTG といった組み合わせが多い．有効とされている薬でも副作用や発作増悪をきたすことがあり，注意が必要である〔特にフェニトイン，フェノバルビタール，カルバマゼピン，ビ

ガバトリン，時に BZD］．

2．特殊療法

ケトン食，副腎皮質刺激ホルモン，副腎皮質ス
テロイド，甲状腺刺激ホルモン放出ホルモンは，
有効例と増悪例がある．

3．てんかん外科療法

迷走神経刺激は，施行例は少ないが有用との報
告がある．脱力発作では脳梁離断術で有効例があ
る．焦点切除術は局在病変が認められた場合には
有効例があるが，典型的な LGS では例外的な治
療といえる．

予　後

West 症候群から LGS への変容は有名で，West
症候群の患者の 40 ～ 60％ が LGS になり，LGS の
うち 40％ が West 症候群から移行したとする報告
があるが，臨床的な実感としては移行例はそこま
で多くはない．LGS で，完全に発作が消失する
例は少なく，通常は慢性に経過する．長期経過中
に LGS の特徴が消え，症候性全般てんかんや焦
点てんかんに変容することがあるが，そうした場
合でも多くは難治である．発作は減少しても知的・
心理学的な問題は徐々に悪化することが多い．知
的障害は 85 ～ 92％ で認められ，重度知的障害は
40 ～ 60％ に認められる．

思春期には暴力といった行動面の問題が，成人
期には精神症状が出現することがある．死亡例で
は，てんかん発作そのものよりも，合併症や事故
が死因となることが多い．予後不良因子として，
症候性の病因，特に West 症候群後のもの，3 歳
以前の早期発症，頻回の発作，増悪・退行の期間
が長かったもの，てんかん重積が多かったもの，
脳波上背景活動の徐波化が長時間続くものや多焦
点性の異常のあるものがある．

確定診断，鑑別診断のポイント

1．発作の正確な診断

中心的な症状のうち，最も重要なものは強直発
作と睡眠中の速律動である．

①強直する発作として，焦点発作と全般性の強

直発作を鑑別する必要がある．これには発作症状
の詳細な聴取が参考になり，発作時脳波が必要と
なることもある．

②強直発作が睡眠時の弱いものだけで気づかれ
ない可能性がある．主訴が，日中の非定型欠神発
作や転倒する発作だけの場合，本当に強直発作が
ないのかを判断する必要がある．睡眠中の弱い強
直発作は，外見から発作と判断することは困難で
あり，速律動を捉えることとあわせて，睡眠時の
ビデオ脳波・筋電図モニタリングは必須である．

非定型欠神発作は，焦点発作と鑑別する必要が
ある．転倒する発作は，臨床症状だけから強直，
脱力，ミオクロニー脱力発作を正確に判別するこ
とはむずかしい．発作が多い場合には，ビデオ脳
波により確認することが望ましい．

2．発作型の診断

LGS は複数の発作型と特徴的な脳波所見を有
することが診断要件である．注意深く検査しても
非定型欠神発作や脱力発作しか認められず，強直
発作を確認できない場合には，LGS と診断すべ
きではない．しかし，LGS の発症早期には強直
発作が出現しない場合もある．LGS に近い特徴
を有する場合には，何回か評価を繰り返すことも
必要である．

❖ 参考文献

・Arzimanoglou A, et al.：Lennox-Gastaut syndrome. In：
　Aicardi's epilepsy in children. 2nd ed, Lippincott Wil-
　liams & Wilkins, Philadelphia, 2004；38-50.
・Beaumanoir A, et al.：The Lennox-Gastaut syndrome.
　In：Roger J, et al.（eds）, Epileptic syndromes in infancy,
　childhood, and adolescence. 5th ed, John Libbey, Lon-
　don, 2005；125-148.
・Genton P, et al.：Lennox-Gastaut syndrome. In：Engel J,
　et al.（eds）, Epilepsy：A Comprehensive Textbook, 2nd
　ed, Lippincott Williams & Wilkins, Philadelphia, 2008；
　2417-2427.

［大阪大学大学院医学系研究科小児科学］

青天目　信

［プール学院大学教育学部］

永井利三郎

第2章 疾患の特徴と診療指標 ┃ 1 てんかん症候群

1-9 ┃ 徐波睡眠期持続性棘徐波を示す てんかん性脳症

EPILEPSY

概念 　小児期にノンレム睡眠期に広汎性の棘徐波が持続する脳波所見を示し，焦点発作または全般化発作，欠神発作を認める．国際抗てんかん連盟(ILAE)の分類では徐波睡眠期持続性棘徐波 continuous spike-waves during slow wave sleep (CSWS)を示すてんかん性脳症(epileptic encephalopathy with continuous spike-waves during slow wave sleep)という名称が採用されている．認知機能の低下，行動の変化(多動・衝動性)などがみられることから ESES(electrical status epilepticus during slow wave sleep)脳症あるいは ESES 症候群ともいわれる．

診断のポイント

徐波睡眠(ノンレム)期に広汎性棘徐波が持続性に出現し，焦点発作や全般化発作を伴い，認知機能の選択的もしくは全般的退行を生じる小児期の病態である(図1)．ノンレム期に持続性に出現する両側広汎性の棘徐波の割合(棘徐波の出現持続時間／ノンレム睡眠時間：棘徐波指標)は，85%以上が古典的な定義である．しかし85%以下でも認知機能の低下をきたす症例があるため，棘徐波指標を下げた報告も多い．棘徐波指標値の算出方法についても必ずしも一定しているわけではないが，自然睡眠開始後1時間以内の連続する5分間を無作為に抽出し，2秒間以上棘徐波が出現しない場合を棘徐波出現なしとして棘徐波指標を算出している報告もある．棘徐波指標は85%以上を典型例とし，それを下回る非典型例では数値を記載する．50%以上を本症候群に該当するとして，指標値と臨床症状との相関を幅広く検討してみることは意味があろう．

1. 疾患の特徴

1)年齢：てんかん発作の発症は2か月〜12歳まで様々で，4〜5歳にピークがある．

2)疫学：小児てんかんの0.2〜1.0%との報告が

あるが，定義が種々であり，調査手法の不十分さも相まって確かなデータはない．

3)臨床発作型：稀発の睡眠中の焦点性または全般化発作(片側または両側性の間代発作，強直間代発作)で発病することが多く，覚醒中に欠神発作やてんかん性陰性ミオクローヌスを認める．強直発作はみられない．

4)てんかん発症前の発達：発症前の神経心理学的機能と運動機能は，基礎疾患のない患者では正常が多い．基礎疾患のある場合は，基礎疾患に応じた合併障害がある．

5)運動障害・高次脳機能障害：徐波睡眠期持続性棘徐波 continuous spike-waves during slow wave sleep (CSWS)出現後より，知能の低下(発症前より低下がある場合はさらに低下)，言語障害，時間・空間の見当識障害，行動変化(多動，攻撃性，衝動性)，注意力低下，意志疎通困難，学習障害，運動失調を含む運動障害，構音障害，嚥下障害等がみられる．障害のパターンは患者によって異なり，異常波の局在に関連すると考えられている．

2. 鑑別診断

睡眠時に広汎性の棘徐波が持続する症候群の臨床・脳波特徴を表1に掲げた．CSWS を示すてんかん性脳症を，いくつかの症候群(非定型良性部

64　第2章　疾患の特徴と診療指標

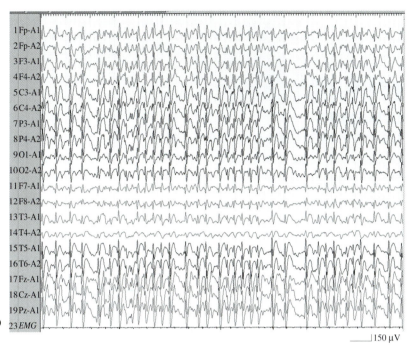

図1 5歳男児の徐波睡眠期のCSWS

表1 徐波睡眠期持続性棘徐波を示すてんかん性脳症との鑑別

	徐波睡眠期持続性棘徐波を示すてんかん性脳症	ABPE	LGS	BECT
発症年齢（歳）	幼児-学童前期	幼児-学童前期	幼児-学童前期 成人例もあり	幼児-学童前期
臨床発作	焦点発作 片側/両側（強直）間代発作	焦点発作 片側/両側（強直）間代発作	強直発作	焦点発作 片側/両側（強直）間代発作
	欠神発作	欠神発作	欠神発作	
	てんかん性陰性ミオクローヌス	てんかん性陰性ミオクローヌス	ミオクロニー発作	
脳波背景	ほぼ正常～徐波混入	ほぼ正常～徐波混入	徐波化	正常
覚醒時	● 前頭・中心・側頭部の鋭波, 棘（徐）波 ● 1.5-3Hz 広汎性棘徐波	● 中心・側頭部の焦点性ないし領野性の鋭波, 棘（徐）波 ● 1.5-3Hz 広汎性棘徐波	1-2.5Hz 広汎性棘徐波	中心・側頭部の焦点性ないし領野性の鋭波, 棘波
睡眠時	1.5-2.5Hz 広汎性棘徐波	1.5-2.5Hz 広汎性鋭徐波, 棘徐波	● 1-2.5Hz 広汎性棘徐波 ● 広汎性速波律動	中心・側頭部の焦点性ないしは領野性の鋭波, 棘波
予後	発作抑制（継続例もあり） 知的・認知障害＋	発作抑制（多くは） 知的・認知障害±	発作継続 知的・認知障害＋	発作抑制 知的・認知障害−～±

ABPE：非定型良性部分てんかん，LGS：Lennox-Gastaut症候群，BECT：中心側頭部に棘波を示す良性小児てんかん

分てんかん，後天性てんかん性弁蓋部症候群，Landau-Kleffner症候群等）を含むスペクトラムとみる考え方もある．

検　査

1．脳波検査

1）CSWS出現前：覚醒時脳波では焦点/多焦点性の棘波，鋭徐波もしくは棘徐波がみられることがあり，睡眠記録では突発波が頻度を増す．脳波のCSWS化は4〜14歳．

2）CSWS出現後：覚醒時は発症前と似ているが，より広汎性の所見が目立つようになる．特徴的な両側あるいは片側優位の広汎性1.5-2.5 Hz高振幅鋭徐波もしくは棘徐波がノンレム睡眠時に持続して出現．両側性の場合にはピーク潜時が一側に先行する．生理的睡眠パターンは不明確になる．レム睡眠時には大半の症例で広汎性突発波はほとんど消失し，しばしば限局性または多焦点性の棘ないしは鋭波へと変化する．

2．その他の検査

1）画像検査：CSWS患者の30〜60%に神経放射線学的異常が報告されている．

　a. MRI：多種な病変がみられ，周産期血管障害，限局性皮質異形成，多小脳回，髄鞘化障害，水頭症，結節性硬化症，神経変性疾患，腫瘍等の報告がある．

　b．SPECT・PET：発作波出現部位に関連した灌流・取り込み上昇がみられることもある．

2）遺伝子検査：直接にCSWSとの関連が明らかになった遺伝子はないが，*SRPX2*，*ELP4*等が年齢依存性のてんかんと認知の障害と関連するとの報告がある．

治　療

　治療法は確立されていない．発作抑制にはバルプロ酸，ベンゾジアゼピン〔クロバザム，クロナゼパム〕，エトサクシミド，スルチアム，フェニトイン，新薬ではレベチラセタム等が有用である．ただし，効果が一時的にとどまり増悪改善を繰り返すことも少なくない．ラモトリギン（LTG）も有効例の報告はあるが，悪化例の報告もある．薬剤

整理が有用な場合もある．

　CSWSと神経心理学的予後に相関があることが指摘されており，治療は発作症状の改善を主として行いながらも，神経心理所見の経過も詳細に追っていくことが大切である．CSWSの発現・持続に伴って神経心理学的退行あるいは停滞がみられるようであれば，積極的に治療が考慮され，副腎皮質ステロイド・副腎皮質刺激ホルモン（ACTH）療法，ジアゼパム大量療法等も行われる．脳梁離断の有効例も近年報告されている．

　カルバマゼピン，フェノバルビタール，LTG，オクスカルバゼピンによりCSWSが悪化した報告もある．

予　後

　発作は，病変の有無，重篤度にかかわらず最終的に抑制されることが多い．てんかん発作持続期間は4〜14年（平均12年）．発作消失とCSWS改善がみられた患者においても，神経生理学的予後は必ずしもよいとは限らない．約半数に行動障害と知的レベルの低下が残存する．

❖参考文献

・OPatry G, et al.：Subclinical"electrical status epilepticus" induced by sleep in children. A clinical and electroencephalographic study of six cases. Arch Neurol 1971：24：242-252.

・Proposal for revised classification of epilepsies and epileptic syndromes. Commission on Classification and Terminology of the International League Against Epilepsy. Epilepsia 1989；30：389-399.

・Tassinari CA, et al.：Encephalopathy related to status epilepticus during slow sleep（ESES）including Landau-Kleffner syndrome. In：Bureau M, et al.(eds), Epileptic syndromes in Infancy, Childhood and Adolescence. Fifth ed, John Libbey Eurotext, Paris, 2012；255-275.

・Sánchez Fernández I, et al.：Treatment for continuous spikes and waves during sleep（CSWS）：survey on treatment choices in North America. Epilepsia 2014；55：1099-1108.

[国立病院機構静岡てんかん・神経医療センター小児科]

池田浩子

[国立病院機構静岡てんかん・神経医療センター]

井上有史

第2章　疾患の特徴と診療指標 ｜ 1　てんかん症候群

1-10 Landau-Kleffner 症候群

EPILEPSY

概念

Landau-Kleffner 症候群は，小児期に発症する中枢性聴覚言語障害とてんかん性脳波異常を主徴とするてんかん性脳症で，後天性(獲得性)てんかん性失語，てんかん失語症候群等の様々な呼称がある．男女比は 2：1，5〜14 歳の年間発生頻度は約 100 万人に 1 人である[1]．発症前発達は正常で神経学的異常なく，2〜10 歳に言語性聴覚失認が生じ，進行性に失語を呈し，言語症状の階層性の解体が推察される[2]．3〜5歳に全般性間代発作，焦点性運動発作，非定型欠神発作等のてんかん発作を発症する．発作頻度は多様で稀発のこともまれではなく，30% は発作を認めない．脳波では頻発する高振幅棘波・棘徐波を呈する．病初期は片側性で，経過に伴い出現部位が変化し，やがては広汎化し徐波睡眠期持続性棘徐波(continuous spike-waves during slow wave sleep：CSWS)を呈することもある．薬物療法により発作は改善するが，言語障害は難治のことがあり，成人期にも障害が残り，抑うつなどの精神症状を合併することもある．本症候群の本態は，一次聴覚野(側頭葉横側頭回・Heschl 回)を責任病巣とし，睡眠中の持続性てんかん性発射に関連する聴覚失認と考えられている．

診断のポイント

1. 疾患の特徴

Landau-Kleffner 症候群は，てんかんの脳波・臨床症候群の一つでありながら約 30% の症例は発作がない．最も重要な臨床徴候は，後天性かつ進行性の言語性聴覚失認である．睡眠中の高頻度てんかん性発射とあわせて診断され，てんかん発作の有無は問わない．言語発達が正常で，神経障害の既往歴がない 2〜10 歳の幼児・学童において，聞き返しの増加，音声への反応低下で発症する．その後，発音不明瞭と発語減少，表出性言語障害，時には多弁を呈し気づかれ，進行すると語聾，全失語に至る．症状は改善増悪の変動を呈し緩徐に進行する．多弁，多動，興奮を示したり，呼びかけに反応しないことから注意欠如・多動性障害，自閉症等の発達障害と診断されることもある．てんかん発作は 70〜80% の症例に認め，発作型は

全般性間代発作，焦点性運動発作，非定型欠神発作が多い．稀発発作の症例がまれではなく，発症時 1 回のみのこともある．

Landau-Kleffner 症候群の診断に重要な臨床所見は後天性言語性聴覚失認と脳波異常である．脳波検査では，高振幅の棘波，棘徐波を認め，睡眠によりその出現頻度は著しく増加する．経過に伴い出現部位は変化し，やがて両側同期性全般発射を示し，全般性棘徐波が徐波睡眠期の 85% 以上を占める CSWS を呈することもある．しかし，初期には脳波が正常のことがあり，1 回の脳波検査で否定することなく，聴覚言語障害の進行を認める場合は繰り返し脳波検査を行う．脳波異常を認めた場合でも，同様の所見はほかのてんかん脳波・臨床症候群でも認めるため，睡眠中の脳波異常の重症度変化と聴覚言語障害の経過から総合的に診断する．

1-10．Landau-Kleffner 症候群　67

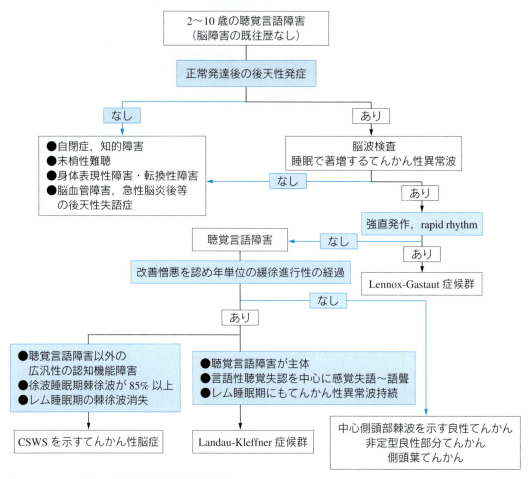

図1 Landau-Kleffner症候群の診断アルゴリズム

2. 鑑別診断

鑑別診断は，非てんかん性疾患の鑑別と，てんかん症候群としての鑑別に大別される．非てんかん性疾患としては，末梢性難聴，身体表現性障害・転換性障害，脳血管障害後遺症等による後天性失語症，自閉症があがる．末梢性難聴は，純音聴力検査と聴性脳幹反応により鑑別可能である．その他の疾患においてはいずれもLandau-Kleffner症候群のような睡眠中の高度脳波異常を認めることはなく，脳波検査により鑑別は可能である．

てんかん症候群の鑑別疾患としてあがるCSWSを呈するてんかん性脳症は，Landau-Kleffner症候群の類縁疾患と扱われ鑑別は困難なことがある．CSWSを呈するてんかん性脳症では広汎な認知機能障害を呈し，Landau-Kleffner症候群では聴覚言語障害が特異的である．中心側頭部棘波を示す良性てんかん，非定型良性部分てんかんの脳波所見も類似することがある．前者は知能正常で，後者は退行を示しても表出性言語の障害が優位で，原則的にはともに進行性の聴覚言語障害を認めない．側頭葉てんかんも進行性聴覚言語障害を認めない．

Lennox-Gastaut症候群は，発作間欠期脳波でrapid rhythm（fast rhythm）を認め，主発作型は強直発作であるのに対し，Landau-Kleffner症候群はrapid rhythm，強直発作を認めない．

検　査

1. 脳波

最も重要な検査は脳波である．脳波では高振幅

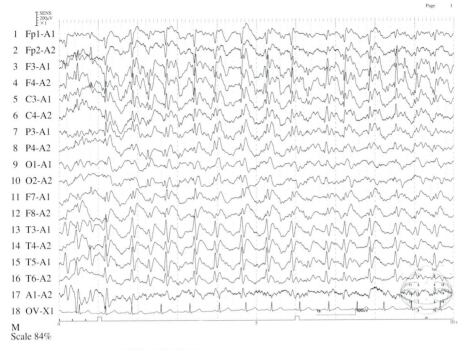

図2 Landau-Kleffner 症候群の脳波所見

症例は8歳2か月の男児の睡眠時脳波記録で，左右中心側頭部，後側頭部に鋭波が頻発している．
5歳4か月から突然，会話の聞き返しが出現し，徐々に増加．5歳8か月に睡眠中に叫び，両側上肢を屈曲強直し震える発作が出現し，発語も稚拙になった．近医で脳波検査を受け左右側頭部に頻発する棘波を認め，CBZ が開始された．6歳時に行われた WPPSI で VIQ76，PIQ118，FIQ95 と言語性 IQ の低下が顕著となっていた．

の棘波，棘徐波を認め，言語障害とともに，脳波所見も変動する．病初期には脳波が正常のことがあるため，初回検査が正常であっても，症状の進行に伴い，繰り返し検査することが重要である．てんかん性発射の出現部位が変化し，病初期は片側のことが多く，約50%の症例は側頭部焦点，約30%は頭頂後頭部焦点を示す[3]．過呼吸と光刺激によるてんかん性発射の誘発はないとされる．睡眠によりてんかん性発射の頻度が著しく増加し，徐波睡眠期の85%以上を両側同期性棘徐波が占める CSWS を呈することもある．CSWS を呈するてんかん性脳症と異なる点は，Landau-Kleffner 症候群ではレム睡眠期にも，てんかん性発射が持続する点とされる[4]．脳磁図，皮質脳波などの解析では横側頭回を含む，上側頭回が焦点と推定されている．

2. 脳波以外

脳波以外の検査に関して，聴性脳幹反応は正常

で，純音聴力検査も変動することはあるが，基本的には正常である．頭部画像検査では原則的には形態的異常を認めない．しかし，一部では側頭葉周辺の腫瘍，多小脳回，微小形成不全などの報告がある．PET，SPECT などの機能的画像検査では非対称性，側頭葉の異常を認めることがあり，脳波，脳磁図の所見とあわせ，側頭領域に限局する脳機能障害の根拠になっている．

家族例・同胞例，ならびに近親者に類縁疾患とされる CSWS を示すてんかん性脳症，中心側頭棘波を示す良性てんかんなどの発症があることから，エピジェネティックな要素を含め遺伝的・素因的な病因の関与も推定されている．最近では，NMDA 受容体サブユニットをコードする *GRIN2A*，ウロキナーゼ型プラスミノーゲン活性化因子受容体のリガンドとして働く SRPX2 をコードする *SRPX2*，転写伸長にかかわり中心側頭棘波を示す良性てんかんとの関連が示唆されている *ELP4* 等

の遺伝子異常の報告もある.

ステロイドや免疫グロブリンにより改善することがあるため,脳の炎症や免疫学的異常に関する検査も行われているが,確立した異常所見の報告はない.

治　療

てんかん発作に対しては,バルプロ酸,レベチラセタム,エトスクシミド,スルチアム,ベンゾジアゼピン系薬剤等の抗てんかん薬が有効である.フェニトイン,カルバマゼピン,フェノバルビタールは無効なことがあり,時には脳波所見と臨床症状を悪化させる場合がある.睡眠中の頻発するてんかん性発射と言語聴覚障害に対しては,抗てんかん薬が無効でACTH療法,ステロイド療法や免疫グロブリン療法等の免疫修飾療法を要することもある.焦点性発射が明瞭な症例では,外科治療として軟膜下皮質多切除(multiple subpial transection：MST)が有効とする報告[5]もあり,器質性病変を認める場合は早期に外科的治療も検討する.

言語聴覚障害に対しては,通常行われる難聴児への視覚経路による教育方法は無効な場合が多く,確立した治療法はない.教育現場では,聴覚失認患者へのリハビリテーションと同様に,顔,口唇の動きを明解にし,かつジェスチャーもまじえて話すように教師に依頼し,患児からの頻回の質問・聞き直しを受容してもらう.さらに周囲の騒音を軽減することも重要である.

純音聴力は正常だが言語音の聞き取りが悪いため,周囲の理解が得られず心身症や抑うつ等の精神症状を二次的に合併することあるため,病初期より精神的支援が必要となる場合がある.

予　後

てんかん発作は再発も少なく,思春期までに改善することが多い.てんかん性脳波異常は抗てんかん薬により改善することもあるが,一部は

ACTH療法,ステロイド療法,免疫グロブリン療法等を要する.言語障害は,睡眠時のてんかん性発射の量的変化と関連し,改善増悪を繰り返し進行することが多い.1年間以上改善なく持続する場合,完全寛解はまれである.言語機能が完全に正常化することは,様々な治療を行っても20〜30%にすぎない[3].重症度の多様性は広いが,多くの症例で言語聴覚障害とそれに関連する認知障害,ならびにパーソナリティ障害,感情発達の障害等の精神行動障害が残る.純音聴力はほぼ正常であるが,言語音の聞き取りが悪いため,障害に対する周囲の理解が得られず,二次的に心身症や抑うつ等の精神症状を合併しQOLがさらに低下する.最終的な言語障害の重症度には,①失語の早期発症,②CSWSの持続・強度,③CSWSの言語野への局在,④てんかん性発射の広汎化,そして⑤抗てんかん薬の有効性が関連する.

❖ 引用文献

1) Kaga M, et al.：Epidemiological study of Landau–Kleffner syndrome(LKS)in Japan. Brain Dev 2014；36：284-286.

2) Kaga M：Language disorders in Landau–Kleffner syndrome. J Child Neurol 1999；14：118-122.

3) Tassinari CA, et al.：Electrical status epilepticus during slow sleep(ESES or CSWS)including acquired epileptic aphasia(Landau-Kleffner syndrome). In：Roger J, et al.(eds), Epileptic syndromes in infancy, childhood and adolescence. 4th ed, John Libbey Eurotext, Montrouge, 2005；295-314.

4) Rossi PG, et al.：Landau-Kleffner syndrome(LKS)：long-term follow-up and links with electrical status epilepticus during sleep(ESES). Brain Dev 1999；21：90-98.

5) Morrell F, et al.：Landau-Kleffner syndrome. Treatment with subpial intracortical transection. Brain 1995；118：1529-1546.

[埼玉県立小児医療センター神経科]

浜野晋一郎

第2章 疾患の特徴と診療指標 | 1 てんかん症候群

1-11 進行性ミオクローヌスてんかん—小児

EPILEPSY

概念　進行性ミオクローヌスてんかん(progressive myoclonic epilepsy：PME)は，①全身性強直間代発作を示すてんかん(全般てんかん)，②てんかん性または非てんかん性ミオクローヌス，③知的退行，の三徴を示す疾患群で，小児では，Alpers 病，神経リポフスチン症 neuronal ceroid lipofuscinosis(NCL)の乳児型，幼児型，小児型，成人型，歯状核赤核淡蒼球ルイ体萎縮症(DRPLA)小児型，Gaucher 病 III 型，Sialidosis I 型，II 型，Lafora 病，赤色ぼろ線維を伴うミオクローヌスてんかん(MERRF)，Unverricht-Lundborg 病(ULD)がある．三徴以外に失調，振戦等の小脳症状を示すことも多い．①，②，③が起こる順番は疾患によって異なり，小児期には ULD，Sialidosis I 型は知的障害はないか軽度である．てんかん発作も脳波異常も疾患特異的なものはないが，原則として全身性強直間代発作，全般性棘徐波を示し，光刺激で発作波が誘発されやすい．眼底，SEP，VEP，ERG，骨髄検査が手がかりになる．遺伝子異常が原因であり，NCL 成人型の一部と DRPLA は優性遺伝，MERRF は母系遺伝，他は劣性遺伝を示す．

診断のポイント

1. 疾患の特徴

PME はすべてのてんかんの 1% 以下とされているが，小児期(成人以前)までの症状について述べる．

小児期に PME を示す疾患の特徴は表1のようであるが，まず発症年齢が手がかりとなる．小児が全身性強直間代発作(generalized tonic-clonic seizure：GTCS)で受診した場合，ミオクローヌスと知的発達の遅れ・停滞・退行の有無を確認し，もし両者があれば表1の症状をチェックする．ただし，ULD と Sialidosis I 型は通常は小児期には知的な遅れや退行を示さない．家族歴，臨床症状，視力障害と眼底検査(網膜色素変性，cherry red spot，視神経萎縮)，電気生理学的検査(ERG で低振幅化ないし平坦化，SEP で giant SEP，VEP で giant VEP，脳波で光過敏性)，頭部 MRI で大脳・小脳萎縮の有無，が手がかりであり，疑えば皮膚生検，骨髄検査，酵素活性測定，遺伝子検査を行う．

1)発症年齢：PME の病型により異なり(表1)，大きな手がかりとなる．

2)家族歴：家系内の同様症状の有無をチェックする．DRPLA は優性遺伝であるが，小児と成人(不随意運動や小脳症状で発症し，けいれんは後期)では症状が異なり，また子どもが先に発症する場合があり，特に低年齢で発症した場合は親は未発症のことが多い．このため詳細な問診と，話し方や四肢の動き(ふるえ等)等家族に対する観察が重要である．MERRF は母方の家族歴が重要である．

3)症状の起こり方と知的退行：はじめから三徴すべてがそろうと限らず，また三徴が起こる順番は疾患によって異なる．ULD と Sialidosis I 型は通常は小児期には知的な遅れや退行を示さない．ULD はミオクローヌスで発症し，GTCS は後から起こることが多い．NCL でも乳児型は早期よりの視力障害が主で，幼児型はけいれんで発症し，

1-11. 進行性ミオクローヌスてんかん—小児　71

表1　小児の進行性ミオクローヌスてんかん症候群(PME)を示す疾患

疾患	初発年齢	初期の PME 以外の症状	有意な検査	確定診断／遺伝子
Alpers 病	乳児期	極めて難治なてんかん, 時に重積で発症, 視覚障害, 失調	特異的検査所見なし. しばしば肝機能異常, 血中・髄液中の乳酸高値	病理で大脳皮質の著明な神経細胞脱落／*POLG*
NCL 乳児型 (NCL1)	乳児期〜幼児期早期	早期より視力障害, 網膜色素変性, 視神経萎縮, 失調, 筋緊張低下	ERG 低振幅〜平坦, VEP 低振幅〜消失, 骨髄 sea blue histiocyte 多数	白血球 PPT1 欠損, 皮膚生検で granular inclusion／*CLN1*
NCL 幼児型 (NCL2)	幼児期	けいれんで発症, 失調. 視力障害・網膜色素変性は後期	早期に ERG 低振幅, giant VEP, 骨髄 sea blue histiocyte	白血球 TPP1 欠損, 皮膚生検で curvilinear body／*CLN2*
NCL 小児型 (NCL3)	学童期	視力障害で発症, 網膜色素変性, けいれん. ミオクローヌスは後期	VEP・ERG 平坦, 末梢血リンパ球空胞化, 骨髄 sea blue histiocyte	皮膚生検で fingerprint profile／*CLN3*
NCL 成人型 (NCL4)	思春期	失調, 錐体外路症状. 視力障害はない	ERG・VEP 異常なし	皮膚生検で fingerprint profile, granular inclusion／*CLN4*
DRPLA 小児型	幼児期後期〜学童期	時に軽度の精神発達遅滞が先行, 失調, 舞踏アテトーゼ	MRI で小脳・中脳・橋被蓋部・大脳萎縮, 特に矢状断で橋被蓋部のやせ	遺伝子検査で CAG リピート伸長／*ATN1*
Gaucher 病 III 型	学童期	肝脾腫, 失調, 垂直眼球運動障害, 痙性	骨髄 Gaucher 細胞, 血清酸性ホスファターゼ高値, giant VEP	glucocerebrosidase 欠損／*GBA*
sialidosis I 型	10 歳代	進行性視力障害(夜盲で発症), 歩行障害, 失調, 初期に知的退行目立たず	眼底 cherry-red spot, 尿シアルオリゴ糖高値, 骨髄泡沫細胞, VEP 低振幅	α-neuraminidase 欠損／*NEU1*
sialidosis II 型 (galactosialidosis)	10 歳代	粗な顔貌, 視力障害, 聴力障害, 失調, 骨格変形, 肝脾腫, 角膜混濁	眼底 cherry-red spot, 尿シアルオリゴ糖高値, 骨髄泡沫細胞, VEP 低振幅	α-neuraminidase および β-galacosidase 欠損／*PPCB*
MERRF	種々	難聴, 視神経萎縮, ミオパチー(筋力低下), 母系遺伝	血液・髄液の乳酸・ピルビン酸高値, 筋生検で RRF(赤色ぼろ線維)	筋生検で RRF／A8334G 変異(tRNAlys)
Lafora 病	学童期〜思春期	急速な知的退行, 性格変化, 混迷, 失調, 後頭葉てんかん(幻視, 一過性盲)	脳波で後頭部に発作波	皮膚生検で Lafora body／*EPM2A*, *EPM2B*, *NHLRC1*
Unverricht-Lundborg 病	学童期〜思春期	失調. 知的退行は成人前は目立たない	特異的なものなし	遺伝子検査／*EPM1* (*CSTB*)

末尾の参考文献を元に作成

ミオクローヌスや失調は初期から目立つが, 視力障害は後期であり, 小児型は視力障害で発症し, けいれんはその後で起こり, ミオクローヌスはさらに後である. DRPLA はしばしば軽度の知的遅れが先行し, sialidosis I 型は夜盲等の視力障害で発症する. 難聴は MERRF と sialidosis II 型で起こる. Lafora 病は種々のてんかん発作が頻発し, 症状の進行が急速である.

4)てんかん：疾患特異的な発作症状はないが, いずれも症候性全般てんかんであり, GTCS を示

すことが必須であり，それ以外に，ミオクロニー発作，欠神発作，焦点発作を示すことがある．Lafora病では，欠神発作，脱力発作と，幻視・一過性視力障害等の後頭葉てんかんの症状等，多様な発作が頻発する．

　脳波も疾患特異的なものはないが，原則として全般性の棘徐波，多棘徐波を示す．Lafora病では後頭部に棘波，鋭波を示す．光刺激で発作波またはミオクロニー発作が誘発されることが多く，NCL幼児型，Gaucher病III型，sialidosis I型，II型，Lafora病，DRPLA，ULDは光突発反応を示すが，進行すると示さなくなる．

5)ミオクローヌス：全身性の単発のミオクローヌスを示すものと全身性または四肢の律動性ミオクローヌスを示すものがあるが，疾患特異性はない．NCL，Gaucher病III型，sialidosis I型，Lafora病，ULDでは動作性ミオクローヌスが目立つ．

6)その他の症状：ほとんどの疾患で失調，振戦等の小脳症状を示し，NCL，sialidosis I型，II型，MERRFは夜盲，視力障害，網膜色素変性，視神経萎縮，cherry-red spot等の眼症状のいくつかを示す．Gaucher病III型は肝脾腫と垂直眼球運動障害が特徴的である．

2. 鑑別診断

　GTCS型のてんかん発作，ミオクローヌス，知的障害を示すてんかん症候群が対象となり，Dravet症候群，ミオクロニー脱力発作を伴うてんかん（Doose症候群），Lennox-Gastaut症候群，知的障害はないが若年ミオクロニーてんかんはULDとSialidosis I型との鑑別が問題になる．

1)Dravet症候群：幼児期になれば強直発作，ミオクロニー，知的障害，失調等NCL幼児型によく似た症状を示すが，乳児期発症で発熱時に発作が多いという病歴があり，視力障害はない．

2)ミオクロニー脱力発作を伴うてんかん（Doose症候群）：幼児期から学童期には脱力発作，ミオクロニー発作，全身性強直間代発作を示し，半数は軽度の知的障害を示すため，NCL小児型，MERRFとの鑑別が問題となるが，視力障害や聴力障害はなく，全身性あるいは部分的な脱力発作が目立つ点で異なる．

3)Lennox-Gastaut症候群：全身性強直発作，ミオクロニー，知的障害を示し，多くのPMEとの鑑別が問題となるが，ミオクロニーは全般性のてんかん性ミオクロニー発作であり，また脳波で全般性緩徐性棘徐波のバーストと全般性速波律動〔いわゆるrapid rhythm（fast rhythm）〕を示す点で鑑別される．

4)若年ミオクロニーてんかん（JME）：ULDとSialidosis I型の早期には知的障害がないので鑑別が問題になるが，ミオクロニーは起床後に起こり，失調や視力障害はなく，バルプロ酸（VPA）によく反応する．JMEでもgiant SEPは20%で認められるので，その有無だけでは鑑別できない．

■ 検　査

1)脳波（p.72 1-4）てんかん参照）

2)眼底検査，網膜電位図（ERG）

　網膜色素変性はNCL乳児型，幼児型，小児型，cherry-red spotはsialidosis I型，II型，視神経萎縮はsialidosis I型，MERRFでみられる．

　ERGはNCL乳児型，幼児型，小児型，sialidosis I型，II型では早期から律動小波の消失とa波，b波の低振幅化が起こり，進行すると平坦になる．眼底検査での変化より早期に病的変化を検出できる．

3)脳誘発電位

　当科の経験では，体性感覚誘発電位（SEP）は，小児では成人と異なり，DRPLAも含めて，NCL成人型以外の**表1**の疾患は27～220μVのgiant SEPを示した．しかし，疾患により，病期により異なり，進行すればgiant SEPではなくなる．

　視覚誘発電位（VEP）は，NCL幼児型，Gaucher病III型ではgiant VEPを，NCL乳児型，小児型，sialidosis I型，II型は低振幅を示す．

4)骨髄検査，末梢血リンパ球

　骨髄検査で，NCL乳児型，幼児型，小児型ではsea blue histiocyte，Gaucher病III型ではGaucher細胞，sialidosis I型，II型では泡沫細胞が認められる．NCL小児型では末梢血リンパ球の空胞化もみられる．

5)血液，尿，髄液他

Alpers病，MERRFでは血中，髄液中の乳酸高値，Gaucher病III型では血清酸性ホスファターゼ高値，sialidosis I型，II型では尿シアルオリゴ糖高値，Alpers病で肝機能異常，MERRFでは筋生検で赤色ぼろ線維(ragged-red fiber)が認められる．

6)頭部画像検査

MRIでは進行性の大脳，小脳萎縮を認めるが，疾患特異的ではない．その中でDRPLAは矢状断で橋被蓋部のやせが目立つ．FGD-PET，脳血流SPECTは大脳，小脳における低代謝，低灌流を示すが疾患特異的ではない．

7)確定診断

白血球または皮膚繊維芽細胞の酵素測定，皮膚生検で汗腺の電子顕微鏡検査，そして可能ならば遺伝子検査で確定される．

治　療

根本的治療はなく，Gaucher病に対する酵素補充療法(イミグルセラーゼ)，造血幹細胞移植がある程度神経症状の進行を軽減する以外は，てんかん，ミオクローヌスに対する対症療法となる．

ミオクローヌスに対しては，てんかん性，非てんかん性にかかわらず，バルプロ酸(VPA)，クロナゼパム，クロバザム，レベチラセタムであり，ゾニサミド，トピラマートも期待できる．

非てんかん性の皮質性ミオクローヌスであればピラセタムが最も有効である．ただし，VPAはミトコンドリアの機能を低下させるのでAlpers病，MERRFには避けるべきであり，またカルバマゼピン，ガバペンチンはミオクローヌスを悪化させるので避ける．

てんかん発作に対しては，GTCSに対する治療薬，次いでほかの発作型に対する治療薬を適切に選択し，十分量を使用する．フェニトインはGTCSに有効であるが，長期使用により小脳萎縮をきたし，小脳症状を悪化させる可能性があるので避けたほうがよい．

予　後

疾患により進行速度は異なるが，乳幼児期発症の疾患は数か月〜2，3年，学童期発症の疾患は5年前後，思春期発症の疾患は進行が早いLafora病以外は数十年の経過で植物状態となり，呼吸不全で死亡する．

❖参考文献

・Genton P, et al.：Progressive myoclonus epilepsies. In：Bureau M, et al.(eds). Epileptic Syndromes in Infancy, Childhood and Adolescence. 5th ed. John Libbey Eurotext, Paris, 2012：575-606.
・Neubauer BA, et al.：Progressive and infantile myoclonus epilepsies. In：Wyllie E, et al, (eds). Wyllie's Treatment of Epilepsy. Principles and Practice. 6th ed. Wolters Kluwer, Philadelphia, 2015：259-271.
・Pastores GW：Lysosomal storage diseases. In：Swaiman KF, et al, (eds). Swaiman's Pediatric Neurology. Principles and Practice. 5th ed. Elsevier Saunders, Philadelphia, 2012：403-467.

[国立精神・神経医療研究センター病院小児神経科]

須貝研司

第2章　疾患の特徴と診療指標 ┃ 1　てんかん症候群

1-12 進行性ミオクローヌスてんかん─成人

EPILEPSY

概念　進行性ミオクローヌスてんかん（progressive myoclonus epilepsy：PME）は，①不随意運動としてのミオクローヌス，②てんかん発作としてのミオクロニー発作および全般性強直間代発作，③小脳症状，④認知機能障害を四徴として進行性の経過を呈する遺伝性疾患群の総称である．PME は進行性ミオクローヌスてんかん症候群ともよばれ多種の疾患が原因で生じるが，その多くは遺伝的素因を有する．おもな原因疾患として，Unverricht-Lundborg 病（ULD），Lafora 病，赤色ぼろ線維を伴うミオクローヌスてんかん（myoclonic epilepsy with ragged red fibers：MERRF），神経セロイドリポフスチン症（neuronal ceroid lipofuscinosis：NCL），シアリドーシス，歯状核赤核淡蒼球ルイ体萎縮症（dentatorubropallidoluysian atrophy：DRPLA），Gaucher 病などがあげられる．

診断のポイント

前述の 4 徴に加え，進行性の経過および家族歴があれば診断に難渋しない．しかし時に若年ミオクロニーてんかん（juvenile myoclonic epilepsy：JME）等との鑑別が困難な場合がある（**図 1**）．PME と診断後に，原因疾患の同定を行う（**表 1, 2**）．その手順としては，臨床症候，眼底検査，電気生理学的検査等の結果からある程度の絞り込みを行う（**表 1**）．さらに頻度を考慮したうえで病理学的検査，酵素活性測定，遺伝子検査等の特異的検査を行い診断する（**表 2**）．

1. 疾患の特徴

1）遺伝性素因の存在：必須ではないが多くは常染色体劣性遺伝を示す．ただし MERRF は母系遺伝（ミトコンドリア性），DRPLA および NCL 成人型の一部は常染色体優性遺伝を呈する．

2）てんかん発作発症前の発達：ミオクローヌス，てんかん発作出現前より，小脳症状，認知機能障害が出現していることがあり，その場合発達は遅滞する．

3）発症年齢：原因疾患により乳幼児期から成年期まで様々だが，多くは 30 歳までに発症する．ULD は 6 ～ 15 歳，Lafora 病は 12 ～ 17 歳で発症することが多い．NCL の adult 型は学童期・思春期に発症するとされる．発症年齢が成人期まで及ぶものとして，DRPLA の PME 型があり，幼小児期から 20 歳までに発症する．

4）発作型：ミオクロニー発作，全般性強直間代発作をおもに認めるが，全般，部分を問わず様々な発作型を呈することも多い．ULD はミオクロニー発作で初発し，後に全般性強直間代発作が出現することが多い．Lafora 病は各種てんかん発作で初発し，ミオクロニー発作，強直間代発作，欠神発作，一過性視力障害や幻視を伴う後頭葉由来の焦点発作も認め，徐々に難治性となり，後には重積状態となる．MERRF はミオクロニー発作・全般発作を主とする．NCL は病型差があり，ju-

---

本項では，ミオクロニーてんかんと，ミオクローヌスてんかんを区別している．前者は，発作としてのミオクロニー発作はあるが不随意運動としてのミオクローヌスはなく，後者は不随意運動としてのミオクローヌスを有することが特徴である．また後者はミオクロニー発作を有することもある．

1-12. 進行性ミオクローヌスてんかん─成人　75

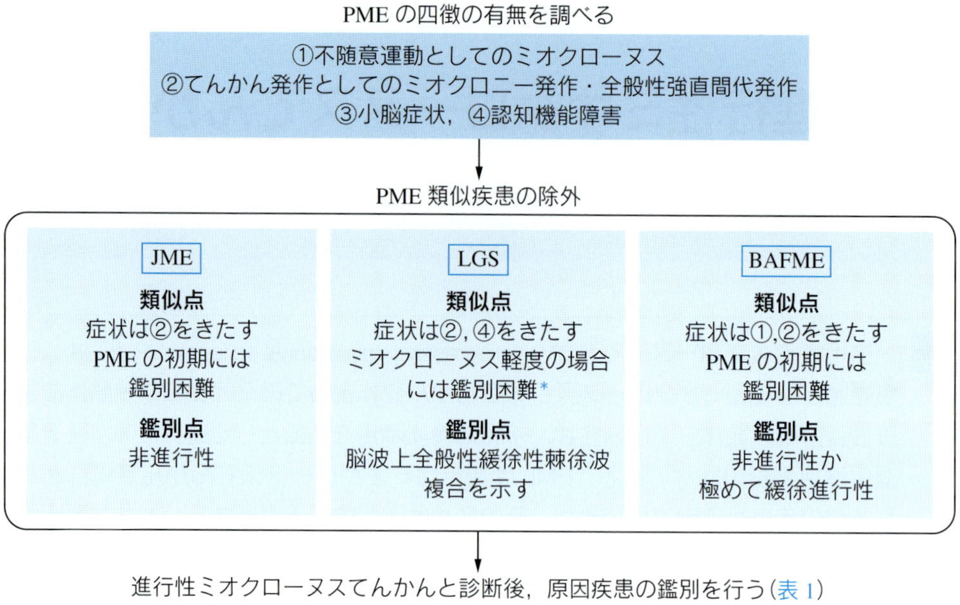

PME の四徴の有無を調べる

①不随意運動としてのミオクローヌス
②てんかん発作としてのミオクロニー発作・全般性強直間代発作
③小脳症状，④認知機能障害

PME 類似疾患の除外

JME	LGS	BAFME
類似点	**類似点**	**類似点**
症状は②をきたす PME の初期には 鑑別困難	症状は②，④をきたす ミオクローヌス軽度の場合 には鑑別困難*	症状は①，②をきたす PME の初期には 鑑別困難
鑑別点	**鑑別点**	**鑑別点**
非進行性	脳波上全般性緩徐性棘徐波 複合を示す	非進行性か 極めて緩徐進行性

進行性ミオクローヌスてんかんと診断後，原因疾患の鑑別を行う(表 1)

図 1　進行性ミオクローヌスてんかん(progressive myoclonus epilepsy：PME)の診断手順

＊：小脳症状は原則として認めないが、抗てんかん薬の副作用による小脳症状には注意が必要
JME：juvenile myoclonic epilepsy(若年ミオクロニーてんかん)，LGS：Lennox-Gastaut symdrom(Lennox Gastaut 症候群)，BAFME：benign adult familial myoclonus epilepsy(良性成人型家族性ミオクローヌスてんかん)

表 1　進行性ミオクローヌスてんかんの原因疾患の診断手順 1

臨床症候	ULD	Lafora 病	DRPLA	NCL	MERRF	シアリドーシス	Gaucher 病	GM2 gangliosidosis
中年期以降発症	－	－	－	＋成人型のみ	時に＋	－	－	－
視覚発作 (後頭葉てんかん)	－	＋	－	－	－	－	－	－
筋症状	－	－	－	－	＋	－	－	－
眼底異常	－	－	－	＋網膜色素変性や黄斑変性	＋時に網膜病変	＋ cherry red spot	－	＋ cherry red spot
肝脾腫	－	－	－	－	－	＋	＋	－
電気生理学的検査 巨大 SEP	＋	＋	－	＋	＋	＋	＋	＋

上記の通り臨床症候・検査所見から原因疾患をある程度絞り込んだうえで，遺伝子検査などの特異的検査を行う(表 2)
ULD：Unverricht-Lundborg disease, DRPLA：dentatorubropallidoluysian atrophy, NCL：neuronal ceroid lipofuscinosis, MERRF：myoclonic epilepsy with ragged-red fibers, SEP：somatosensory evoked potential

venile 型では全般性強直間代発作が主である.

5)脳波所見：全般性の多棘徐波複合・棘徐波複合，後頭部優位律動の徐波化，organization の不良化，光突発反応の出現等があげられる. 覚醒記録で多棘波が出現すると，ミオクローヌス，あるいはミオクロニー発作との関連が非常に高い.

2. 鑑別診断(図 1)

病初期で単にてんかん発作とミオクローヌスのみを呈する場合には，ほかのミオクローヌスてんかんあるいはミオクロニーてんかん，特に JME との鑑別が困難である. 発症数年の経過で進行性が明らかになった場合にも，ミオクローヌスが軽

表2　進行性ミオクローヌスてんかんの原因疾患の診断手順2

	疾患名	原因遺伝子	それ以外の特異的検査
比較的多い	ULD	EPM1（CSTB）	
	Lafora 病	EPM2A, EPM2B（NHLRC1）	生検（皮膚・汗腺）：Lafora 小体
	DRPLA	Atrophin 1	
	MERRF	tRNA	生検（筋）：ragged-red fiber
	シアリドーシス	NEU1	neuraminidase 活性，尿：sialic acid 増加
まれ	NCL		
	congenital	CLN10（CTSD）	生検（皮膚）：Granular osmophilic deposits（電顕）
	infantile	CLN1（PPT1），CLN14（KCTD7）	生検（皮膚）：Granular osmophilic deposits（電顕）
	late infantile		
	・古典型	CLN2（TPP1）	生検（皮膚）：curvilinear body（電顕）
	・フィンランド異型	CLN5	生検（皮膚）：fingerprint profiles（電顕）
	・早発若年異型	CLN6	生検（皮膚）：curvilinear body, fingerprint profiles rectlinear complex（電顕）
	・トルコ異型	CLN7（MFSD8）	生検（皮膚）：curvilinear body, fingerprint profiles rectlinear complex（電顕）
	・異型	CLN8	生検（皮膚）：Granular osmophilic deposits または curvilinear body（電顕）
	・その他	CLN1, CLN10	
	juvenile		
	・古典型	CLN3	生検（皮膚）：fingerprint profiles（電顕）
	・異型	未決定	
	・その他	CLN1, CLN2, CLN12（ATP13A2）	
	adult		
	・Kufs 病	CLN6, CLN13（CTSF）	
	・Parry 型	CLN4（DNAJC5）	生検：fingerprint figure（電顕）
	・その他	CLN1, CLN3, CLN5, CLN10, CLN11（GRN）	
	知的障害を伴う進行性てんかん	CLN8	
	Gaucher 病	GBA	β glucocerebrosidase 活性 生検（骨髄）：Gaucher 細胞
	GM2 gangliosidosis	HEXA, HEXB, GM2A	β hexosaminidase 活性

ULD：Unverricht-Lundborg disease, DRPLA：dentatorubral pallidoluysian atrophy, NCL：neuronal ceroid lipofuscinosis, MERRF：myoclonic epilepsy with ragged red fibers

微で全般性強直間代発作や認知機能障害が目立つ場合には Lennox-Gastaut 症候群との鑑別が必要になる．Lennox-Gastaut 症候群では脱力発作・強直発作が，PME ではミオクローヌスやミオクロニー発作が主体となることや，Lennox-Gastaut 症候群の脳波は全般性緩徐性棘徐波複合の所見を示すことで鑑別される．また成人発症のミオクローヌス，稀発全般発作からなる良性成人型家族性ミオク

ローヌスてんかん（benign adult familial myoclonus epilepsy：BAFME）は優性遺伝を示しわが国で多いために，DRPLA との鑑別が問題となる．前者は基本的に極めて緩徐進行性で，認知機能低下，小脳症状を呈さないが，近年高齢で症状が悪化する進行性の傾向，母系遺伝時の明瞭な clinical anticipation が指摘されている．

検 査

1）眼底検査

NCL で網膜色素変性や黄斑変性，シリアドーシスで cherry red spot を認める．

2）脳波検査

全般性の多棘徐波複合・棘徐波複合などのてんかん性活動と，後頭部優位律動の徐波化や全般性間欠的徐波などのびまん性脳症の存在を示す．

3）誘発電位検査

体性感覚誘発電位（somatosensory evoked potential：SEP）・視覚誘発電位（visual evoked potential：VEP）での巨大化した早期皮質成分（巨大 SEP，VEP）を認める．ただし DRPLA では巨大 SEP を認めないことがむしろ特徴である（表1）．なお JME においても約 20% の患者で巨大 SEP を示す．

4）網膜電位図検査

NCL，シアリドーシスでは反応の減弱ひいては消失を認める．

5）神経画像検査

頭部 CT・MRI では大脳・小脳萎縮を認めることが多く，特に小脳遠心路系である上小脳脚の萎縮が特徴的である．脳血流 SPECT・糖代謝 PET でも大脳・小脳における低下所見を認める．

6）病理学的検査

Gaucher 病では，骨髄で Gaucher 細胞を認める．Lafora 病では皮膚生検で Lafora 小体を認め，NCL では皮膚生検や直腸生検で細胞に異常な lipopigment（ceroid あるいは lipofuscin 様物質）の蓄積を認める（表2）．

7）遺伝子検査

多くの疾患で原因遺伝子が解明されてきている（表2）．

8）その他の特異的検査

Gaucher 病では，末梢血白血球を用いた酵素活性測定が診断に有効である．シアリドーシスでは尿中 sialic acid の増加を認める（表2）．

治 療

原因に対する根治療法はなく，てんかん発作やミオクローヌスに対する各種抗てんかん薬〔バル

プロ酸，クロナゼパム，フェノバルビタール，ゾニサミドなど〕，抗ミオクローヌス薬〔ピラセタム（PIR）〕による対症療法が主となる．フェニトインは小脳症状を悪化させ，ULD では統計的には生命予後を悪化させるという北欧の報告があるものの，けいれん発作の重積時には急性期のみ一時的に使用する場合もある．しかし長期的な使用は推奨されない．またカルバマゼピンは時にミオクロニー発作を悪化させるという報告もある．諸外国で PIR と同じアニラセタム系に属するレベチラセタムは皮質ミオクローヌス抑制効果が高いことが示されている．

予 後

原因疾患により進行の程度は様々だが，ほとんどの疾患で数年から十数年単位で症状が進行し植物状態となり死亡することが多い．ULD は進行が比較的遅く，近年の治療法の改善により，発病後数十年生存することが指摘されている．

❖ 参考文献

- Shahwan A, et al.：Progressive myoclonic epilepsies：a review of genetic and therapeutic aspects. Lancet Neurol 2005；4：239-248.
- Ikeda A, et al.：Metabolic, infectious, and hereditary encephalopathies. In：Ebersole JS and Pedley TA（eds），Current practice of clinical electroencephalography. 3rd ed, Lippincott Williams & Wilkins, Philadelphia, 2003；348-377.
- Malek N, et al.：The progressive myoclonic epilepsies. Pract Neurol 2015；15：164-171.
- 人見健文，他：第9章ミオクローヌス，第1部　不随意運動．梶龍兒（編），不随意運動の診断と治療 改訂第2版．診断と治療社，2016；158-182.
- 浜野晋一郎：神経セロイドリポフスチン（Batten 病）．別冊日本臨牀　神経症候群（第2版）III. 2014；808-811.

［京都大学大学院医学研究科臨床神経学（神経内科）］

村井智彦

［京都大学大学院医学研究科臨床病態検査学（検査部）］

人見健文

［京都大学大学院医学研究科てんかん・運動異常生理学講座］

執筆監修　池田昭夫

第2章　疾患の特徴と診療指標 │ 1　てんかん症候群

1-13 海馬硬化症を伴う内側側頭葉てんかん

EPILEPSY

概念

　側頭葉てんかんは，国際抗てんかん連盟(ILAE)による1989年の「てんかんおよびてんかん発作の国際分類」で，臨床発作が側頭葉の内側辺縁系に起始する扁桃体海馬発作，あるいは側頭葉外側の新皮質に起始する外側側頭葉発作を伴うてんかんに二分された[1]．その後，扁桃体海馬発作を伴うてんかんは，推定病因，臨床経過，発作症状，脳波所見，画像所見が概ね共通していることから，一つの症候群とみなされ，内側側頭葉てんかん(mesial temporal lobe epilepsy：MTLE)とよばれるようになった．

　MTLEの病因は単一ではないが，組織学的基盤として海馬硬化(hippocampal sclerosis：HS)を有する症例が代表的であり，外科治療の成績もすぐれていることから，特に海馬硬化症を伴う内側側頭葉てんかん(MTLE with HS)と称されている[2]．

　発作症状として上腹部不快感などの前兆，自動症を伴う複雑部分発作を認める．薬物治療に極めて抵抗するが，外科治療が奏功することが多い．しかし，明らかな両側性の海馬硬化症を呈し，臨床上も両側に独立したてんかん原性が示唆される場合には外科治療が困難なこともある．

診断のポイント

1. 疾患の特徴

1)必須項目

a. MRI所見：海馬硬化を示唆する一側優位の海馬萎縮を認める．

b. 発作型：複雑部分発作を認める．意識が減損する前に，上腹部不快感，恐怖感，既視感，未視感などの前兆を自覚することがある．これだけで発作が終わることもある．意識を失った段階では，口を鳴らしたりもぐもぐさせる口部自動症や，体をさすったり周囲をまさぐる身振り自動症などがみられることが多い．発作後の意識の回復は緩徐で，もうろう状態を呈し，意識が回復するまで数分かかることも多い．時に二次性全般化発作に至る．

c. 発作間欠期脳波所見：側頭前部や蝶形骨電極で振幅最大の棘波を認める．左右から独立して出現することもあるが，多くの症例では海馬硬化側の頻度が高い．

2)重要項目

a. 発症年齢：ほとんどが20歳以前に発病する．4〜16歳頃(平均10歳)が多い．

b. 発作時脳波所見：典型的には一側の側頭前部や蝶形骨電極にθ帯域の律動性発射がはじまる．その後両側化することが多い．ただし，起始側の発作波が目立たないこともある．

3)参考項目

a. 推定病因：乳幼児期に，海馬硬化をまねく先行損傷(initial precipitating injury：IPI)の既往を有することが多いが，必須ではない．先行損傷としては，熱性けいれん重積，脳炎や頭部外傷，または軽微な周産期障害などを有することが多い．

b. SPECT・PET所見：発作間欠期に，患側の側頭葉で血流や代謝の低下がみられる．

1-13. 海馬硬化症を伴う内側側頭葉てんかん　79

c．神経心理学的・精神医学的所見：記憶障害などの認知機能障害や，抑うつ，精神病等の精神医学的障害を伴うことがある．

2．鑑別診断

　その他のてんかん，特に，海馬硬化症以外にてんかん原性病変が存在する重複病理（dual pathology）の症例で，側頭葉外から発作が起始している場合は診断から除外する．重複病理には，限局性皮質異形成，異形成性腫瘍等がある．これらの病変が前頭葉眼窩面，弁蓋部，島回などにあると，臨床特徴が側頭葉てんかんと類似するので注意する．

　その他，心疾患や代謝性疾患などで意識減損を伴う疾患や，心因性非てんかん発作を鑑別する．

検　査

1．頭部 MRI

　一側優位の海馬の萎縮を認め，T2 強調や FLAIR 法では高信号域として描出される（図1）．冠状断像が有用である．

2．脳波

1）発作間欠期脳波：側頭前部や蝶形骨電極で振幅最大の棘波もしくは鋭波を認める（図2A）．約40％の症例では両側側頭部から独立して出現する．また側頭部の間欠性律動性δ活動（temporal intermittent rhythmic delta activity：TIRDA）は内側側頭葉てんかんにおけるてんかん原性領域の局在を示すものだといわれる．

2）発作時脳波：典型的には，一側の側頭前部や蝶形骨電極にθ帯域の律動波がはじまる（図2B）．しかし，蝶形骨電極を含め頭皮脳波で検出される発作波は，内側構造に起始した発作発射が近傍に波及したものをみていることに留意する必要がある．

3．脳機能画像

　SPECT・PET で発作間欠期に患側の側頭葉の血流，代謝の低下を認める（図3）．

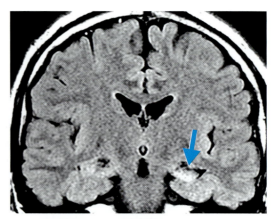

図1　頭部 MRI．FLAIR 冠状断像
左の海馬の萎縮と高信号が認められる（➡）．

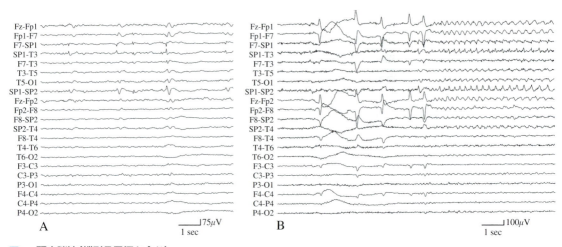

図2　頭皮脳波（蝶形骨電極を含む）
A：発作間欠期頭皮脳波
蝶形骨電極を含む双極誘導で示す．左側側頭部の蝶形骨電極（SP1）で陰性振幅最大の鋭波が認められる．
B：発作時頭皮脳波
A 症例の発作時記録．左側側頭部の蝶形骨電極（SP1）で陰性振幅最大の律動性徐波が出現している．

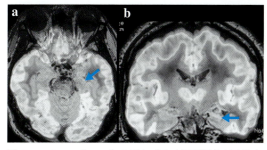

図3 FDG-PET（MRIとの重ね合わせ画像）（→口絵カラーp.*vi*）
a：軸位断像，**b**：冠状断像
左側頭葉内側部（海馬）での集積低下が認められる（→）．

4．神経心理学的検査
素材特異性の記憶障害を認めることがある．

治療

まず，抗てんかん薬治療を行う．カルバマゼピン，ラモトリギン，レベチラセタム等が用いられる．

抗てんかん薬によって十分な発作抑制が得られない場合，外科治療の適応を検討する．

病歴の詳細な聴取，ビデオ脳波同時記録，MRI，SPECT，PETなどの神経画像，神経心理検査等を施行し，診断する．難治な症例においては，扁桃体，海馬および海馬傍回を含む側頭葉内側構造を外科的に切除する術式（側頭葉前部切除術，あるいは選択的扁桃体海馬切除術）により約80%の症例で発作は消失する．しかし，明らかな両側性の海馬硬化症を呈し，臨床上も両側に独立したてんかん原性が示唆される場合（慢性頭蓋内脳波記録で両側から独立した発作起始を認める場合等）には切除外科治療は困難なことも多い．

予後

抗てんかん薬による初期の薬物治療で発作がいったん寛解することもあるが，再発すると難治に経過しやすい．薬物治療抵抗性であっても，外科治療により，約80%の症例で発作は消失する．発作消失に至らない20%の症例のうちには両側性のものが含まれていると考えられる．

❖ 引用文献

1) Proposal for classification of epilepsies and epileptic syndromes. Commission on Classification and Terminology of the International League Against Epilepsy. Epilepsia 1989；30：389-399.
2) ILAE Commission Report. Mesial temporal lobe epilepsy with hippocampal sclerosis. Epilepsia 2004；45：695-714.

［国立病院機構静岡てんかん・神経医療センター脳神経外科］
臼井直敬

第2章　疾患の特徴と診療指標　1　てんかん症候群

1-14 片側けいれん・片麻痺・てんかん症候群

EPILEPSY

概念　生来健康な乳幼児に，多くは発熱を契機とした片側優位のけいれん，それに引き続く同側片麻痺を呈する急性疾患を片側けいれん・片麻痺症候群(hemiconvulsion-hemiplegia syndrome：HH症候群)とよぶ．その後，さらにてんかんを発症した一群が片側けいれん・片麻痺・てんかん症候群(hemiconvulsion- hemiplegia- epilepsy syndrome：HHE症候群)とされる．疾患概念が提唱された時代の主たる原因は細菌感染症による動脈炎と外傷等で，半数は原因不明の特発性とされたが，検査の進歩に伴い特発性の比率が減少した．現在，特発性のほとんどは発熱時に発作重積で発症し，片側大脳半球が優位に障害される急性脳症である．多くは二相性の発作経過を呈し，臨床症候群としてはけいれん重積型脳症または遅発性拡散低下を呈する急性脳症(acute encephalopathy with biphasic seizures and late reduced diffusion：AESD)に合致する．興奮毒性を主病態とする急性脳症の中にはAESDとHH(E)症候群が存在し，両症候群の症例の一部は共通する．わが国ではAESDに対する関心が高いため，片側優位のAESD，または発熱原因ウイルスに関連した急性脳症として報告され，HH(E)症候群としての認識は乏しくその報告は減少している．さらに，わが国に限らず，ベンゾジアゼピン系薬剤によるてんかん重積治療の改善により減少しているとされている[1]．しかし，2010年の脳波臨床症候群分類においてHHE症候群が明確な特定症状群に位置づけられたように，臨床治療，特に手術の適応があることに留意しなければいけない．

診断のポイント

　国際抗てんかん連盟(ILAE)の1989年分類にHHE症候群は記載がなかったが，2001年分類では，Rasmussen症候群とともに症候性焦点てんかんに加えられた．最新の2010年分類では，脳波臨床症候群としてではなく明確な特定症状群(distinctive constellations)に分類された．特定症状群は，脳波臨床症候群よりも発達的・遺伝学的要因が不明確だが，臨床治療，特に手術の必要性において意義がある疾患単位として位置づけられている．

1．疾患の特徴

1)発症前の発達は正常：周産期歴と発達歴に異常がなく，発症前に神経学的異常を推定できない．

2)発症年齢は乳幼児期：ほとんどが6か月～4歳．

3)急性期症状：片側けいれん，全身けいれん(片側優位が多いが，左右差が顕著でないこともある)で発症，その後同側の片麻痺を残す．多くの症例で発熱を契機にけいれんを発症，頻回発作，重積を呈する．この時点では熱性けいれん，または急性脳症(急性小児片麻痺，HH症候群)と診断され得る．発作が軽微で意識清明な場合がまれではなく，発作が見逃されてしまうことがある．

82　第2章　疾患の特徴と診療指標

4) **急性期脳波所見**：臨床発作の反対側に鋭波を混じる律動的な 1.5-3Hz 高振幅徐波が持続(図1)．急性期発作時脳波における高振幅徐波と鋭波は広汎性で両側性のこともある．周波数は多様で波形も多形性に富む．間代性の筋収縮と突発性異常波は同期しない[1]．

5) **急性期画像所見**：片側半球の細胞性浮腫．CT では皮髄境界の不鮮明化，低吸収，腫大を示す．MRI では T2・拡散強調画像で病変側大脳半球の高信号を認め，皮質下白質優位に拡散係数(ADC)は低下し細胞性浮腫が示唆される．

6) **焦点発作が数年後に出現**：急性期症状後 1〜4 年(最長 19 年，平均 5.6 年)[1]で焦点発作を発症する．発作型は側頭葉焦点の複雑部分発作，片側間代発作が多く，二次性全般化発作を伴うこともある．慢性期の発作間欠時脳波で，突発性異常波の局在分布は画像所見と一致しないことが多い．

2. 鑑別診断

急性期から前方視的に見ていく場合は，鑑別診断は容易である．片側大脳半球の異常所見を呈した急性脳症，片麻痺を残した急性脳症の場合に単なる急性脳症とせず，HHE 症候群への進展に留意し経過観察することが肝要である．慢性期には，片側脳病変の難治てんかんとして Rasmussen 症候群，片側脳形成異常を伴う難治てんかんが鑑別にあがる(表1)．

検　査

1. 脳波検査

1) 急性期脳波所見

臨床発作の反対側に，鋭波を混じる律動的な 1.5-3Hz 高振幅徐波が持続する(図1)．高振幅徐波と鋭波は広汎性で両側性のことがあり，周波数は多様で，波形も多形性に富む．数秒間活動が抑制されることもある．また，間代性の筋収縮と突発性異常波は同期しない[1]．急性期離脱後，患側は低振幅化し睡眠時も正常睡眠波形を認めない．健側は高振幅徐波から正常背景波に回復し正常の

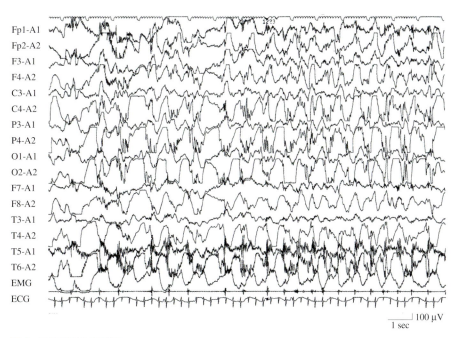

図 1　急性期発作時脳波
症例は 5 か月男児．発熱 3 日目に左側間代けいれんが出現，動きは軽微で時に消失し，意識清明，哺乳も良好であったため経過観察．発熱 4 日目も同様の状態で紹介受診．発作は 24 時間程度持続したと推定．受診時の脳波で，右側に鋭波を混じ，多形性に富む律動的な 1-2Hz 高振幅徐波が持続．筋放電との同期性は認めない．なお，本症例のその後の脳波変化は，急性期以後では右半球が低振幅化，2 歳 6 か月時に右頭頂部に焦点性鋭波を認め，8 歳から複雑部分発作を発症した．

表1　片側脳萎縮，片側脳病変の難治てんかんとしての鑑別疾患

	HHE 症候群	Rasmussen 症候群	片側脳形成異常を伴う難治てんかん
急性期症状・先行症状	片側(優位)けいれん 発熱時，重積が多い．急性脳症として発症	先行感染の既往あり	特になし
上記の発症年齢	乳幼児期	幼児学童期以降	
てんかん発症年齢	幼児学童期，思春期	幼児学童期以降	全年齢で発症し得るが難治例は特に乳児期に多い
急性期症状〜てんかん発症	数か月〜数年	数日〜数か月	
発作症状	複雑部分発作，片側間代発作，二次性全般性発作	片側間代発作，epilepsia partialis continua(EPC)	複雑部分発作，片側間代発作，二次性全般性発作，てんかん性スパズム
脳波所見	急性期は片側優位の鋭波混在する持続性高振幅徐波，その後は患側の低振幅化 慢性期は(多)焦点性異常波	一側の徐波化と発作焦点	一側性の突発性異常波，時に棘波群発 発達に伴い広汎化，焦点の移動がみられることもある 片側性のヒプスアリスミア
頭部画像所見	急性期は半球性，特に皮質下白質優位の T2 高信号，ADC 低下の細胞性浮腫所見 慢性期は半球性萎縮	進行性，半球性の皮質萎縮，同側島回，尾状核頭の萎縮，T2 高信号	皮髄境界の不鮮明化，皮質の肥厚，白質内異常信号，浅い脳溝，少ない脳溝，くも膜下腔，脳室の局所的な拡大，片側脳の巨大化，石灰化
病理所見	急性期死亡例では炎症所見なく，血栓症，血管異常は確認できていない．神経細胞壊死は報告により異なる	マイクログリア結節，血管周囲細胞浸潤などの炎症所見	皮質層構造の異常，肥厚化，異型細胞，巨大細胞，balloon 細胞，皮髄境界の不鮮明化，髄鞘過形成，異所性灰白質

睡眠波形が出現する．

2)慢性期脳波所見

　急性期後数か月〜数年で突発性異常波が出現する．多くは患側の低振幅な背景波の中に出現する．特発性 HHE 症候群では焦点性の比率が高く，症候性では多焦点性，両側性，全般性の比率が高い[1]．突発性異常波の局在分布は前頭，中心，頭頂部に多いが，画像所見との一致は乏しい．

2. 頭部画像検査

　急性期の CT では病変側大脳半球の皮髄境界が不鮮明となり，低吸収を呈し，半球全体が腫大を示すこともある．MRI では T2，拡散強調画像で病変側大脳半球の高信号を認め，同部の皮質下白質優位に ADC が低下し細胞性浮腫が示唆される[2](図 2a〜d)．脳血流 SPECT，MR angiography から，急性期には患側大脳半球の脳血管が拡張し灌流が増加している[3]．慢性期には病変は萎縮し，一部に層状壊死を示唆する所見が認められる[2]（図 2e，f）．

▌ 治　療

　急性期の迅速な発作抑制が重要で，ベンゾジアゼピン，バルビツレートによる十分な発作抑制が必須である．急性期の発熱性疾患への対応，急性脳症に準じた治療のほか，梗塞，外傷など原因疾患があればそれに対する治療も必要である．急性

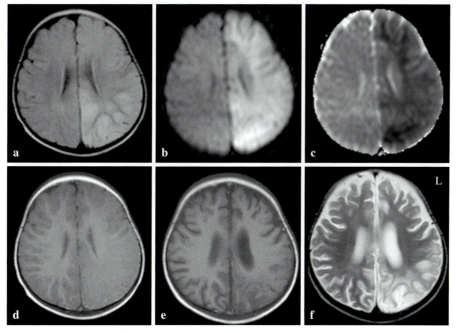

図2 MRI所見の経時変化
症例は12か月女児．発熱初日に右片側けいれん重積．4日目に再度，右側間代けいれんが出現（二相性の経過）．4日目のMRIで，FLAIR，拡散強調画像で左大脳半球に高信号を認めた（**a**，**b**）．ADCの低下を皮質下白質優位に認め（**c**），皮質の腫脹は頭頂葉と後頭葉に顕著だった（**d**）．また発症6週後のMRIでは左大脳半球が萎縮し，腫脹が重度だった左の頭頂葉と後頭葉はT2延長が残存し，皮質層状壊死を示唆するgyral patternのT1短縮を認めた（**e**，**f**）．なお，この時点では右大脳半球も脳溝が開大し，萎縮が示唆されるが，頭蓋内圧降下療法とステロイド投与による影響と思われた．
a：FLAIR（第4病日），**b**：拡散強調画像（第4病日），**c**：ADC map（第4病日），**d**：T1強調画像（第4病日），**e**：T1強調画像（発症6週後），**f**：T2強調画像（発症6週後）

期以後，片麻痺と認知機能障害に対してリハビリテーションを行う．慢性期の発作に対しては抗てんかん薬治療とともに，機能的半球離断術の適応を考慮する．

予後

予後は急性期のけいれん抑制の迅速さにかかっており，片麻痺の程度は重度から痕跡程度の痙性残存まで多様性に富む．認知機能の予後も，受傷年齢と障害側，言語優位側半球の左右移行によって差が生じるため多様性が大きい．ほかに半側空間無視，視野障害を伴うことが多い．

引用文献

1) Chauvel P, et al.：The HHE syndrome. In：Roger J, et al.(eds), Epileptic syndromes in infancy, childhood and adolescence. 4th ed, John Libbey Eurotext, Montrouge, 2005；277-293.
2) Auvin S, et al.：Hemiconvulsion-hemiplegia-epilepsy syndrome：Current understandings. Eur J Paediatr Neurol 2012；16：413-421.
3) 田中佳子，他：急性小児片麻痺における脳血流シンチグラフィーの経時的変化について．脳と発達 1994；26：68-73.

［埼玉県立小児医療センター神経科］
浜野晋一郎

第2章 疾患の特徴と診療指標 | 1 てんかん症候群

1-15 Aicardi 症候群

EPILEPSY

> **概念**　Aicardi 症候群は神経細胞移動異常による大脳皮質形成異常と眼球の形成異常（網脈絡膜裂孔）を中心とし，女児に好発する多発奇形症候群であり，ほかに骨格異常がみられる．新生児から乳児期にかけて，スパズム発作で発症することが多い．新しい診断基準では，スパズム発作は，ほかの発作型（多くは焦点性運動発作）でも代替できる．また，脳梁欠損に加え，大脳皮質形成異常（多くは多小脳回と異所性灰白質）が必須所見である．脳波ではヒプスアリスミアの頻度は低く，解離性 suppression-burst（SB）が特徴的である．治療は対症療法が主である．てんかん発作は難治例が多く，運動障害，知的障害を併発する．

診断のポイント

これまでは脳梁欠損，網脈絡膜裂孔（lacunae），点頭てんかんの三主徴が重視されてきた．2005年に Aicardi は大脳皮質形成異常と網脈絡膜裂孔を重視した診断基準を提唱しており，国内の指定難病の診断基準もそれにならっている（表1）．主要徴候のすべてを満たす必要はない．網脈絡膜裂孔と脳梁欠損，大脳形成異常（多くは多小脳回）が必須項目である．てんかんとして点頭てんかんが過剰に重視されてきたが，点頭てんかん（スパズム発作）の併発は必須ではなく，ほかの発作型（多くは焦点性運動発作）でも代替できる．診断要件として性別は関係なく，診断基準を満たせば，男児であっても Aicardi 症候群と診断される．

1. 疾患の特徴

1）脳梁欠損：70% 前後の症例は脳梁吻部から膨大部にかけての完全欠損を示す．部分欠損はほかの基礎疾患同様に後方欠損が多く，前方欠損は少ない．

2）大脳形成異常：脳梁欠損に加え必須の所見である．注意深く観察すれば多小脳回と脳室周囲の異所性灰白質がほぼ全例に認められる．大脳半球の非対称性も特徴的な所見であり，*LIS1* や *DCX*，*FLNA* 等の遺伝子異常でみられる左右対称性変化とは全く異なる．頭蓋内の囊胞形成も頻度が高く，約半数で半球間裂や脈絡叢に囊胞が認められる．脈絡叢乳頭腫の併発例も複数報告されており，脈絡叢の囊胞との鑑別が必要である．後頭蓋窩病変の頻度も比較的高く，後小脳槽・大槽の拡大がみられる．

3）てんかん発作：点頭てんかんは三主徴の一つであり，スパズム発作が最も特徴的ではあるが，ヒプスアリスミアの併発は184例中18% であり[1]，ヒプスアリスミア自体は必須症状ではない（スパズム発作のみを infantile spasms，ヒプスアリスミアの併発を West 症候群として区別することが提唱されている）．スパズム発作以外の発作型として，焦点発作の頻度が高く，スパズム発作の発症に前後して乳児早期に認められる．

4）ほかの神経症状：重度の知的障害，運動障害を併発することが多い．

5）眼症状：網脈絡膜裂孔（lacunae）が非常に特徴的な所見である．通常両側性で，円形で黄白色の大きさの異なる複数の病変が視神経乳頭や黄斑部の周辺に存在する．裂孔の大きさは年齢により変

表1　Aicardi症候群の診断基準

A 症状
主要徴候
1. スパズム発作[a]
2. 網脈絡膜裂孔(lacunae)[b]
3. 視神経乳頭(と視神経)のコロボーマ，しばしば一側性
4. 脳梁欠損(完全／部分)
5. 皮質形成異常(大部分は多小脳回)[b]

6. 脳室周囲(と皮質下)異所性灰白質[b]
7. 頭蓋内嚢胞(たぶん上衣性)半球間もしくは第三脳室周囲
8. 脈絡叢乳頭腫

支持徴候
9. 椎骨と肋骨の異常
10. 小眼球または他の眼異常
11. 左右非同期性 'split brain' 脳波
　(解離性サプレッション・バースト波形)
12. 全体的に形態が非対称な大脳半球

[a]：他の発作型(通常は焦点性)でも代替可能
[b]：全例に存在(もしくはおそらく存在)

B 検査所見
1. 画像検査所見：脳梁欠損をはじめとする中枢神経系の異常(脳回・脳室の構造異常，異所性灰白質，多小脳回，小脳低形成，全前脳胞症，孔脳症，クモ膜嚢胞，脳萎縮など)がみられる．
2. 生理学的所見：脳波では左右の非対称もしくは非同期性の所見がみられる．ヒプスアリスミア，非対称性のサプレッション・バーストもしくは類似波形がみられる．
3. 眼所見：網脈絡膜裂孔が特徴的な所見．そのほか，視神経乳頭の部分的欠損，による拡大，小眼球などがみられる．
4. 骨格の検査：肋骨の欠損や分岐肋骨，半椎，蝶形椎，脊柱側彎などがみられる．

C 鑑別診断
次の疾患を鑑別する：線状皮膚欠損を伴う小眼球症(MLS)，先天性ウイルス感染．

診断のカテゴリー：A-1, 2, 4 を必須とし，さらに A-5, 6, 7, 8 のいずれかの所見を認めた場合に診断できる．

表2　Aicardi症候群以外の脳梁欠損をきたす疾患

分類		疾患名	原因遺伝子
多発奇形症候群	常染色体優性	基底細胞母斑	*PTCH*
		Greig 症候群(多合指症＋頭蓋変形)	*GLI3*
		Kallmann 症候群 2 型(性腺機能不全＋無嗅覚)	*FGFR1*
		Rubinstein-Taybi 症候群	*CREBBP*
		中隔視神経異形成症	*HESX1*
		脳梁欠損＋生後の小頭症	*AKT3*
		部分脳梁欠損と小頭症	*SPOCK1*
	常染色体劣性	無虹彩症 II 型	*PAX6*
		Meckel 症候群 1 型(脳瘤＋腎嚢胞＋多指症)	*MKS1*
		Walker-Warburg 症候群(筋ジストロフィー)	*POMT1*
		Andermann 症候群(末梢神経障害)	*SLC12A6*
		Mowat-Wilson 症候群(Hirschsprung 病)	*ZEB2*
	X 連鎖性	外性器異常を伴う X 連鎖性滑脳症(XLAG)	*ARX*
		Proud 症候群(脳梁欠損＋外性器異常)	*ARX*
		HSAS 症候群(水頭症)，MASA 症候群(膝行)	*L1CAM*
		MLS 症候群(小眼球＋皮膚欠損)	*HCCS*
		口・顔・指症候群 1 型	*CXORF5*
代謝異常		フマラーゼ欠損症(クエン酸回路)	*FH*
		非ケトン性高グリシン血症	*GCSP*
		PDHC 欠損症(ミトコンドリア)	*PDHA1*
		Smith-Lemli-Opitz 症候群(コレステロール)	*DHCR7*
		Zellweger 症候群(脂肪酸)	*PEX3*
その他		半球間嚢胞	
		脂肪腫	

1-15. Aicardi 症候群　87

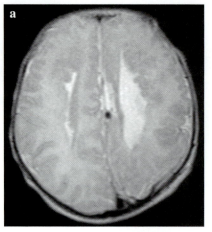 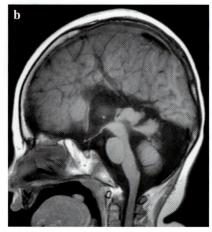

図1　4か月女児．T2強調軸位断(a)と矢状断(b)
両側前頭葉の脳回が不規則で脳溝は浅く多小脳回を示している．側脳室外側壁に結節状の異所性灰白質を認める．脳梁欠損の影響により側脳室体部が平行になっている．左半球の病変が強く非対称性である．四丘体が肥厚し小脳虫部は小さく，両者は後上方に回旋し，大槽が拡大している．
（広島大学　石川暢恒先生のご厚意により供覧）

化しない．そのほか，視神経乳頭の部分的欠損（コロボーマ）による視神経の囊胞性拡大が約半数に認められ，小眼球の頻度も高く，両者とも片側性が多く，両側性でも左右非対称である．

6）骨格異常：肋骨の欠損や分岐肋骨，半椎，蝶形椎，脊柱側弯など肋骨と脊椎の異常が多い．四肢や頭蓋は基本的に正常である．

2．鑑別診断

類似疾患として脳梁欠損をきたす疾患を表に示す（表2）．いずれもスパズム発作をきたし得るが，脳梁欠損のみで皮質形成異常を伴わない場合はAicardi症候群の診断から除外される．線状皮膚欠損を伴う小眼球症（microphthalmia with linear skin defects：MLS）があげられる．MLSはXp22のHCCS遺伝子変異による片側もしくは両側性の小眼球，角膜混濁と顔から頸部の皮膚低形成（後に色素沈着）が特徴で，男性致死により症例は女児のみである．Xp22の微細欠失によるMLSでは，36％に脳梁欠損を伴う．先天性ウイルス感染により皮質形成異常と眼症状の併発がみられる．ウイルス感染では炎症病変（網膜炎，脈絡膜炎）が主体であり，網脈膜裂孔を示すAicardi症候群とは異なり，脳梁欠損の併発もまれである．皮質形成異常にスパズム発作および脳梁欠損を伴う症例は比較的多いが，上述の眼症状（特に網脈絡膜裂孔）

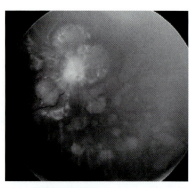

図2　網脈絡膜裂孔(lacunae)の多発（眼底写真）（➡口絵カラーp.vi）
（国立病院機構静岡てんかん・神経医療センター　高橋幸利先生のご厚意により供覧）

を伴わない場合はAicardi症候群の診断基準には合致しない．眼症状を伴わない大脳形成異常は，小児慢性特定疾病としては滑脳症等，指定難病としては神経細胞移動異常症等，ほかの疾病分類での適用を考慮する必要がある．

検査

1．脳波検査

最も特徴的な所見は左右の非対称性もしくは非同期性である．典型的なヒプスアリスミアは頻度が少なく，非対称性のSBもしくは類似波形が多

い. 脳波も発作もほかの基礎疾患に比べると年齢
による変遷は少ない.

2. 頭部画像検査

脳梁欠損とともに多小脳回と異所性灰白質が認
められる(図1). 石灰化はまれである.

3. 眼底検査

網脈絡膜の裂孔もしくは視神経乳頭の欠損が認
められる(図2).

治　療

対症療法が主である. スパズム発作の治療は
West 症候群(p.45)に準じる. 神経系以外の併発症
として脊柱側彎, 便秘, 胃食道逆流, 誤嚥性肺炎,
中耳炎が多いことに留意する必要がある.

予　後

原則として進行はない. てんかん発作は難治で,
60〜80% の症例では発作が毎日みられる. 年齢
依存性の変化は少なく, Lennox-Gastaut 症候群へ
の移行はまれである. 歩行可能例は 10〜20%,
有意語表出例は 10% 前後である. 27 歳時点での
生存率は, 2008 年には 0.62 と報告されている.

❖ 引用文献

1) Aicardi J：Aicardi syndrome. Brain Dev 2005；27：
   164-171.

❖ 参考文献

・Aicardi J：Aicardi syndrome. Brain Dev 2005；27：164-
  171.
・Rosser TL, et al. Aicardi syndrome：spectrum of disease
  and long-term prognosis in 77 females. Pediatr Neurol
  2002；27：343-346.
・Kroner BL, et al.：New incidence, prevalence, and sur-
  vival of Aicardi syndrome from 408 cases. J Child Neu-
  rol 2008；23：531-535.
・Hopkins B, et al.：Neuroimaging aspects of Aicardi syn-
  drome. Am J Med Genet A 2008；146A：2871-2878.
・Cabrera MT, et al.：Laterality of brain and ocular lesions
  in Aicardi syndrome. Pediatr Neurol 2011；45：149-154.

［昭和大学医学部小児科］
加藤光広

第2章 疾患の特徴と診療指標 │ 1 てんかん症候群

1-16 Rett 症候群

EPILEPSY

概念　Rett 症候群(Rett syndrome：RTT)は，おもに女児に発症し，乳児期早期から筋緊張低下，自閉傾向，その後，乳児期後期にロコモーションの障害，重度知的障害が出現する．幼児期〜早期小児期には，目的をもった手の運動機能の消失および，手もみ様，手で絞る，片手を口にもっていき，他方の手で胸を叩く等の特有な手の常同運動が出現する．これらの症状は typical RTT(典型例)と分類されている症例ではほぼ必発である．また，後天的な小頭症，早期小児期の筋緊張亢進，ジストニー，てんかん，呼吸異常，自律神経の異常の頻度は高いが必発症状ではない．各症状は年齢依存性に出現する．

1999 年，Amir らはメチル化 CpG 結合蛋白 2(methyl-CpG-binding protein 2：*MeCP2*)が RTT のおもな原因遺伝子であることを発見した[1]．典型例では約 90% 以上で *MeCP2* 遺伝子が同定されると報告されている．精神運動機能が，あるステージで改善する症例があること，仮性安定期が認められる点等から，本症は発達障害であり，退行性変性疾患ではないと理解されている[2]．

診断のポイント

現在まで，世界で統一した診断基準は確立されていない．

1. 疾患の特徴

女児の典型例 RTT の診断(案)[2](**表1**)，以下のすべてを満たすことが重要．

- ・部分的，または完全な手の機能の喪失
- ・部分的，または完全な話し言葉の喪失
- ・歩行の異常または歩行不能
- ・特有な手の常同運動を認める．
- ・除外基準：頭部外傷，代謝性疾患，重症感染症，周産期異常や生後 6 か月以内の著明な発達異常

2. 症状と経過

- ・乳児期早期から筋緊張低下，自閉傾向
- ・乳児期後期にロコモーションの障害，重度知的障害が出現
- ・幼児期〜早期小児期に，目的をもった手の運

動機能の消失および，手もみ様，手で絞る等の特有な手の常同運動が出現する．

また，頭囲発育の停滞と後天的な小頭症，早期小児期の筋緊張亢進，ジストニー，てんかん，歯ぎしり，過呼吸・無呼吸等の呼吸異常，便秘，冷たく小さい足等の自律神経の異常の頻度は高いが必発症状ではない．上記の症状は年齢依存性に出現することが本疾患の理解に重要である．

表1 女児の典型例 RTT の診断(案)

診断基準	・大多数は女児 ・部分的または完全な合目的の上肢運動の喪失 ・部分的または完全な話し言葉の喪失 ・歩行異常，四つ這い等のロコモーション障害 ・上肢の常同的運動
除外診断	重大な周産期・新生児期の異常，明らかな代謝性疾患はない

診断は病歴と神経所見による臨床診断である．
(Nuel JF, et al.：Rett syndrome：Revised diagnostic criteria and nomenclature. Ann Neurol 2010；68：944-950 をもとに作成)

90 第2章 疾患の特徴と診療指標

MeCP2 遺伝子が発見される前後で変化があり，1985 年，1988 年，および MeCP2 遺伝子を発見後の 2001 年，2002 年，2010 年で診断基準の再検討がされている．Nuel らは 819 例の検討で，上記 5 つのおもな基準が重要としている[2]．

一時退行後の精神運動機能の回復，安定は RTT と矛盾しない．Rett 症候群の診断チャート（案）を示す（図 1）．MeCP2 変異イコール RTT ではないことも重要で，男児の重症の新生児脳症型，進行性痙性麻痺を伴う X 連鎖性精神遅滞，女児の自閉症様病型，軽度学習障害，正常保因者等がある．

発症年齢：典型例の RTT では，一見正常にみえる時期を過ぎた 8 か月～1 歳前からの発症に気づくことが多い．2010 年に行われたわが国の全国調査では，乳児期からの筋緊張低下，生後 10 か月～1 歳 6 か月頃までに，四つ這いの遅れ，独歩の遅れ等のロコモーションの異常に気づいていることが多かった．また 1～4 歳の合目的な手の運動機能の喪失が強調されている．非典型例とされている，早期からけいれんがあり最初から発達が遅れている群の CDKL5，FOXG1 遺伝子異常群では発症が早く，発語があり歩行できる軽症の preserved speech variant（PSV）では発症は遅い（図 1）．

3. 鑑別診断

自閉症（折れ線型），Angelman 症候群，Pitt-Hopkins 症候群，FMR1 関連脆弱 X 症候群，重度知的障害，Lennox-Gastaut 症候群，Joubert 症候群，乳幼児セロイドリポフスチン症（Haltia-Santavuori 症候群），脳性麻痺，周産期脳傷害で手の常同運動のあるもの，その他である．

検　査

1. 脳波検査

覚醒-睡眠脳波，ビデオ脳波同時解析，終夜睡眠ポリソムノグラフィー解析が行われている．自験例の典型例 RTT2 症例の脳波（図 2, 3）と Pin-

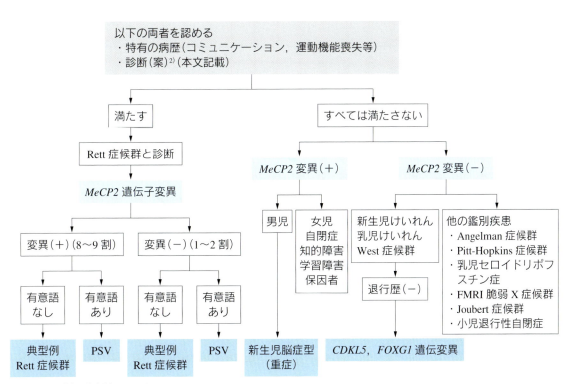

図 1　Rett 症候群診断チャート

PSV：preserved speech variant 発症遅く有意語（＋），多くは小走り可能．CDKL5：cyclin-dependent kinase-like 5，FOXG1：forkhead box protein G1
CDKL5，FOXG1 変異は典型例 RTT とは異なり明らかな退行歴（－），Nuel JF らの 2010 年の Ann Neurol[2] の報告で CDKL5，FOXG1 の多くは RTT の Criteria を満たしていないと報告．

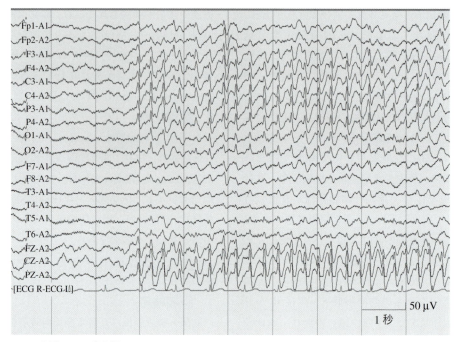

図2 症例1：10歳女児
遺伝子検査で*MeCP2*遺伝子のR294Xのナンセンス変異あり．2歳11か月から，目をパチパチまばたきし，ピクッとなり首，肩の脱力を示すミオクロニー脱力発作，5〜10秒ボーッとなる非定型欠神発作，および全身性強直発作が起こり難治性である．非定型欠神発作時の脳波を示す．VPA，エトスクシミド（ESM），ZNS，CLB併用で発作は減少したが，完全なコントロールは困難である．

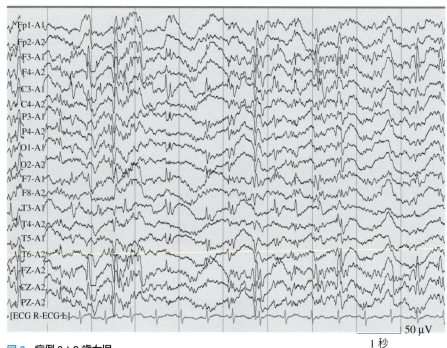

図3 症例2：9歳女児
MeCP2検査では異常なし．1歳11か月から全身性強直発作，右上肢の間代発作が頻発して紹介来院．けいれん群発して入院を繰り返す．CBZ，ZNSで発作が著減したが完全にコントロールできず，LEVを追加して発作は完全にコントロールされた．焦点発作を主とした発作と診断．発作間欠時の睡眠脳波を示す．

表2　Rett症候群のてんかん発作分類

臨床型	発症時			経過観察中		
	複雑部分発作(%)	全般発作(%)	両者(%)	複雑部分発作(%)	全般発作(%)	両者(%)
典型例	50(46.3)	53(49.1)	5(4.6)	22(27.2)	34(42)	25(30.9)
PSV	2(28.6)	4(57.1)	1(14.3)		3(75.1)	1(25)
早期発症けいれん	3(50)	2(33.3)	1(16.7)	1(16.7)	2(33.3)	3(50)
先天発症型	1(100)					
遺伝型						
MeCP2(+)	50(45.5)	55(50)	5(4.5)	21(26)	37(46)	23(28)
CDKL5(+)	2(40)	2(40)	1(20)	—	2(40)	3(60)
FOXG1(+)	1(100)			—	—	—
検査陰性	3(42.9)	3(42.9)	1(14.3)	3(10)	—	3(50)

PSV = preserved speech variant
（Pintaudi M, et al.：Epilepsy in Rett syndrome：Clinical and genetic features. Epilepsy & Behavior 2010；19：269-300 より）

taudi らの多数例の分析を紹介する（表2）.

発作型：全般発作の強直，間代発作（すべての組み合わせ），非定型欠神発作，ミオクロニー発作，焦点発作（意識障害あり，意識障害なし），全般発作と焦点発作の両者をもつものなど多彩である[3].

2. 頭部画像所見

頭部 CT, MRI では非特異的な所見ではあるが，前頭葉，側頭葉の萎縮が幼児期後半から小児期にかけて出現することが多い．Iomazenil-SPECT では，GABA-A レセプターの減少，PET ではドパミンの定量的な検査で，学童期以後にドパミンレセプターの異常を示唆する報告もある.

治　療

Rett 症候群のてんかん発作に対して，必ず有効といえる薬はない．焦点発作と全般発作の双方が出現するため，種々の発作に有効な薬が使用され，VPA やラモトリギン（LTG）がよく使用されている．焦点発作では，カルバマゼピン（CBZ），オクスカルバゼピン，ゾニサミド（ZNS），トピラマート，フェニトイン，レベチラセタム（LEV）が，全般発作では，バルプロ酸（VPA），アセタゾラミド，クロバザム（CLB），クロナゼパム，LTG などが使用されている[4].

薬剤抵抗性てんかんに LEV が有効だったという報告もあるが[5]，今後，多数例での検討が必要と思われる.

❖ 引用文献

1) Amir RE, et al.：Rett syndrome is caused by mutations in X-linked MECP2, encoding methyl-CpG-binding protein 2. Nat Genet 1999；23：185-188.
2) Nuel JF, et al.：Rett syndrome：Revised diagnostic criteria and nomenclature. Ann Neurol 2010；68：944-950.
3) Pintaudi M, et al.：Epilepsy in Rett syndrome：Clinical and genetic features. Epilepsy & Behavior 2010；19：269-300.
4) 青天目信，他：レット症候群ガイドブック2よくある症状の解説と対処法　7てんかん初版，大阪大学出版会，2015；107-119.
5) Specchio N, et al.：Efficacy of levetiracetam in the treatment of drug-resistant Rett syndrome. Epilepsy Res 2010；88：112-117.

［聖マリア病院小児総合研究センター・
レット症候群研究センター］
松石豊次郎

第2章　疾患の特徴と診療指標 ┃ 1　てんかん症候群

1-17 ┃ *PCDH19* 関連症候群

EPILEPSY

概　念　*PCDH19* 関連症候群は，X染色体上の遺伝子，*PCDH19* の異常に起因し，通常は女性にのみ発症する難治てんかん症候群である．乳幼児期前半までに発症し，しばしば発熱・感染等を契機に再発する頑固な発作群発が最大の特徴である．徐々に知的障害が進行し，自閉・多動などの特性を呈する症例が多い．発作型は焦点発作（恐怖症状，身振り自動症，強直症状，二次性全般化発作），全身のけいれん性発作（強直，強直間代）で，各発作は短いが，重積状態を呈することもある．*SCN1A* 異常に伴う Dravet 症候群とは基本的な臨床像が異なる．本疾患の性限定発症機構には，X染色体不活化により女性の個体内に生ずる PCDH19 正常・異常細胞の混在（体細胞モザイク）が重要とされる．男性保因者は通常無症状だが，近年，*PCDH19* 異常をモザイクでもつ男性発症例が複数報告されている．

診断のポイント

　責任遺伝子により規定されたてんかんであり臨床症状のみで診断はできないが，特徴的な症状から本疾患を推測することは可能である（**表1**）.

1. 臨床的参考所見

1) 女児：ただし，*PCDH19* 異常をモザイクでもつ男児にも発症する可能性がある[1].

2) 女性の家族歴：家族例では女性に罹患者が分布し，特に，健常男性をはさむ上下世代の女性が罹患している場合，特徴的である．孤発例も多い

表1　本症の臨床的特徴のまとめ

家族歴	女性に罹患者が分布，男性は基本的に無症状，孤発例も多い
発症	乳児期中～後期にピーク
発作特徴	短い発作の群発，しばしば発熱関連性
発作型	全身けいれん（強直・強直間代） 焦点発作（自動症・恐怖・強直症状など，二次性全般化発作へ進展）
発作予後	思春期以降に寛解多い
知的障害	発症後徐々に進行，知能正常例も存在
その他	自閉，多動，精神症状

が，変異が健常父に由来することが少なくないため，父方家系の聴取は重要である．

3) 発症前の発達状況：正常が多いが，低緊張を呈し軽微な運動発達の遅れを呈することがある．

4) 発症年齢：3か月～3歳，ピークは乳児期中～後期である．わが国の例では1歳台後半以降の発症例は軽症で知能も正常であった．

5) 発作群発，発熱・感染との関連：各発作は秒～分単位と短いことが多いが，いったん再発すると高率に群発し，極期には重積状態を呈することもある．発熱・感染時等に再発することが多いが特に，幼児期までは無熱時の再発も多い．1回の群発は1日～1週程度持続するが，時に断続的に数週以上持続することがある（**図1**）[2]．発作出現頻度は不規則で，月～数か月単位で反復したり，数か月～数年発作がないこともある．

6) 発作型：焦点発作と全身のけいれん性発作が主体である．前者は意識障害，動作停止，チアノーゼ，眼球偏倚，口部自動症，身振り自動症，恐怖等の感情症状，顔面や手足の軽微な間代，強直等を呈し[2,3]，大脳辺縁系の強い関与が示唆される．

二次性全般化発作へ進展することも多い．後者は強直や強直間代であるが，焦点起始急速全般化発作も多いと推測される．欠神やミオクロニーは極めてまれで，Dravet 症候群のように間代発作が遷延することは通常ない．ただし，焦点発作でもミオクロニーや脱力症状を呈するため，全般発作との鑑別には発作時ビデオ脳波同時記録が有用である[2]．

7）知的障害：7～8 割の症例で，発症後，徐々に知的障害が進行する[2,4]．程度は軽度～中等度が主体であるが多様である．発作頻度とは必ずしも相関しない．

8）発達行動障害・精神症状：自閉や多動症等の特性が半数以上の症例で報告されており特徴的である．強迫症状，うつなどの精神症状もしばしば報告される．

2．PCDH19 遺伝子異常の同定
これにより診断を確定する（後述）．

3．鑑別診断
臨床的には下記があげられる．

1）SCN1A 遺伝子異常に伴う Dravet 症候群：正常発達を遂げていた乳児に発症し，発熱過敏性が強い難治な発作と知的障害が進行する点から臨床的異同が問題となる．PCDH19 関連てんかんでは発作の群発傾向が顕著，初期から焦点発作を示す例が多い，1 回の発作の遷延・重積化がまれ，両側あるいは（交代性）一側性間代発作や欠神・ミオクロニー発作がまれ，発作予後がよい，小脳失調を伴わない，初期の脳波で全般性棘徐波複合がまれ等，基本的な臨床像は異なる（表 2）．ただし，SCN1A 遺伝子異常のない Dravet 症候群様症例では PCDH19 解析を考慮すべきである．

2）脳炎・脳症：しばしば発熱に伴い発作群発が出現・遷延するため（図 1），何らかの脳炎が疑われる例は少なくない．本症では突発性発疹等で認められる典型的二相性経過でない，投薬の影響を除き発作間欠期の意識が清明な例が多い，髄液所見や頭部 MRI 所見に特徴的な所見がない，などが鑑別点である．

3）その他：乳幼児期に発作群発を呈する疾患として，良性乳児けいれんや軽症胃腸炎関連けいれん等があげられる．発熱，下痢，嘔吐など随伴症状の有無，発作の再発性や治療反応性，知的障害の有無などから鑑別は困難ではない．

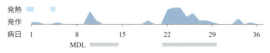

図 1　遷延する群発発作を示す乳児例の経過
10 か月時，上気道炎による発熱の 2，3，5 日目に全身けいれんが単発で出現した．その後解熱したが，初回発作から 9 日目に焦点発作群発が出現し，MDL 点滴，さらに脳炎が疑われステロイド等が投与された（図中は省略）．以降も断続的に群発が続き，計 1 か月間持続した．　　MDL：ミダゾラム

検　査

1）PCDH19 遺伝子解析[2]：塩基配列異常，PCDH19 領域（Xq22.1）を含む染色体微細欠失（遺伝子・エクソンレベルの欠失）が原因となる．塩基配列異常の大半は，接着分子としての分子間相互作用に重要な細胞外領域をコードするエクソン 1 に集中しており，ミスセンス，ナンセンス，フレームシフト変異等多彩である．一方，細胞内領域をコードする下流エクソン（2～6）ではトランケーション変異のみが同定されている．基本的に機能喪失変異である．

2）発作間欠期脳波所見：特徴的所見はない．焦点性棘（徐）波，基礎波や背景活動の徐波化が認められるが，一貫した所見ではなく，変動しやすく正常なことも多い．Dravet 症候群のように早期から全般性棘徐波を呈したり，光・図形過敏を呈することは例外的である．

3）頭部 CT・MRI：発作や治療に伴う非特異的変化を除き，通常は正常である．一部の症例で軽微な形成異常を疑う所見が報告されているが，病態との関連は不明である[2]．

治　療

1．予防的治療

わが国と欧州の調査では，臭化カリウム，クロバザム，トピラマート，バルプロ酸，クロナゼパム等で有効例が多かった[2,4]．一方，焦点発作が主体であるにもかかわらずカルバマゼピンの有効性は低かった．ただし，本疾患では発作頻度が不規則で正確な有効性評価が困難であることから，

表2　Dravet 症候群との臨床的特徴の比較

	PCDH19 関連症候群	Dravet 症候群
発症前発達	正常，または軽度の運動発達遅滞	正常
発熱過敏性	しばしば発熱・感染に関連して再発	顕著(体温上昇過敏) 無熱時の発作も多い
入浴発作	時に出現	特徴的
光過敏性	まれ	早期から出現
発作群発	特徴的，大半が群発 長期化することあり	しばしば出現
遷延性発作・発作重積	時に出現	乳幼児期の間代発作で特徴的 その他 Obtundation status
焦点発作	主要発作型 自動症・恐怖・強直症状等 二次性全般化発作，発症初期から出現	しばしば出現 複雑・単純部分発作 二次性全般化発作，幼児期に多い
強直間代発作	しばしば出現	主要発作型
強直発作	主要発作型	まれ
間代発作（全般・一側性）	まれ	主要発作型
ミオクロニー・非定型欠神発作	まれ	中核群では主要発作型
全般性棘徐波(発作間欠期脳波)	まれ	早期から出現
発作予後	思春期以降に寛解例多い	不良 夜間の強直間代発作が継続
知的障害	軽度～中等度障害 知能正常例も多い	顕著 大半が中等度～重度
運動機能予後	時に低緊張あり 機能予後は良好	しばしば障害，時に重度 小脳失調・痙性・歩行障害

今後さらなる検討が必要である.

2. 急性期治療

　発作群発の抑制にミダゾラム持続静注が有効なことが多いが，幼児期までの頑固で遷延する発作群発に対する効果は限定的である．筆者らは近年，コルチコステロイドの投与が短期的に有効であることを報告したが[5]，その臨床的有用性については慎重な検討が必要である.

▌予　後

　発作群発は幼児期まで，しばしば高頻度に出現するが，学童期以降は徐々に減少し，思春期以降に寛解する症例が多い．ただし，発作寛解後も知的障害，発達・行動障害，精神症状に対する継続的な対応・支援が必要である．運動発達は長期的には良好である.

❖ 引用文献

1) Terracciano A, et al.：*PCDH19*-related epilepsy in two mosaic male patients. Epilepsia. 2016；57(3)：e51-55.
2) Higurashi N, et al.：*PCDH19*-related female-limited epilepsy：Further details regarding early clinical features and therapeutic efficacy. Epilepsy Res 2013；106：191-199.
3) Ikeda H,et al.：Characteristic phasic evolution of convulsive seizure in *PCDH19*-related epilepsy. Epileptic Disord 2016；18：26-33.
4) Lotte J, et al.：Effectiveness of antiepileptic therapy in patients with *PCDH19* mutations. Seizure 2016；35：106-110.
5) Higurashi N, et al.：Immediate suppression of seizure clusters by corticosteroids in *PCDH19* female epilepsy. Seizure 2015；27：1-5.

［東京慈恵会医科大学小児科］

日暮憲道

［福岡大学医学部小児科／福岡大学基盤研究機関

てんかん分子病態研究所］

廣瀬伸一

2-1 神経皮膚症候群とてんかん―総論

EPILEPSY

> **概念** 神経皮膚症候群は神経と皮膚に病変をきたす先天性疾患である．多くの種類の疾患群が含まれるが，病態は異なり，てんかんの発症率についても差がある．責任遺伝子が判明しているものが多いが，原因不明のものもある．てんかんが臨床的に問題となる神経皮膚症候群の重要点および分子遺伝学的側面について記載する．

結節性硬化症

結節性硬化症（tuberous sclerosis：TSC）は，皮膚病変（脱色素斑，顔面の血管線維腫，粒起革様皮，爪囲線維腫），中枢神経病変（皮質結節，脳室上衣下結節，精神発達遅滞，自閉症スペクトラム障害，てんかん，脳腫瘍），腎臓の血管筋脂肪腫，心臓横紋筋腫，肺リンパ脈管筋腫症等を特徴とする代表的な神経皮膚症候群である．

責任遺伝子は *TSC1*（9q34 に座位する hamartin をコード）と *TSC2*（16p13.3 に座位する tuberin をコード）である．家系内でも重症度に差がみられることが多い．一般に *TSC2* 変異のほうが重症であり，男性のほうが重症の場合が多い．hamartin と tuberin は複合体を形成し，mTOR（mammalian target of rapamycin）シグナル伝達系に作用して細胞増殖を抑える．遺伝子変異により，腫瘍の発生につながる．TSC は優性遺伝であるので，家族歴の聴取，遺伝カウンセリングが重要である．

1. 皮膚所見

脱色素斑（図1），顔面血管線維腫，粒起革様皮，爪囲線維腫等の皮膚病変がみられる．顔面血管線維腫は幼児期後半に発症し，成長する．爪囲線維腫は思春期，成人期に認められる．

2. 中枢神経系

TSC ではてんかんは 80％ 以上で合併する．TSC は点頭てんかんの重要な原因疾患の一つであるため，脳波検査が重要である．TSC では精神運動発達遅滞，広汎性発達障害（自閉症スペクトラム）や注意欠陥・多動性障害や行動異常を認める例が多い．TSC の神経精神医学的な症状をまとめて TAND（tuberous sclerosis associated neuropsychiatric disorders）とよぶ．発達心理検査が必要である．

TSC では上衣下グリア結節，皮質結節，上衣下巨細胞性星細胞腫，大脳白質放射状細胞移動線等中枢神経系の異常がみられる．頭部 CT や MRI で評価を行う．上衣下巨細胞性星細胞腫が Monro 孔を閉塞すると水頭症を生じ，急激な頭蓋内圧亢進症状を呈する．脳室上衣下結節が存在する場合，

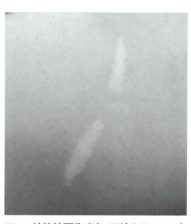

図1 結節性硬化症（→口絵カラー p.*vii*）
木の葉状白斑，乳児期にみられる．

巨細胞性星細胞腫に進展する可能性があるので，定期的な画像検査が必要である．外科的な治療のほか，上衣下巨細胞性星細胞腫は mTOR 阻害薬が保険収載されている．

3. 内臓系

心臓横紋筋腫は乳児期に多い．横紋筋腫は出生時に最も大きく，徐々に縮小する．無症状に経過する例が多いが，不整脈や流出路狭窄を生じる例がある．TSC では約 80％ で何らかの腎病変を合併する．血管筋脂肪腫は最も多い．血管筋脂肪腫は良性腫瘍で，異常血管，平滑筋，脂肪組織から構成される．徐々に大きくなり，出血や腎不全に至る例がある．

TSC 女性で 20～40 歳になるとリンパ脈管筋腫症を合併することがある．異常な平滑筋細胞が肺に増殖する．症状としては動作時の息切れ，呼吸困難，喀血，気胸などである．

4. 眼科

TSC では眼科的な合併症もみられる．網膜に多発性過誤腫や色素脱失斑が出現することがある．特に症状を認めないが，眼底検査は TSC の診断において重要である．

神経線維腫症I型（von Recklinghausen 病）

神経線維腫症I型（NF1）は多発性のカフェオレ斑，腋下や鼠径部の雀卵斑様色素斑，多発性・散在性の神経線維腫および虹彩小結節（Lisch 結節）を特徴とする．

I型（von Recklinghausen 病）の責任遺伝子は 17q11.2 に存在する *NF1* である．遺伝子産物 neurofibromin は RAS-MAPK 系を不活化する腫瘍抑制遺伝子の一つである．RAS-MAPK 系の活性化による Noonan 症候群と顔貌が類似する例が存在する．蔓状神経線維腫，視神経をはじめとした脳神経の神経膠腫，悪性末梢神経鞘腫瘍，骨病変や血管病変等がある．NF1 は常染色体優性遺伝であるが，患者の半数は突然変異である．

NF1 遺伝子は非常に大きく，変異の種類は多様性に富むので，遺伝子診断ほとんど行われない．ただし，*NF1* を含む欠失例（17q11.2 欠失症候群）が約 10％ に存在する．NAHR（non-allelic homolo-gous recombination）により，*NF1* を含む 1.4Mb の領域が欠失する．これは FISH 法やマイクロアレイ染色体検査で診断できる．欠失例では特異顔貌，発達遅滞が目立つ，神経線維腫の発症が早い，悪性化しやすいといった特徴がある．

NF1 では以下の所見の 2 つ以上を有することが診断のクライテリアである．

① 思春期以前では最大径 5 mm 以上，思春期以降では最大径 15 mm 以上のカフェオレ斑を 6 個以上認める．

② いずれかのタイプの神経線維腫を 2 個以上認めるか，蔓状神経線維腫を 1 個認める．

③ 腋下や鼠径部の雀卵斑様色素斑

④ 視神経膠腫

⑤ 2 個以上の Lisch 結節（虹彩過誤腫）

⑥ 蝶形骨異形成，長管骨皮質の菲薄化，偽関節形成などの特徴的骨病変

⑦ 一次近親者（両親・同胞・子）に前述の診断基準を満たす NF1 患者がいる

上記の診断基準では，家族例のないカフェオレ斑のみの小児では診断はむずかしい．多発性のカフェオレ斑のある小児では NF1 としてフォローすべきである．

カフェオレ斑は一定の大きさのものが 6 個以上存在することが NF1 の診断基準となっている．カフェオレ斑は出生時に認められ，加齢とともに増加する．神経線維腫は良性腫瘍で思春期頃から徐々に出現するが，発症年齢や個数には個人差が大きい．

1. 眼症状

NF1 の眼症状としては視神経膠腫や Lisch 結節がある．Lisch 結節は虹彩の小病変であり，視力には影響ないが，診断に際して参考になる．視神経膠腫は 6 歳以下の発症が多い．進行は緩徐であり，長期間にわたって安定している例がある．図2 に例を示す．

2. 脳腫瘍の合併

NF1 では小脳星状細胞腫等の脳腫瘍の合併がみられることがある．末梢神経鞘腫瘍は NF1 の約10％ で合併する悪性腫瘍である．若年の慢性骨髄球性白血病や骨髄異形成症候群は一般よりも罹

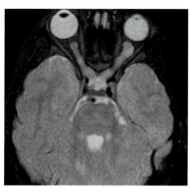

図2 神経線維腫症1型症例の頭部MRI
4歳女児のT2強調画像である．両側の視神経膠腫があり，視神経は腫大している．同時に，小脳などに高信号病変，いわゆるunidentified bright objects（UBOs）を認める．

患率が高くなる．悪性腫瘍に対しては早期診断が重要である．

3. 骨病変

骨病変として，側彎症，脊椎異形成，偽関節症等がある．骨皮質の菲薄化病変は生下時から存在することがある．また，小児期に急速進行性の側彎症がみられることがある．

4. 精神発達の遅れ

NF1患者では約半数の患者において精神発達の遅れがみられる．先に述べた17q11.2欠失症候群では発達遅滞が目立つ．発達評価を適宜実施して，療育を行う．

NF1ではMRIのT2強調画像で高信号病変，いわゆるunidentified bright objects（UBOs）を認める（図2）．この所見は成人のNF1患者では認められなくなる．

神経線維腫症II型

NF2は両側性聴神経鞘腫（前庭神経鞘腫）などの神経系腫瘍や皮膚病変・眼病変を呈する常染色体優性疾患である．10～20歳代で発症する例が多い．NF2の責任遺伝子は22番染色体長腕に存在し，産生蛋白はMerlinとよばれる．

画像診断で両側聴神経腫瘍があればNF2と考えてよい．また，親・子・同胞のいずれかに同疾患患者がおり，①片側性聴神経腫瘍，または②髄膜腫・神経鞘腫・脳室上衣腫・神経線維腫・若年性白内障のうちいずれか2種類が存在する場合にもNF2と診断できる．

家族歴がなくても，①片側性聴神経腫瘍に加えて②髄膜腫・神経鞘腫・脳室上衣腫・神経線維腫・若年性白内障のうち2つがみられる場合にもNF2の可能性がある．

NF2では神経鞘腫等の中枢神経腫瘍が多い．聴神経鞘腫が最も多く，脊髄神経鞘腫や三叉神経鞘腫もみられる．髄膜腫は50%で合併し，頭蓋内や脊椎管内に多発することがある．

聴神経鞘腫の症状として，難聴・めまい・ふらつき・耳鳴等がある．脊髄神経鞘腫では，四肢感覚異常，運動障害がみられる．腫瘍の位置によってはてんかんを発症する可能性もある．

Sturge-Weber 症候群

顔面三叉神経領域の血管腫と同側の大脳軟膜の血管腫を主徴とする神経皮膚症候群である．脈絡膜血管異常を伴うことがある．責任遺伝子は*GNAQ*で，体細胞モザイク変異である．

三叉神経領域の血管腫を認める．三叉神経第1枝領域の前額，上眼瞼を中心に血管腫が出現する．ポートワイン斑とよばれる．通常片側性で頭蓋内血管腫と同側であるが，両側性の例もある．複雑部分発作等のてんかんの合併が多い．精神遅滞や片麻痺の合併もみられる．難治てんかんでは，焦点切除，脳葉切除（離断）術，半球離断術等が行われる．

眼球脈絡膜の血管腫を合併すると，先天性緑内障，巨大角膜，視野欠損，視神経萎縮，網膜剥離等を認めることがあり，眼科的精査が重要である．

画像診断では，くも膜・軟膜の血管腫を認める．脳皮質の二重輪郭を示す石灰化像（tram line）が特徴的である．

von Hippel Lindau 病

常染色体優性遺伝性疾患で3p25に座位する*VHL*が責任遺伝子である．脳脊髄の血管芽腫，網膜血管芽腫，腎細胞癌，副腎褐色細胞腫など多発性の腫瘍がみられる．脳脊髄血管腫，網膜血管腫，褐色細胞腫は良性であるが，腎細胞癌と膵腫

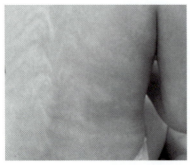

図3 伊藤白斑（→口絵カラーp.vii）
マーブルケーキ状の皮膚色素脱失部分を認める．

瘍は悪性である．小脳血管芽腫は小脳失調症状を呈する．網膜血管芽腫は失明の原因となる．褐色細胞腫は高血圧を呈する．眼底検査，各種画像診断が重要である．高血圧性脳症でけいれんを生じる例がある．

伊藤白斑（hypomelanosis of Ito）

メラニン色素産生能の異なる2種の細胞が神経提からBlaschko線に沿って遊走，分布するために生ずる脱色素斑である．一つの疾患ではなく，染色体モザイク，遺伝子変異モザイクによる線状皮膚色素異常を包括する概念である．体幹，四肢にマーブルケーキ，渦状の色素斑がBlaschko線に沿って存在する．図3に例を示す．精神運動発達遅滞，てんかん，脳形成異常を伴う例が多い．脳波検査や頭部MRI検査が必要である．末梢血で染色体異常を同定できなくても，皮膚線維芽細胞の染色体検査でモザイクを証明できる場合がある．キリアン症候群（12pテトラソミー）や18トリソミーモザイクでは伊藤白斑の合併がみられる．

色素失調症（Bloch-Sultberger症候群）

色素失調症は，皮膚，毛髪，歯，爪等の外胚葉系および中枢神経系に所見を認める．Xq28に位置する *IKBKG* 遺伝子変異が原因である．X連鎖優性遺伝性疾患であり，基本的には女児のみ罹患する．皮膚病変は，4期に分けられる．第1期 水疱期（生後早期），第2期 疣状苔癬期，第3期 色素沈着期，第4期 色素沈着消退期である．網膜血管新生による網膜剥離を起こす例がある．

神経症状として，てんかん，精神運動発達遅滞，痙性麻痺がある．まれに新生児期に急性脳症のような形で脳梗塞を合併する例がある．

神経皮膚黒色症

先天性に巨大色素性母斑や獣皮様母斑を体幹に認める．体幹の半分以上を占める場合もある．母斑が全身性に多数散在する場合もある．脳軟膜にも黒色症が存在し，悪性黒色腫を生じることがある．精神運動発達遅滞，てんかん，水頭症の合併例もある．遺伝性はないが，体細胞変異のモザイクの可能性がある．

巨頭－大理石様皮斑－毛細血管拡張症

巨頭－大理石様皮斑－毛細血管拡張症〔megalen-cephaly-capillary malformation-polymicrogyria syndrome（MCAP），macrocephaly-cutis marmorata teleangiectasia congenita（macrocephaly capillary malformation syndrome）〕は，従来の神経皮膚症候群に入れられていなかったが，比較的頻度が高く日常臨床で重要であるので本項で記載する．出生時から頭囲が大きく，乳幼児期に頭囲拡大が続く．前額部が広く，前頭部が突出し，前後に長い頭である．口唇上部の血管腫が特徴的である．皮膚に大理石様の模様がある．毛細血管が増殖している．血管病変は入浴後や泣いたときに明瞭化する．

顔面が非対称で，両脚の太さや長さが異なることがある．合趾症（第2〜3趾が多い）を伴うことがあり，診断の参考になる．水頭症や脊髄空洞症を合併することがあり，画像診断が重要である．*PI3KCA* 遺伝子の機能獲得変異がモザイクで存在することが原因である．

［大阪府立母子保健総合医療センター遺伝診療科・研究所］
岡本伸彦

第2章　疾患の特徴と診療指標　2　神経皮膚症候群におけるてんかん

2-2 結節性硬化症

EPILEPSY

概念　結節性硬化症(tuberous sclerosis)は，神経皮膚症候群の代表的な疾患である．外胚葉系，中胚葉系の発生異常により，皮膚，大脳，心臓，腎臓，網膜など様々な臓器に過誤腫性病変が多発する．顔面の血管線維腫，てんかん，精神遅滞が臨床上の三徴候とされてきたが，臨床症状は多様であり，障害される臓器も多岐にわたるので，結節性硬化症複合(tuberous sclerosis complex)とよばれる．小児科医が比較的よく遭遇する疾患であり，さらに幼小児期からWest症候群を含む難治てんかんを合併することが多い．責任遺伝子は判明しているが，遺伝子異常を見出せない例も多く，診断基準と頭部画像所見から診断される．過誤腫性病変に対してはエベロリムス(ERL)治療，West症候群に対してはビガバトリン(VGB)治療が考慮され，生命予後は改善しつつある．

診断のポイント

・顔面の血管線維腫，てんかん，精神遅滞が三徴候とされているが，すべて揃うのは30%前後で，皮質結節のみの症例(孤立性皮質結節または結節性硬化症不全型)もてんかん発作の原因として重要である．

・2015年，TSCは小児慢性特定疾病と指定難病に認定され，重症患者では医療費助成の対象となった．

・確定診断においては，TSC Clinical Consensus Guideline for Diagnosis(2012)(改訂版結節性硬化症の診断基準)を反映させた指定難病(Definiteが対象)の診断基準(表1)を用いる．顔面血管線維腫などの皮膚症状に加えて，大脳の皮質結節，上衣下巨細胞性星細胞腫(subependymal giant cell astrocytoma：SEGA)，心横紋筋腫，肺リンパ管平滑筋腫症(lymphangioleiomyomatosis：LAM)，腎血管筋脂肪腫(angiomyolipoma：AML)等過誤腫が重要である．

1. 臨床的特徴

1)責任遺伝子：*TSC1*(9q34)，*TSC2*(16p13.3)の2つ，*TSC1*はhamartin，*TSC2*はtuberinをコードしている．いずれの蛋白も細胞増殖・分化の調整に関係する．患者の8割に遺伝子異常が見出され，3割が家族例(常染色体優性遺伝，浸透率95%)．

2)発生頻度：日本では約6,000～7,000人に一人，患者数は15,000人前後．

3)発作型：80～90%の患者で難治てんかんがみられ，けいれん発作が初発症状であることが多い．生後4～6か月頃，てんかん性スパズム，焦点発作を生じ，治療に抵抗性である．てんかん性スパズムを呈する患者の2/3で脳波上ヒプスアリスミアを認めWest症候群と診断される(患者の3割前後，成書により異なる)．逆にWest症候群の約1/4が結節性硬化症によると推定され，West症候群を呈する乳児では結節性硬化症を考慮する必要がある．ほかに複雑部分発作，強直間代発作，ミオクロニー発作等種々の発作型がみられる．4歳以下で，高頻度に全身けいれんを認め，治療に抵抗性の場合には，知的発達の遅れを高率に伴う．

2-2. 結節性硬化症　101

4)脳波所見：9割の患者が脳波異常を示す．全般性の徐波化，ヒプスアリスミア（West 症候群発症時），局在性棘波・鋭波，多焦点性棘波・鋭波，全般性の極徐波複合など多様な変化がみられる．

2. 鑑別診断（除外診断）

乳児期，幼児期早期にてんかん性スパズム（West 症候群を含む）やミオクロニー発作を呈する遺伝子異常（*ARX*，*CDKL5* 等），先天脳奇形（皮質形成異常症，片側巨脳症，先天性サイトメガロウイルス感染症等），先天代謝異常症（ミトコンドリア脳筋症，Menkes 病，白質ジストロフィー等），周産期障害等との鑑別が必要となる（詳細は各項目を参照）．診断基準（**表 1**）と画像検査（後述）により他疾患との鑑別は比較的容易である．葉状白斑は結節性硬化症に比較的特異的な皮膚病変で，乳児健診において葉状白斑を認めた場合は結節性硬化症を疑い精査を行う．病変は多臓器にわたるため，乳児期からてんかんの有無にかかわらず，脳波に加え，頭部 CT・MRI，眼底検査を含む眼科的診察，胸部 X 線，心臓・腹部超音波検査，腹部 CT・MRI を定期的に実施する．頭蓋内病変，内臓病変は胎児超音波検査でも同定可能である．なお現在，日本では，遺伝子解析は通常検査として行われておらず，さらに三徴が揃った患者でも結果が

表 1　結節性硬化症の診断基準（指定難病）

(1)遺伝学的診断基準

　TSC1 または *TSC2* 遺伝子のいずれかに病因となる変異が正常組織からの DNA で同定されれば，結節性硬化症の確定診断に十分である．病因となる変異は，TSC1 または TSC2 蛋白の機能を不活化したり（たとえば out-of-frame 挿入，欠失変異やナンセンス変異），蛋白産生を妨げる（たとえば大きなゲノム欠失）ことが明らかな変異，あるいは蛋白機能に及ぼす影響が機能解析により確立しているミスセンス変異と定義される．それ以外の *TSC1* または *TSC2* 遺伝子の変化で機能への影響がさほど確実でないものは，上記の基準を満たさず，結節性硬化症と確定診断するには不十分である．結節性硬化症患者の 10〜25% では一般的な遺伝子検査で変異が同定されず，正常な検査結果が結節性硬化症を否定する訳ではなく，結節性硬化症の診断に臨床的診断基準を用いることに何ら影響を及ぼさないことに留意すべきである．

(2)臨床的診断基準

＊遺伝子診断を受けていないものもしくは検査を受けたが変異が見つからなかった場合，適応される．

A. 大症状
1. 脱色素斑（長径 5mm 以上の白斑 3 つ以上）
2. 顔面血管線維腫（3 つ以上）または前額線維性局面
3. 爪線維腫（2 つ以上）
4. シャグリンパッチ（粒起革様皮）
5. 多発性網膜過誤腫
6. 皮質結節または放射状大脳白質神経細胞移動線＊1
7. 上衣下結節
8. 上衣下巨細胞性星細胞腫
9. 心横紋筋腫
10. 肺リンパ管平滑筋腫症＊2
11. 腎血管筋脂肪腫（2 つ以上）＊2

B. 小症状
1. 金平糖様白斑
2. 歯エナメル小窩（3 つ以上）
3. 口腔内線維腫（2 つ以上）
4. 網膜無色素斑
5. 多発性腎囊胞
6. 腎以外の過誤腫

C. 注釈
＊1 皮質結節と放射状大脳白質神経細胞移動線の両症状を同時に認めるときは 1 つと考える．
＊2 肺リンパ管平滑筋腫症と腎血管筋脂肪腫の両症状がある場合は確定診断するにはほかの症状を認める必要がある．

＜診断のカテゴリー＞

Definite（指定難病の対象）：
　臨床的診断基準のうち大症状 2 つ，または大症状 1 つと 2 つ以上の小症状のいずれかを満たす．

Probable：
　大症状 1 つ，または小症状 2 つ以上のいずれかが認められる．小症状 1 つだけの場合は，遺伝学的診断基準を満たすこと．

陰性となることもあり，ルーチン検査として実施する状況にはない．

検査

1．脳波検査
必須であるが，前述の通り多様な変化を示す．

2．頭部画像所見
頭部MRI・CTによる確認が必須である．孤立性皮質結節と限局性皮質異形成の鑑別が必要となる場合があり，前者での石灰化と脳回の膨らみ，後者でのT2強調像での低信号等が鑑別診断の目安となる．

1）皮質結節：患者の95%以上で検出される．皮質の異常信号(T1強調像で低〜等信号，T2強調像で等〜高信号，FLAIR像で高信号．FLAIRが最も鋭敏)，脳表中央に陥没を伴う脳回の膨らみ(2割前後)として確認される．数が多いほど脳障害が重症となる．年齢につれ石灰化の頻度も高まる(CT)．

2）上衣下結節(subependymal nodule)：患者の95%以上で検出される．上衣下から側脳室に結節状に突出し，T1強調像で軽度高信号，T2強調像で低信号，CTで石灰化を認める．

3）上衣下巨細胞性星細胞腫(SEGA)(図1A)：患者の1割前後でMonro孔付近に発生する．本来良性腫瘍だが，小児期から思春期にかけ徐々に増大し水頭症を惹起する．信号強度は上衣下結節に類似．

4）放射状大脳白質神経細胞移動線(図1B)：皮質結節に連続する形で側脳室に向かって伸びる放射状のT2強調像で高信号の白質病変．

治療

1．てんかん治療
発作型に応じて，バルプロ酸，ベンゾジアゼピン系薬物等による治療が行われるが，難治で経過することが多い．West症候群にはVGB(vigabatrin)が著効を呈する．2016年，日本でもVGB(サブリル®)の点頭てんかん(West症候群)に対する適応が承認された．半数前後で視野狭窄が生じるため，適正使用委員会の指導の下，定期的な眼科診

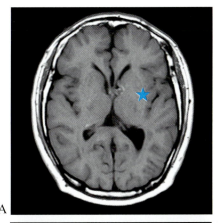
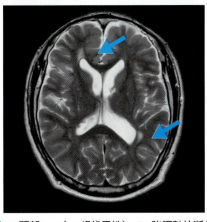
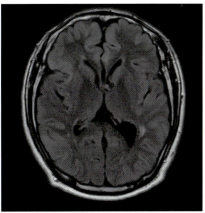

図1 頭部MRI(40歳代男性) T1強調軸位断(A)／T2強調像・FLAIR画像(B)
A：左側脳室前角に突出する上衣下巨細胞性星細胞腫(subependymal giant cell astrocytoma：SEGA)(★)．
B：皮質結節から延びる放射状大脳白質神経細胞移動線(➡)．
(小児神経学クリニック　星野恭子先生のご厚意により供覧)

察が行われる．ケトン食療法，迷走神経刺激療法も考慮される．さらに皮質結節(孤立性皮質結節を含む)とその周囲の外科的切除が有効な場合があり，機能画像によるてんかん焦点決定後，早期の外科治療が推奨される．

2. ERL 治療

tuberin と hamartin の複合体は mammalian target of rapamaycin complex 1(mTORC1)を抑制するので，mTOR 活性を選択的に阻害するラパマイシン誘導体 ERL(アフィニトール®)は SEGA，AML を縮小させる．日本では AML(10 mg)と SEGA(3.0 mg/m²)に対する 2.5 mg・5 mg 錠の 1 日 1 回経口投与，SEGA での 2 mg・3 mg 分散錠の使用が認可されているが，LAM にも有効である．口内炎が高頻度にみられ，間質性肺疾患，感染症等の重篤な副作用にも留意する必要がある．てんかんへの有効性は後述のごとく検討中である．

▎予　後

TSC 患者では臨床症状の発現に個人差が大きく，年齢に応じて全身臓器に様々な症状が出現するため，複数診療科による定期的なフォローアップが必要である．根治的な治療法はいまだ見出さ

れていないが，mTOR 阻害薬による SEGA，AML，LAM のコントロールが可能となっており，生命的予後は改善した．てんかんや知的障害に対する mTOR 阻害薬の効果も世界中で検証されている．日本でも VGB が汎用されるようになれば，West 症候群の発作予後も改善することが期待される．

❖ 参考文献

・日本結節性硬化症学会(編)，樋野興夫(責任編集)：結節性硬化症の診断と治療最前線．診断と治療社，2016.
・水口　雅：結節性硬化症－治療法の進歩．日児誌 2016；120：721-727.
・Northrup H, et al.：Tuberous sclerosis complex diagnostic criteria update：recommendations of the 2012 International Tuberous Sclerosis Complex Consensus Conference. Pediatr Neurol 2013；49：243-254.
・Krueger DA, et al.：Tuberous sclerosis complex surveillance and management：recommendations of the 2012 International Tuberous Sclerosis Complex Consensus Conference. Pediatr Neurol 2013；49：255-265.

[淑徳大学看護栄養学部看護学科]
林　雅晴

第2章 疾患の特徴と診療指標 ┃ 2 神経皮膚症候群におけるてんかん

2-3 Sturge-Weber 症候群

EPILEPSY

概念　Sturge-Weber 症候群（SWS）は，脳軟膜血管腫と，顔面ポートワイン斑（毛細血管奇形），緑内障を主症状とする神経皮膚症候群の一つである[1]．

　　SWS の発生頻度は約 50,000～100,000 出生に 1 例とされているが，ほかの神経皮膚症候群と違い遺伝形式は明らかになっていない．近年，顔面ポートワイン斑と脳軟膜血管腫部位で *GNAQ* 遺伝子にモザイク変異があることが報告された[2]．*GNAQ* の変異はエンドセリンを介して血管新生を促進するとされている．胎生初期に生じるとされる毛細血管奇形と静脈の形成不全が症候群の根幹であり，未熟な静脈系であるための血液うっ滞と血流低下が生じ，神経系においては片麻痺等の虚血症状やてんかん，精神運動発達遅滞が問題となる．

診断のポイント

　指定難病の診断基準における主症状は，てんかん，精神運動発達遅滞，片麻痺，ポートワイン斑（毛細血管奇形），緑内障である．重要な所見は脳軟膜血管腫，顔面ポートワイン斑，緑内障であるが，必ずしもすべてが揃う必要はない．

1. 症状

1）てんかん：SWS の約 75～90% にみられ，1 歳以前に 75% が，2 歳までに 86% が発症する．6 か月以内に発症した群では発作コントロールが不良であることが多い．一時的な寛解を認める例もあるが，その後に重積で再発することも多く，注意深い観察が必要である．進行する発達障害や多動，自閉症などの精神症状の出現，罹患脳の進行性萎縮を認める際にも潜在性の発作を疑う必要がある．

　a）焦点性運動発作

　　軟膜血管腫がローランド野にかかる場合には，対側に運動性の焦点発作が生じる．発作の持続時間が長いことも特徴である．発作後には運動麻痺が遷延することが多い．

　b）複雑部分発作

　意識減損と動作停止が主体であり，自動症を呈することは少ない．意識減損の程度は様々であるが，小児であるがために正確な判断がむずかしい．単に無呼吸発作のみのこともあり，発作の確認には注意を要する．この無呼吸発作は薬剤抵抗性を示す例の約半数に認められる．

　c）二次性全般化発作

　時に全身に及ぶ強直間代発作が焦点性運動発作や複雑部分発作の後に認められることがある．

　d）てんかん重積

　単純部分発作や複雑部分発作が長時間に及ぶ重積の形態を呈することが多い．特に複雑部分発作の際には呼吸抑制が生じることが多く，脳の虚血を悪化させるため，迅速な対応が必要である．

2）精神運動発達遅滞：約 50～80% にみられ，軟膜血管腫の範囲およびてんかん発作の重症度に相関する．MRI 所見が発達遅滞の予測因子であり，広範な軟膜血管腫と強い脳萎縮が発達予後不良に関連する．

　付随する運動麻痺や自閉症なども精神運動発達に影響を与える．

2-3. Sturge-Weber 症候群　**105**

3)片頭痛：SWS の 30〜70％ で生じる．発症年齢は 8〜10 歳である．片麻痺や視野欠損等の神経症状と頭痛が合併しているものが多くみられる．血管性浮腫や皮質拡延性抑制（cortical spreading suppression）が原因と考えられているが，明らかな機序は不明である．

　トリプタン製剤の効果は約半数で改善がみられるものの完全ではない．抗てんかん薬が予防に使用されることがあるが，その際にはラモトリギン（LTG）が有効とするものが散見される．

4)ポートワイン斑（毛細血管奇形）：SWS の 85％ で顔面にポートワイン斑を認める．約 60％ の症例では脳軟膜血管腫と同側である．三叉神経の第一枝領域に多いとされるが，他領域にまで及んだり，両側性（25％）のこともある．顔面血管腫を認めない例は 15％ 程存在し，その際の脳軟膜血管腫は前頭葉に多いと報告される．

　早期のレーザー治療が有効である．種々のレーザーが治療に用いられている．

5)緑内障：30〜70％ にみられる．60％ は 2 歳までに発症するが，それ以降の発症もあり得るため，随時確認が必要である．視野欠損は緑内障のみでなく，後頭葉病変でも生じるため，両者の鑑別を行うことは病態把握のみでなく，治療を考えるうえで重要である．

　眼後方病変として，脈絡膜血管腫の存在に注意が必要である．それによる視力，視野障害は約 70％ に及ぶため，早期の眼底検査が推奨される．

検査

1．画像検査所見

1)MRI：ガドリニウム（Gd）増強において軟膜血管腫が明瞭となる．通常の T1 強調 Gd 増強像では，血管腫を過大評価してしまうことがあり，FLAIR 画像に Gd 増強を行うとほぼ正確な血管腫範囲が診断できる[3]（図1）．その他の所見としては，患側脈絡叢の腫大，脳萎縮や白質内横断静脈の拡張を認める．皮質形成異常との合併が時にみられるが，多くは多脳回症である．

　その他の撮像法として susceptibility weighted imaging（SWI）法が有用であり，石灰化部位や横

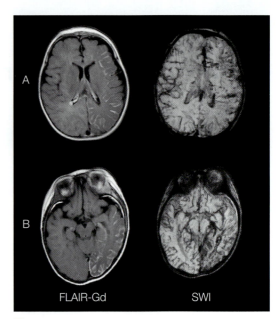

図1　MRI
Gd 増強 FLAIR 像や SWI 像が病変の拡がりを把握することに有用である．
軟膜血管腫の例での各々の描出を示す．
A：半球性，B：部分性

断静脈の描出にすぐれている（図1）．

2)CT：脳虚血ダメージが内皮細胞に及ぶと脳血管関門が破綻し，石灰沈着が生じると考えられている．ほかの小児虚血性疾患でも同様の機序で石灰沈着を生じることが知られており，SWS に特異的な所見ではないことに注意が必要である．

3)SPECT：軟膜血管腫部位は低血流域として描出される．血流低下部位の範囲はてんかん発作の病勢ではなく，発達遅滞と相関する．

4)FDG-PET：発作間欠期の脳軟膜血管腫下部位では糖代謝が低下している．SWS では発作時でなくとも，発作後数日間にわたり高代謝が持続することが知られている．

2．生理学的所見

1)脳波：発作間欠期に棘波や鋭波を観察することは比較的まれであり，患側の低電位徐波化が特徴的な所見である．筆者らが行った頭皮脳波の検討では，突発波と患側低電位脳波はそれぞれ 21.8％ と 87.7％ の出現率であった．発作時には律動的な棘波または鋭波が出現し，ゆっくりと拡延をしていき，数十分に及ぶこともある．

　頭蓋内電極を用いた発作波の解析より，発作起

始は軟膜血管腫下の脳皮質であり，周辺から生じていたものはなかったとされる[4]．しかしながら，罹患期間が長くなるにつれ周辺にもてんかん原性域が広がることも考えられるため，年長時や成人においては血管腫外の領域も発作起始になり得ることを考慮したほうがよいだろう．

治　療

1. 内科的治療

1)抗てんかん薬：約半数でてんかん発作を抑制できる．軟膜血管腫が部分的で，かつ脳萎縮の少ない例には効果が期待される．局在関連性てんかんであるため，カルバマゼピン（CBZ）やLTG，レベチラセタムなどが選択される．多数例で内科治療の効果を検討した研究では，CBZとオクスカルバゼピンの効果が高かったと報告している[5]．

2)抗血小板薬（アスピリン）：静脈血栓が生じると病状が急激に悪化することが知られており，脳卒中様虚血症状，脳内出血，てんかん重積発作などが報告されている．その予防目的によりアスピリンの使用が議論されるが，コンセンサスには至っていない．

2. 外科的治療

抗てんかん薬治療により発作抑制効果が十分でない際には，手術治療が検討される．

1)半球離断術：軟膜血管腫が片側大脳半球全体に及ぶ例が適応である．本群では，抗てんかん薬治療のみで発作を抑制できたものはわずかであり，早期の手術が検討される．1歳未満での手術が良好な発達予後因子である．

半球離断術の発作消失率は70～90%とされる．対側の片麻痺が生じるが，歩行が可能な状態にまで回復する．しかしながら，上肢，特に手指の巧緻運動障害は後遺することを念頭におかなければならない．発達検査では認知性，社会性の改善が認められる．

2)血管腫摘出術および離断術：軟膜血管腫が部分的である場合に適応とされる．近年では，手術侵襲を軽減する目的で離断術が用いられることが多い．この群では，抗てんかん薬により発作が抑制されることも多いため，内科治療の適切な効果

判定が必要である．

SWSの多くの症例では，側頭葉‐頭頂葉‐後頭葉に血管腫が存在するため，同部位の摘出や離断になることが多い．術後の言語および記憶機能の代償を考慮すると，脳可塑性が期待できる5歳までに適応を判断することが望ましい．

3)脳梁離断術，迷走神経刺激療法：両側大脳半球に血管腫を有する例に検討される．発作を完全に止めることは困難であり，軽減を図る緩和的手術である．SWSに対する迷走神経刺激療法の効果については，いまだまとまった報告はないが，今後期待される治療法である．

予　後

早期発症例や広範な軟膜血管腫例のてんかんおよび精神運動発達予後は不良とされており，早期からの積極的な治療介入が治療成績を向上させるには必要である．てんかん発作を抑制することが精神運動発達の促進につながることより発作のコントロールに主眼がおかれることになる．

発達予後に影響を与える他因子は視力，視野異常である．緑内障と脈絡膜血管腫に対する早期からの診察と経過観察，必要時には治療介入を速やかに行うことが重要である．

❖引用文献

1) Pinto A, et al.：Epileptogenesis in neurocutaneous disorders with focus in Sturge Weber syndrome. F1000Res 2016：doi：10.12688/f1000research.7605.1.

2) Shirley MD, et al.：Sturge-Weber syndrome and port-wine stains caused by somatic mutation in GNAQ. N Engl J Med. 2013 May 23：368：1971-1979.

3) Griffiths PD, et al.：Contrast-enhanced fluid-attenuated inversion recovery imaging for leptomeningeal disease in children. Am J Neuroradiol. 2003：24：719-723.

4) Iimura Y, et al.：Analysis of Epileptic Discharges from Implanted Subdural Electrodes in Patients with Sturge-Weber Syndrome. PLoS One. 2016 7：11：e0152992. doi：10.1371/journal.pone.0152992.

5) Kaplan EH, et al.：Anticonvulsant Efficacy in Sturge-Weber Syndrome. Pediatr Neurol. 2016：58：31-36.

［順天堂大学医学部脳神経外科］

菅野秀宣

2-3. Sturge-Weber 症候群　107

第2章　疾患の特徴と診療指標｜3　染色体機能異常によるてんかん

3-1 Angelman 症候群

EPILEPSY

概念

Angelman 症候群（Angelman syndrome：AS）は重度知的障害，てんかん，失調様運動障害，容易に引き起こされる笑いを特徴とする疾患である[1,2]．ゲノムインプリンティング領域である 15 番染色体長腕 q11-q13 に位置する UBE3A の機能喪失により発症する．UBE3A は神経細胞において母由来アレルのみが発現しているために，母由来 UBE3A の機能が喪失した場合に発症する．UBE3A の機能喪失を引き起こす遺伝学的群を決定することが診断となり，90％ が確定診断できる．AS の 80％ にてんかんが合併する．発作の多くは全般発作であり，非けいれん性てんかん重積を起こすことがある．特徴的な脳波異常は乳児期から出現し，診断的価値が高い．バルプロ酸（VPA）を中心とした抗てんかん薬治療が有効である．てんかん発作は 10 歳以降に減少し，生命予後は良好である．

診断のポイント

4 か月までの発達は正常であることが多いが，10 か月健診はほぼ通過しない．平均歩行開始年齢は 5 歳である．知的発達の遅れは重度であり，有意語の獲得はみられない場合が大部分である．ぎこちない動きと尖った下顎，大きな口などの顔貌特徴を示し，不適切な場面でも容易に笑う行動特徴がみられる．低色素症や睡眠障害の合併も多い．ほとんどが孤発例であるが，まれに同胞発症が知られている．

てんかん発作の多くは全般発作である[3]．強直間代発作やミオクロニー発作が多くみられる．乳児期の発熱に伴うけいれんが初発症状であることをしばしば経験する．意識消失発作や焦点発作もみられる．非けいれん性てんかん重積は AS の特徴の一つといわれ，頻度は高くないが重要な症状である．また，てんかん発作の出現前から脳波異常を示し，早期診断に有用である．振戦やミオクローヌスをしばしば合併し，これらは皮質性であることが示されている[3]．

確定診断は保険適応の遺伝学的診断で 70 ～ 80％ が可能である（図1）．遺伝学的診断のアルゴリズムを図2に示した．

検査

1. 脳波検査

脳波異常としては，覚醒時には徐波（θ 波）が出現し，しばしば広汎化する[4]．覚醒時睡眠時ともに，前頭部優位の広汎性徐波律動もしくは棘徐波複合が出現する[4]．前頭部優位の発作波は時に三相波様の形態をとる（図3A）．後頭部優位の棘徐波複合もしばしば出現する[5]（図3B）．後頭部優位の広汎性棘徐波複合は比較的頻度が高いと報告されている．

2. 遺伝学的検査

DNA メチル化テストが第一選択であり，欠失，片親性ダイソミー（uniparental disomy：UPD），刷り込み変異を同定できる（図2）．全体の 70％ を占める母性 15q11-q13 欠失は蛍光 in situ ハイブリダイゼーション（FISH）法で診断される．父性 UPD と刷り込み変異の診断には両親の検体を用

108　第2章　疾患の特徴と診療指標

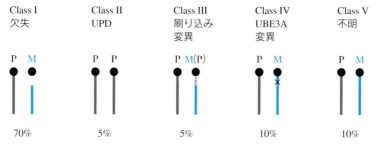

図1 ASの遺伝学的分類
ASの遺伝学的分類．それぞれの数字は頻度を示す．M：母由来15番染色体，P：父由来15番染色体．M(P)は母由来15q11-q13の刷り込み状態が父由来となっていることを示している．

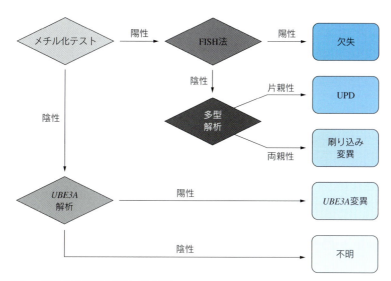

図2 遺伝学的解析のアルゴリズム
2016年にASの遺伝学的解析が保険収載されたために，DNAメチル化テストを第一選択としたアルゴリズムを記載した．

いた多型解析が必要である．メチル化テストが陰性の場合は*UBE3A*の変異解析を実施する（図2）．ASの約10%は遺伝学的には診断ができない．これらの中には，ASに似ているが異なる疾患が含まれている可能性を考慮する必要がある．

わが国では長年にわたりFISH法のみが保険適応であったが，2016年からそれ以外の遺伝学的検査も保険適応となった．しかし，商業検査センターでの検査の実施は十分には整備されていない．

治 療

抗けいれん薬としてはバルプロ酸（VPA）が最も使用されており，効果が期待できる[3]．VPAで十分な発作抑制が得られないときはクロナゼパムもしくはクロバザムのベンゾジアゼピン系薬剤の追加が有効である[3]．エトサクシミドも有効であることが報告されている．新規抗てんかん薬も有効性が期待できるが，十分な経験は蓄積されていない．非てんかん性てんかん重積状態は一般的な重積に準じた治療が行われる．ASに合併するてんかんは多くの場合上記の抗てんかん薬による治療で対応できる．難治性に経過する場合は診断の見直しも考慮することが必要である．

しばしば合併する睡眠障害に対して，メラトニ

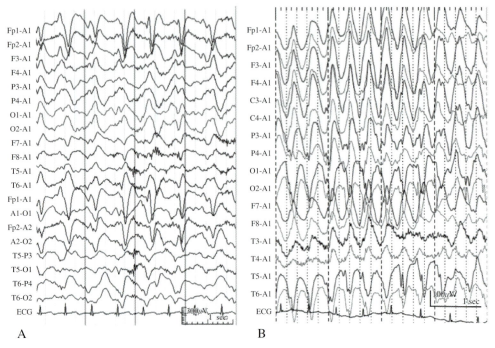

図3 ASの代表的脳波
A：前頭部優位の三相波様発作波，B：後頭部優位の広汎性棘徐波複合

ンの有用性が報告されている．メラトニンは日本での入手が困難であり，メラトニン受容体作動薬であるラメルテオンの使用も考慮される．ラメルテオンの効果に関するエビデンスは十分ではない．

予後

ASに合併するてんかん発作は10歳以降に減少傾向となる．抗てんかん薬も単剤で治療できる場合が多い．しかし，成人においても抗てんかん薬を中止すると再発のリスクがあるので，抗てんかん薬を中止することには慎重に取り組むことが望ましい．

生命予後は良好である．成人になるとあまり動かなくなる傾向があり，あいまって肥満を合併しやすい．高校卒業後も継続的にからだを動かすことのできる環境の整備が望ましい．

引用文献

1) Williams CA, et al.：Angelman syndrome 2005：updated consensus for diagnostic criteria. Am J Med Genet A 2006；140：413-418.
2) Williams CA, et al.：Clinical and genetic aspects of Angelman syndrome. Genet Med 2010；12：385-395.
3) Saitoh S. Clinical, molecular, and neurophysiological features in Angelman syndrome. J Pediatr Epilepsy 2015；4：17-22.
4) Boyd SG, et al：The EEG in early diagnosis of the Angelman (happy puppet) syndrome. Eur J Pediatr 1988；147：508-513.
5) Goto M, et al.：Episodic tremors representing cortical myoclonus are characteristic in Angelman syndrome due to UBE3A mutations. Brain Dev 2015；37：216-222.

[名古屋市立大学大学院医学研究科新生児・小児医学分野]
齋藤伸治

第2章 疾患の特徴と診療指標　3　染色体機能異常によるてんかん

3-2 環状 20 番染色体症候群

EPILEPSY

概念

環状 20 番染色体〔以下 r(20)〕は高率にてんかんを合併する．発症年齢は 0〜24 歳で，頻回の非けいれん性てんかん重積状態(nonconvulsive status epilepticus：NCSE)が特徴的である．小児では自動症や強直等運動要素を呈する発作症状が主のこともある．脳波では高振幅徐波や鋭波が前頭部優位，しばしば両側広汎性に高頻度に出現する．染色体検査では正常細胞と r(20)をもつ細胞とのモザイクを示すことが多い．外表奇形はまれで知的障害の程度も様々である．てんかんは極めて薬剤抵抗性であり，NCSE は難治に経過する．

診断のポイント

高振幅徐波や鋭波が単発あるいは短い連続で頻回に出現する脳波所見と NCSE を特徴とする発作症状から本疾患を疑い，染色体検査で診断する．r(20)はモザイクを示すことが多い．非モザイクの患者では併存症が多い．

1. 疾患の特徴

1)家族歴：てんかんの家族歴は乏しい．親が r(20) を有していた報告は 3 家系のみである．

2)外表奇形：特徴的な奇形はなく，あっても軽微である．

3)認知・行動面の問題：知的には正常範囲または軽度低下にとどまることが多い．発作の悪化に伴い，精神遅滞や衝動性・攻撃性などの行動障害を呈することがある．NCSE による長時間持続する意識減損と行動変化が心因性と誤診されることもある．

4)発症：てんかんの平均発症年齢は 6 歳(0〜24 歳)，NCSE の発症年齢は平均 9.5 歳(1〜24 歳)．r(20)のモザイク率が高いほど，発作の発症年齢が早い．

5)発作型：NCSE が特徴的である．小型または大型の運動発作，複雑部分発作，非対称性強直発作，過運動発作等がおもに夜間にみられることがある．年少の子どもの発作は短く，運動性の発作であることが多く，長じるにつれ NCSE が出現し主発作型になる．10 歳以降はてんかんの表現形の変化は乏しい．

a. NCSE

動揺性の意識障害や認知障害を示し，口周囲，眼瞼，肩，手足等のミオクローヌスを伴うことがある．1 回の持続は数分〜数十分で，1 時間以上続くことは少ない．発作は頻回でしばしば日に何回もみられる．身体的あるいは精神的負荷が誘因となる場合がある．てんかん性脳波活動および NCSE は，午後から夕方にかけてより顕著になる傾向がある．

b. NCSE 以外の発作型

小児期には NCSE 以外の発作型が多い．自動症や運動現象を伴う短い複雑部分発作や幻視や恐怖感等がみられることがある．また，夜間睡眠時に覚醒時の行動に似たかすかな変化(subtle nocturnal seizure)や短い強直発作が好発する．

2. 鑑別診断

徐波成分の多い持続性の脳波異常から Lennox-Gastaut 症候群が疑われることがある．また，夜間に生じやすい運動性要素のある複雑部分発作から

3-2. 環状 20 番染色体症候群　111

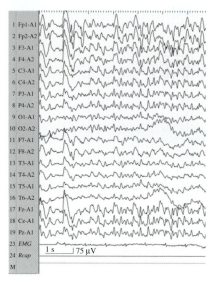

図1 発作間欠期
両側広汎性，前頭部優位に徐波，鋭波，棘波が混在して高頻度にみられる．

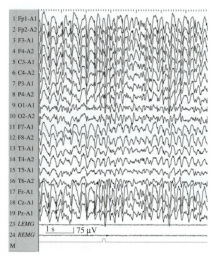

図2 NCSEの発作時
両側広汎性，前頭部優位の高振幅徐波や棘波が持続性に出現．周波数は一定でない．

前頭葉てんかんが疑われやすい．NCSEを主発作型として反復するてんかん患者も鑑別対象となる．

検査

1．脳波検査

高振幅徐波や鋭波が単発あるいは短い連続で頻回に出現し，前頭・側頭部に優位性を示したり，側方性を示すこともあるが，容易に両側化する（図1）．小児では比較的脳波異常が乏しいこともあるが，長じるにつれ脳波異常は顕著となる．

発作時（NCSE）の脳波は長時間持続する両側性の高振幅徐波であり，その周波数はしばしば変動し，小棘波や棘徐波複合が混在する（図2）．

2．染色体検査

非モザイクもあるが，正常細胞とr(20)をもつ細胞とのモザイクで成り立っていることが多く，その比率は末梢リンパ球で0.5～100％と様々である．このため，疑いが強い場合には100細胞まで検査を依頼することが望ましい．

3．画像検査

CT，MRIに特異的な異常はない．

治療

抗てんかん薬治療は極めて難治であるが，バルプロ酸やラモトリギンが有効との報告がある．多剤を避け，認知・行動面に影響の少ない薬剤選択を心がける．切除あるいは遮断外科治療は奏功しない．食事療法，迷走神経刺激の有効性は定まっていない．

予後

10歳頃には脳波および発作症状はほぼ固定し，その後進行性に増悪することは少ないが，年齢とともに発作が軽減することもなく，てんかんは難治なままである．けいれん重積状態を示し重篤な後遺症を残したり，死に至る転帰をとった報告なども散見される．

❖参考文献

・Inoue Y, et al.：Ring chromosome 20 and nonconvulsive status epilepticus. A new epileptic syndrome. Brain 1997；120：939-953.
・Conlin LK, et al.：Molecular analysis of ring chromosome 20 syndrome reveals two distinct groups of patients. J Med Genet 2011；48：1-9.
・井上有史：環状20番染色体．兼本浩祐，他（編），専門医のための精神科臨床リュミエール14　精神科領域におけるけいれん・けいれん様運動．中山書店，2009；89-92.

［国立病院機構静岡てんかん・神経医療センター神経内科］

池田　仁

第2章 疾患の特徴と診療指標 4 代謝異常症によるてんかん

4-1 ミトコンドリア病

EPILEPSY

概念　ミトコンドリアは，細胞内のエネルギー産生を主たる機能とし，独自のDNAを有する細胞内小器官である．様々な化学反応系を有し，さらにミトコンドリアDNAの異常では，母系遺伝・ヘテロプラスミー・閾値効果等，重症度や罹患臓器を修飾する因子が多数あるために，臨床像が複雑である．ミトコンドリア病に伴うてんかんに疾患特異的なものはないが，いかにしてミトコンドリア病と診断し，どのように分類するのかということが，ミトコンドリア病の対応に重要である．各疾患およびてんかんの治療は基本的に対症療法である．病態に応じた治療として，ビタミンカクテル療法やケトン食療法が提案されているが，エビデンスは乏しい．ミトコンドリアに毒性を有するバルプロ酸(VPA)の投与は避ける．

診断のポイント(疾患の特徴，鑑別診断)

1. ミトコンドリアの機能 [1～3]

1)ミトコンドリアにおける化学反応系：ミトコンドリアの代表的な機能は，糖質や脂肪，アミノ酸を代謝して，TCA回路と呼吸鎖複合体においてATPを産生することだが，ほかにも細胞内Ca^{2+}イオンの恒常性の維持，活性酸素種の産生，ウリジン，アミノ酸，ヘム等の重要な生体高分子の合成，細胞死(アポトーシス)の制御，神経細胞における神経伝達物質の合成等がある．従来は，ミトコンドリア病の代表的な原因として，ミトコンドリアDNA(mtDNA)の変異や，TCA回路にかかわる酵素や呼吸鎖複合体を構成する蛋白の遺伝子変異があげられていたが，mtDNAの複製・翻訳，不良ミトコンドリアの排除，ミトコンドリアの融合・分裂や細胞内移動・細胞内分布に関する蛋白やRNA等ミトコンドリアの維持管理に関する異常も明らかになってきた．

2)TCA回路と電子伝達系(図1)：ミトコンドリアの中心的な代謝経路は，TCA回路と電子伝達系で，TCA回路の最も重要な基質は，アセチル

CoAである．脂肪酸やアミノ酸の代謝異常は，それがミトコンドリア内で行われていても，脂肪酸代謝異常，アミノ酸代謝異常，有機酸代謝異常とよび，ミトコンドリア病とはよばない．

TCA回路上の物質が酸化される過程で，還元型の電子伝達体であるNADHや$FADH_2$が生じる．電子伝達系では，こうした還元型の電子伝達体から得た電子を用いて，ミトコンドリア内膜の内外で水素イオンの濃度勾配を作り，この濃度勾配を利用してATP合成酵素(呼吸鎖複合体V)で，ADPとPiからATPを合成する．

2. ミトコンドリアに関連する遺伝子と遺伝形式

ミトコンドリアにかかわる遺伝子には，ミトコンドリア固有のDNA(mtDNA)と核に存在する核DNA(nDNA)がある．mtDNAは，呼吸鎖複合体サブユニットである構造蛋白13，この構造蛋白を合成するためのリボソームRNA(rRNA)2，トランスファーRNA(tRNA)22をコードする．ミトコンドリア自体の維持に必要な蛋白群，つまりDNA複製と翻訳，呼吸鎖複合体サブユニットの大部分，呼吸鎖複合体サブユニットを複合体に組

4-1. ミトコンドリア病　113

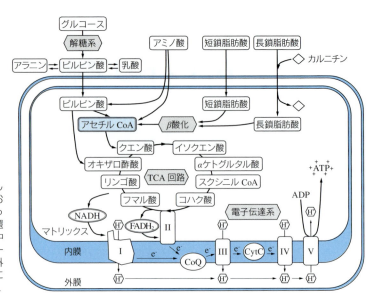

図1　ミトコンドリア内の代謝マップ
グルコースや脂肪酸，アミノ酸を代謝して生じたアセチル CoA が，TCA 回路において酸化されると，NADH や FADH$_2$ といった電子伝達体の還元体が生じる．この還元体から得られた電子を電子伝達系の中で受け渡していくときに，そのエネルギーを用いて，ミトコンドリアの内膜の内外で H$^+$ イオンの濃度勾配を形成し，最後にATP 合成酵素で，ATP を大量に合成する．

み上げる集合因子（アッセンブリーファクター），ミトコンドリア内膜を構成するリン脂質の合成系等は，nDNA にコードされ，その遺伝子数は，1,100〜1,500 程度であり，その異常による疾患は，常染色体劣性遺伝，X 染色体連鎖性遺伝の遺伝形式をとる．

　1 つの細胞には数百から数千の mtDNA が含まれ，正常 mtDNA と異常 mtDNA が混在する状態をヘテロプラスミーという．変異 mtDNA が一定の割合を超えると発症するが，これを閾値効果とよび，一般に，変異 mtDNA を多く有する細胞・組織・個体は重症となる．このため，mtDNA の異常による疾患は，臨床像・重症度ともに多様性に富む．母系遺伝は，受精卵には精子由来のミトコンドリアは入らず，入っても消滅してしまうことによる．

　ミトコンドリア病の疫学は，臨床像が多様なこと，診断が容易ではないことから，実際の患者調査に基づくものは少ないが，オーストラリアでの2015 年の研究で，mtDNA に病的変異を有する有病率は 10 万人当たり 20.4 人，nDNA 異常によりミトコンドリア病を有する有病率が 10 万人当たり 2.9 人，合計で 10 万人当たり 23.3 人で，およそ 4,300 人に 1 人であると報告された．

3．ミトコンドリア病の症状と診断基準[4]

1）おもな症状（表1）：ミトコンドリア病の症状は，全身臓器にわたるが，エネルギー需要の高い臓器，すなわち，神経，骨格筋，心筋，眼，耳，肝，腎，消化管，内分泌等の臓器で症状が出やすい．

2）診断基準（表2）：Bernier らによる診断基準[4]（一部改変）．日常臨床でミトコンドリア病を診断するには，多臓器の罹患，進行性の経過，家族歴から疑うこと，着目すべき臓器の種類，代表的なミトコンドリア病の病型を知ることが重要である．

4．ミトコンドリア病におけるてんかんと病態について[2,3]

　ミトコンドリア病におけるてんかんの合併率は 35〜60％ 程度とされている．逆に難治てんかんの 1/3 で，ミトコンドリアの異常がかかわるという報告もある．神経細胞は膜電位維持のために大量のエネルギーが必要であり，ミトコンドリア異常によるエネルギー供給破綻がてんかん発症に寄与する可能性はあるが，呼吸鎖複合体異常のすべてでてんかんをきたすわけではなく，活性酸素の産生や細胞内カルシウムイオンの調整異常，アポトーシスの増加等が関与するともいわれる．

　発作症状は，焦点発作や全般発作，スパスム等，様々な発作が起こり得るが，全般性 3Hz 棘徐波複合を呈する定型欠神発作はまれである．持続性焦点発作，局在性または全般性のミオクローヌス，進行性の早期発症のてんかん性脳症，West 症候群，Lennox-Gastaut 症候群等もあり得る．脳波で

表1　ミトコンドリア病で認められる症状

中枢神経	知的障害, けいれん・てんかん, ミオクローヌス, 運動失調, ジストニア, 片頭痛
骨格筋	筋緊張低下, 筋力低下, 易疲労性・運動不耐, 高 CK 血症, ミオパチー
末梢神経	末梢神経障害
心臓	心筋症(肥大型, 拡張型, 拘束型, 緻密化障害), 伝導障害
眼	視神経萎縮, 外眼筋麻痺, 網膜色素変性
耳	感音難聴
肝	肝機能障害, 乳児胆汁うっ滞, 脂肪肝, 肝不全, Reye 症候群
腎	尿細管機能障害, Fanconi 症候群, 糸球体障害
消化管	哺乳不良, 嘔吐, 下痢, 便秘, 腸管偽性閉塞, 膵外分泌障害
内分泌	糖尿病, 発育障害, 低カルシウム血症, 甲状腺異常, 副甲状腺異常, 性腺機能低下, 発汗低下, 多毛

は, 単焦点性・多焦点性の棘波・多棘波, 全般性棘徐波, 全般性・局在性の徐波, ヒプスアリスミア等を認め得る. 病態・病型により, てんかんを発症しやすいものとまれなものがある.

ミトコンドリア病を疑うポイントと検査・診断

1)高乳酸血症に対する考え方

血液・髄液中の乳酸高値は手掛かりとなり得るが, 遺伝子で異常が確認されたミトコンドリア病でも, 10〜15% で正常値を示す. 逆に, 高乳酸血症をきたす原因として, 虚血や低酸素血症, ショック, 採血時の駆血, けいれん, 尿路感染症, 敗血症性ショック, 薬物, ビタミン B1 欠乏がある. 先天代謝異常では, 有機酸代謝異常, 尿素サイクル異常, 脂肪酸代謝異常, 糖原病, 糖新生酵素異常で, 高乳酸血症を呈する. 鑑別には, 高乳酸血症の誘因や好発時間帯, 空腹時低血糖, ケトーシスの有無と出現する時間帯, 乳酸 / ピルビン酸比, 3 ヒドロキシ酪酸 / アセト酢酸比, 血中アミノ酸分析, 尿中有機酸分析が有用である.

2)日常臨床における診断の手順

乳酸・ピルビン酸高値, 特徴的な症状, 多臓器にわたる原因不明の症状等から, ミトコンドリア病を疑った場合には, 非侵襲的なもの, 検査結果が早く得られるものから行う.

① 血液乳酸・ピルビン酸, 末梢血, 一般生化学(肝機能), 血液アミノ酸分析

② 頭部画像検査：CT, MRI(MRS 含む)

③ 電気生理検査：脳波, ABR, SEP

④ 心電図, 心エコー

⑤ 眼科：透光体・眼底評価, 眼球運動評価,

⑥ 尿中有機酸分析

⑦ mtDNA 解析：hot spot のみ

⑧ 皮膚生検・筋生検等：呼吸鎖酵素活性測定, Blue native PAGE

⑨ mtDNA 全周性検索

⑩ 既知の nDNA

⑪ エクソーム解析, 機能解析等

最近, FGF21, GDF15 という新しいバイオマーカーが報告され, 乳酸, ピルビン酸よりも, 感度・特異度ともに高いといわれている.

治療と予後 [5]

1)ミトコンドリア病の生化学的異常に対する治療

急性増悪期の治療については, 疾患ごとに異なるため, 成書を参照のこと. 代謝性アシドーシスの補正に際しては, 重炭酸リンゲルが望ましい. 脳浮腫合併時には, グリセオールは避ける. ミトコンドリアに対して毒性が疑われる VPA, テトラサイクリン, クロラムフェニコール等は避ける.

ミトコンドリア異常に伴う生化学的異常を修飾・修正する目的で, 各種ビタミン剤が用いられるが, エビデンスはない.

a. バイパス作用：機能低下した呼吸鎖複合体 I をバイパスして次の複合体に電子を渡す(コエンザイム Q10).

b. 抗酸化作用：活性酸素を除去して蛋白, 脂質, DNA を守る(コエンザイム Q10, ビタミン C, E).

c. 蓄積物質の除去：ピルビン酸脱水素酵素とピルビン酸カルボキシラーゼの補酵素(ビタミン B1 とビオチン), 脂肪酸のミトコンドリア内への輸送(カルニチン).

d. 複合体 I と II の補酵素前駆体投与：ビタミン B2.

4-1. ミトコンドリア病　**115**

表2　ミトコンドリア病の診断基準

大基準
1　臨床症状　1)または2)を満たす
　　1)臨床的に確定診断されたミトコンドリア病：Leigh症候群，Alpers病，致死性乳児ミトコンドリア
　　　病*，Pearson症候群*，KSS*，MELAS，MERRF，NARP，MNGIE*，LHON
　　2)a)～c)の全ての条件を満たすミトコンドリア異常による細胞機能異常
　　　　a)他に説明がつかない以下の3系統以上の臓器に及ぶ症状
　　　　　神経，筋，心臓，腎臓，消化器，肝臓，内分泌，血液，聴器，眼，皮膚，奇形兆候
　　　　b)急性増悪を反復する進行性の臨床経過または，母系遺伝を疑わせる家族歴
　　　　c)代謝性・非代謝性疾患の除外診断が適切になされていること
2　病理組織像
　　　骨格筋で2%以上のragged red fiber
3　酵素活性
　　1)COX陰性筋線維が，50歳以下で2%以上，50歳以上で5%以上
　　2)呼吸鎖酵素活性の低下(正常対照平均と比較してクエン酸合成酵素または複合体IIとの比を算出)
　　　　組織で20%以下，培養細胞で30%以下，2つ以上の組織で同一の呼吸鎖酵素活性が30%以下
4　機能解析
　　1)線維芽細胞のATP合成能　<−3SD
5　分子生物学
　　1)核DNAまたはミトコンドリアDNAで，明らかな病原性変異

小基準
1　臨床症状　下記の症状のいずれかを有する
　　筋(外眼筋麻痺，眼瞼下垂，運動不耐，筋弱力，消耗，心伝導障害，肥大型/拡張型心筋症，筋痛，
　　横紋筋融解症)
　　神経(運動失調，感音性難聴，認知障害・精神発達遅滞，網膜変性，視神経萎縮，てんかん・ミオクロー
　　ヌス，梗塞様症状，末梢神経障害)
　　その他(成長障害，De Toni-Fanconi-Debre症候群，糖尿病，肝障害・肝不全，消化管運動障害・低吸収，
　　多発性対象性脂肪腫，汎血球減少)
　　成人の場合　筋または神経の症状は必須
　　小児の場合　胎動が乏しく流産となったもの，新生児死亡または新生児期の循環不全，不随意運動，
　　重度発育障害，新生児低緊張，新生児緊張亢進も含める
2　病理組織像
　　骨格筋のragged red fiber：30～50歳は1～2%，30歳以下ならわずかでもあれば
　　筋線維膜下のミトコンドリア集積：16歳未満で2%以上
　　電子顕微鏡で異常像
3　酵素活性
　　抗体染色による呼吸鎖複合体欠損の証明
　　呼吸鎖酵素活性の低下(正常対照平均と比較してクエン酸合成酵素または複合体IIとの比を算出)
　　　組織で20～30%，培養細胞で30～40%，2つ以上の組織で同一の呼吸鎖酵素活性が30～40%
4　機能解析
　　線維芽細胞のATP合成能　−2～−3SD
　　線維芽細胞がガラクトース培地で生育できないこと
5　分子生物学
　　核DNAまたはミトコンドリアDNAで，病原性の可能性のある変異
6　代謝学
　　呼吸鎖複合体機能異常を示す検査所見

判断基準
　　Definite：大基準2つ，または大基準1つ＋小基準2つ
　　Probable：大基準1つ＋小基準1つ，または小基準3つ
　　Possible：大基準1つ，または小基準2つで1つは臨床症状

＊これらの病型では，てんかんの合併はまれ，または報告がない．
(Bernier FP, et al.：Diagnostic criteria for respiratory chain disorders in adults and children. Neurology 2002；59：1406-1411より一部改変)

2）てんかん治療

　ミトコンドリア病のてんかんに特異的な治療はなく，通常の抗てんかん薬が用いられる．MELAS〔mitochondrial encephalomyopathy, lactic acidosis and stroke-like episodes（乳酸アシドーシス・脳卒中様エピソードを伴うミトコンドリア脳筋症）〕と MERRF〔myoclonic epilepsy associated with ragged-red fiber（赤色ぼろ線維を伴うミオクローヌスを伴うミトコンドリア病）〕のてんかん発作は，治療反応良好例が多いが，呼吸鎖複合体サブユニット異常に伴う疾患群では，難治例が多い．

　VPA は，AHS（Alpers-Huttenlocher syndrome）で使用すると重篤で，時に致死的な肝障害を合併することで知られる．VPA がミトコンドリアを傷害するメカニズムは，酸化ストレスの関与や，ミトコンドリア呼吸の阻害が提唱されているが，まだわかっていない．

3）ケトン食療法

　PDHC 欠損症では，ケトン食療法を行うと，脂肪酸やケトン体からアセチル CoA が産生され，欠損した PDHC をバイパスして，TCA 回路が回るために，症状が改善する．

4）予後

　予後は，疾患により大きく異なるため，一概にいえない．疾患各論を参照されたい．

■ 疾患各論 [1～3]

1. 臨床症状による分類

1）Leigh 症候群（図 2a）

　神経病理学的に脳幹と大脳基底核の壊死や海綿状囊胞化をきたす進行性疾患だが，現在は MRI により診断可能となった．尾状核・被殻，淡蒼球，視床，黒質，脳幹被蓋，中脳水道周囲灰白質，下オリーブ核等に T2 高信号領域を認める．発症率は 40,000 出生に 1 人とミトコンドリア病の中で最も多い．

　症状は病因によりまちまちで，発症年齢，疾患の進行速度，てんかんの頻度，合併症も症例により異なる．多くは乳幼児期に発症し，発達遅滞，全身性低緊張，嚥下困難，視神経障害や網膜色素変性による視覚障害，進行性外眼筋麻痺，難聴，眼振，小脳運動失調等を示す．心，肝，消化管，

腎尿細管障害等も呈し得る．感染等に際して階段状に悪化することが多い．年長発症例では軽症となる傾向がある．てんかんは，2～4割程度に認め，全般発作，焦点発作，てんかん性スパズムを認め，難治に経過することも少なくない．

　診断は，①進行性の中枢神経症状，②特に脳幹もしくは大脳基底核の症状，③画像または病理検査で脳幹・大脳基底核の対称性壊死性病変，④ミトコンドリアの異常を示唆する異常所見（血液・髄液検査の乳酸高値，酵素活性低下，病理検査，遺伝子検査のいずれか）の全条件を満たすことによる．鑑別疾患には，同様に基底核病変をきたす疾患群で，有機酸代謝異常やビタミン B1 欠乏等がある．

　原因遺伝子は，2016 年現在で 75 以上が報告され，多くは，呼吸鎖複合体サブユニットや，その集合因子の異常である．呼吸鎖複合体の異常で，mtDNA によるものは 2 割程度である．

　複合体 I 異常が 20～40％，複合体 IV 異常が 15％で，複合体 II，III，V，コエンザイム Q10 の異常は比較的少ない．tRNA の異常や，mtDNA の翻訳開始遺伝子（*MTFMT*），伸長因子（*TUFM*），ピルビン酸脱水素酵素欠損症，ピルビン酸カルボキシラーゼ欠損症，β酸化酵素，TCA 回路の酵素の異常もある．

　NDUFS4，*NDUFV1*，*SURF1* 等の呼吸鎖複合体にかかわる遺伝子では重症例が多く，*SUCLA2* や *MTFMT* 等のミトコンドリアの機能維持にかかわる遺伝子では比較的軽症である．

　特に重要なものは，治療可能な病型で，コエンザイム Q10 欠損と *SLC19A3* 異常によるビオチン・サイアミン反応性基底核病（biotin/thiamine-responsive basal ganglia disease：BTBGD）は，それぞれコエンザイム Q10 とビオチン・サイアミンの投与により改善する．

2）MILS〔maternally inherited Leigh syndrome（母系遺伝 Leigh 症候群）〕と NARP〔neuropathy, ataxia and retinitis pigmentosa（神経症，運動失調と網膜色素変性症）〕

　MILS は，Leigh 症候群の 1 亜型である．8993T＞G の変異率が 90％ を超えると MILS，70～90％ で NARP となる．MILS では，ミオクロニー発作や

4-1. ミトコンドリア病　**117**

強直間代発作，時に乳児スパズムを生じるが，抗てんかん薬に反応する．低緊張や痙性，ジストニア，小脳運動失調，末梢神経障害を呈し，急速に進行して小児期早期に呼吸不全で死亡する．

NARP は，感覚神経障害，運動失調と網膜色素変性症を主徴とし，発症時期は様々である．早期発症例では重症の難治てんかん例があるが，思春期・成人期発症例ではてんかんはまれである．

3）MELAS（mitochondrial encephalomyopathy, lactic acidosis and stroke-like episodes）（図2b）

小児期においては最多の病型である．遺伝子変異は 3242A＞G 変異を 8 割，3271T＞C 変異を 1 割に認め，他の mtDNA や nDNA の変異例もある．逆に，3243A＞G 変異でも，難聴や糖尿病のみで脳梗塞様エピソードがない場合には，MELAS とは診断しない．

急性期に，脳卒中様発作で頭痛や嘔吐，同名半盲，片麻痺，片側けいれん等を生じ，画像では血管支配に合致しない脳梗塞様の病変を認める．診断には，①脳卒中様発作と②ミトコンドリア異常の所見〔血液・髄液乳酸高値，酵素活性低下，病理学的異常（筋病理の赤色ぼろ線維〈ragged-red fiber：RRF〉所見），遺伝子異常のいずれか〕が必須である．発症前は知的に正常なことも多く，初回の梗塞様エピソードの前から片頭痛発作，筋力低下，運動不耐，ミオクローヌス，小脳運動失調，低身長，難聴を認めることもある．脳卒中様病変は，後頭葉・側頭葉に多く，徐々に知的障害も進行する．

梗塞様エピソードと独立しててんかんを発症するのは思春期以降に多い．てんかん発作は，全般発作と焦点発作の併存が多く，焦点発作は，運動発作，視覚発作，側頭葉発作，聴覚発作，体性感覚発作のことが多い．ミオクローヌスは MERRF よりも軽症のことが多い．発作間欠期脳波は頭頂後頭部または全般性の鋭波を呈し，発作時脳波では前頭中心部の異常が多い．

治療は，急性発作時には，NO 産生を増やす L-アルギニン 5 mL/kg（最大 200 mL）の急速静注を行う．L-アルギニンの内服（0.3 〜 0.5 g/ 日）は発作の予防効果がある．

4）MERRF（myoclonic epilepsy associated with ragged-red fiber）（図2c）

進行性ミオクローヌスてんかんを示す．8344A＞G 変異が多いが，ほかの mtDNA 変異もある．てんかん，ミオクローヌス，小脳運動失調，難聴，知的障害，末梢神経障害，低身長，運動不耐，脂肪腫を合併し得る．母系遺伝の家族例でも mtDNA の閾値効果のため，全員が MERRF を呈するとは限らない．

血液・髄液検査では，乳酸・ピルビン酸が上昇し，好気性運動負荷試験により上昇する．脳波では，基礎律動が徐波化し，光刺激時に多棘徐波や棘徐波複合が誘発される．体性感覚誘発電位検査で giant SEP を認め，筋電図では筋原性変化と神経原性変化所見が混在する．頭部 CT/MRI では大脳皮質・脳幹・小脳の萎縮を認める．筋生検では RRF が特徴だが，認めないこともある．診断は，臨床症状，家族歴，検査所見，筋生検結果をもとに，mtDNA の遺伝子検査を行うが，変異がない場合でもヘテロプラスミーによる偽陰性の可能性はある．

てんかん発作の発症は小児期から成人期まで様々である．進行性のミオクローヌスで発症することが多く，多くは全般性強直間代発作を合併する．ミオクローヌスは光刺激や運動により誘発され，四肢のミオクローヌスにより書字や会話，歩行等が妨げられる．焦点性の間代けいれん，視覚性や体性感覚性の前兆が生じることもある．全般性強直間代発作は抗てんかん薬治療に反応しやすいが，ミオクローヌスは比較的抑制しにくい．発作間欠期脳波では全般性の徐波，後半部の局在性鋭波や多棘波，光過敏性を呈する．治療は対症療法になる．

5）AHS（Alpers-Huttenlocher syndrome）

AHS は，難治てんかん，重度精神運動発達遅滞，肝機能障害を示す疾患で，焦点性もしくは全般性のてんかん重積や持続性部分てんかんで発症し，極めて難治である．生命予後不良で発症後数か月で死亡することが多い．特に VPA 投与により致命的な肝機能障害を呈することがある．

mtDNA を複製する mtDNA のポリメラーゼの

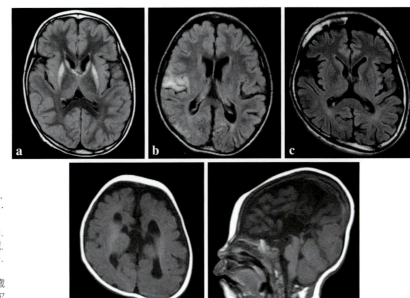

図2 おもな疾患の画像
a：Leigh症候群(ATP6異常)，4歳時MRI(FLAIR)．尾状核・被殻がT2高信号・萎縮．
b：MELAS，11歳時MRI(FLAIR)．右側頭葉後方にT2高信号領域．
c：MERRF，19歳時MRI(FLAIR)．全般性脳萎縮．
d, e：PDHC欠損症(男児)，2歳時MRI(T1強調画像)．脳梁欠損，白質高度萎縮，髄鞘化遅延．

サブユニットである．POLG1 の異常により，mtDNA の欠失や変異，mtDNA のコピー数が減少するミトコンドリア DNA 枯渇症候群が生じる．AHS は POLG1 の異常の中で最重度のものである．

2. ピルビン酸代謝と TCA 回路の異常

1)ピルビン酸脱水素酵素欠損症(図 2d, e)

ピルビン酸脱水素酵素(pyruvate dehydrogenase：PDH)は，ピルビン酸を脱炭酸してアセチル CoA に変換する酵素で，患者の大多数は，X 染色体にコードされる E1α サブユニット(E1α)(PDHA1)の変異を有する．臨床症状は，発達遅滞，低緊張，けいれん，小頭症，運動失調，顔面奇形(狭い頭蓋，前額突出，突出した人中，広い鼻根)，痙縮である．運動失調は男児に多く，顔面奇形は女児に多い．画像では，脳室拡大，Leigh 症候群様の基底核・脳幹病変，脳梁の低形成または欠損が，それぞれ3 割程度に認められる．血液・髄液中の乳酸・ピルビン酸高値だが，乳酸/ピルビン酸比は，ほかのミトコンドリア病と異なり，10 前後で上昇しない．てんかんは，焦点発作，全般発作ともに生じ得るが，West 症候群は女児に多い．

治療は，対症療法が中心だが，ケトン食療法，ピルビン酸療法が有効な場合がある．

2)TCA 回路の異常

ピルビン酸カルボキシラーゼ欠損症では，新生児期にけいれんやけいれん重積を呈する重症例，乳児スパズムやミオクローヌス発作の報告がある．ACTH 使用により高血糖を呈して死亡した症例の報告がある．

コハク酸デヒドロゲナーゼ欠損症で焦点発作と全般発作，フマラーゼ欠損症で焦点発作と乳児スパズムを呈した報告がある．

3. 呼吸鎖複合体異常による疾患[3]

1)呼吸鎖複合体 I 欠損

ミトコンドリア病の中で，呼吸鎖複合体 I 欠損は最多で，国内の報告では半数を占める．てんかん発作型はミオクロニー発作が多く，治療反応性もよいことが多い．

2)コエンザイム Q10 欠損

コエンザイム Q10 の合成障害により，呼吸鎖複合体 I と III あるいは II と III の活性低下をきたし，けいれんを合併することが多い．症状は，小児期発症の小脳運動失調と小脳萎縮，近位筋優位の筋萎縮，運動不耐，運動後の横紋筋融解等がある．小脳運動失調，全般発作，持続性部分てんかん(epilepsia partialis continua)を呈した症例がある．コエンザイム Q10 欠損はまれだが，ユビキ

ノンの投与により症状が劇的に改善する.

3)呼吸鎖複合体IV欠損(COX欠損)

ミトコンドリア病の中でも比較的多く,2割程度である.最も多い病型はLeigh症候群で,うち約50%はSURF1の遺伝子異常による.COX欠損によるLeigh症候群ではけいれんは比較的少ない.

4)その他の呼吸鎖複合体欠損

複合体II欠損と複合体III欠損はまれで,てんかんの報告も少ない.

呼吸鎖複合体Vの活性は,診断可能な施設は少なく,未診断の症例が多いと考えられている.複合体VのサブユニットA6の変異により,MILSやNARPとなる.

4.その他の異常による疾患

1)mtDNA維持の異常による疾患

mtDNA枯渇症候群は,mtDNAコピー数が減少する疾患で,罹患臓器では1～2%以下になっている.原因遺伝子は,POLG1遺伝子や,DNAのらせん構造をほどくTwinkleヘリカーゼをコードするPEO1(C10orf2)等がある.

AHSとMEMSA〔myoclonic epilepsy, myopathy and sensory ataxia(ミオクローヌスてんかん,筋症と感覚性失調)〕,MIRAS〔mitochondrial recessive ataxia syndrome(ミトコンドリア劣性運動失調症候群)〕はPOLG1の異常,IOSCA(infantile-onset spino cellebelar ataxia)はPEO1の異常による.

MEMSAは,脊髄小脳失調と筋疾患,てんかん,肝障害が特徴である.てんかんは,後頭葉症状が強く,色のついた光が点滅するもの,発作時盲,眼振と目のクローヌス,ものの形が歪んで見える変形視,小視症,大視症,見たものが残像を残すパリノプシア等が,頭痛や嘔吐とともに,ほぼ連日出現する.上肢,肩,首,頭部の間代性もしくはミオクローヌス性のてんかん発作が出現し,時に遷延する.二次性全般化も90%以上で起こる.難治であり,通常の抗てんかん薬や時に麻酔にすら抵抗性を示すことがある.

MIRASは,小児期発症の脳症と肝障害で,若年発症の難治性てんかんと片頭痛様の頭痛,成人発症の運動失調と末梢神経障害を呈する.てんかんは,難治性の部分てんかんで,後頭葉症状も多く,けいれん重積に至ることも多い.

IOSCAは,乳児期発症の小脳運動失調,上肢と顔のアテトーゼ様の不随意運動,低緊張,末梢神経障害(腱反射消失と感覚障害),難聴と外眼筋麻痺が生じる疾患で,緩徐進行性の視神経萎縮と聴神経症状,肝機能障害,女性の性腺機能低下が生じる.てんかんは,治療反応性良好な複雑部分発作を主体とする例と,難治性で,持続性部分てんかんやけいれん重積を起こし,退行や時に死亡例もある.

2)mtDNA翻訳の異常による疾患

tRNAの変異によるMELASやMERRF,mtDNAの部分欠失によるCEPO以外に,ミトコンドリアtRNAのアミノアシル化に必要な酵素であるPARS2,ミトコンドリアDNAの翻訳伸長因子TFSMの異常によってもてんかんを呈する.

3)ミトコンドリア内膜の輸送蛋白の異常による疾患

SLC25A22は,ミトコンドリア内膜に存在するグルタミン酸の輸送体だが,その異常により,早期ミオクロニー脳症,乳児遊走性部分発作を呈したという報告がある.

❖引用文献

1) DiMauro S, et al.：Mitochondrial disorders in the nervous system. Annu Rev Neurosci 2008；31：91-123.
2) Finsterer J, et al.：Epilepsy in mitochondrial disorders. Seizure 2012；21：316-321.
3) Rahman S：Mitochondrial disease and epilepsy. Dev Med Child Neurol 2012；54：397-406.
4) Bernier FP, et al.：Diagnostic criteria for respiratory chain disorders in adults and children. Neurology 2002；59：1406-1411.
5) Mahoney DJ, et al.：Nutritional and exercise-based therapies in the treatment of mitochondrial disease. Curr Opin Clin Nutr Metab Care 2002；5：619-629.

〔大阪大学大学院医学系研究科小児科学〕

青天目　信

第2章 疾患の特徴と診療指標 | 4 代謝異常症によるてんかん

4-2 | グルコーストランスポーター1(GLUT1)欠損症

EPILEPSY

概念　グルコーストランスポーター1欠損症(glucose transporter type 1 deficiency syndrome：GLUT1欠損症，OMIM 606777)は，脳のエネルギー代謝基質であるグルコースが中枢神経系に取り込まれないことにより生じる代謝性脳症で，1991年にDe Vivoらによりはじめて報告された[1]．乳児期早期に発作性異常眼球運動，てんかん発作で発症し，発達遅滞，筋緊張低下，痙性麻痺，小脳失調，ジストニア等の症状を認める．神経症状や脳波所見は空腹時に悪化し，食事摂取後に改善する傾向がある．多くで*SLC2A1*(GLUT1)遺伝子(1p34.2：OMIM 138140)におけるヘテロ接合性の*de novo*変異を認め，ハプロ不全で発症する．本症はケトン食による治療が有効な疾患であり，早期発見・治療により予後を改善する可能性がある．最近では軽症例も数多く報告され，GLUT1欠損症が幅広い表現型スペクトラムを有することが明らかとなってきている[3]．

診断のポイント

1. 疾患の特徴

1)空腹時，食前での神経学的症状(痙性麻痺，小脳失調，ジストニア等の運動障害，欠神発作，ミオクロニー発作，焦点発作や失立発作等のてんかん発作)の増悪とその食後での改善．

2)髄液検査所見で髄液糖/血糖比<0.45[*1]

3)*SLC2A1*遺伝子(1p34.2)におけるヘテロ接合性の変異[*2]

4)赤血球3-O-methyl-D-glucose取り込み試験の低下[*3]

2. 確定診断

1)疾患の特徴の1)±2)と，3)あるいは4)を満たす．

2)診断が強く疑われる．

(1)疾患の特徴の1)+2)のみ

(2)疾患の特徴の1)と参考所見の一つを満たす

場合，髄液検査へ．

(3)疾患の特徴の2)と参考所見1)+2)を満たす場合．診断，治療アルゴリズムを図1に示す．

3. 参考所見

1)**乳児期発症**：無呼吸・チアノーゼ発作，発作性異常眼球運動発作(オプソクローヌス様，眼振様)，ミオクロニー，全般性強直間代発作(GTCS)等の発作性症状と筋緊張低下，発達遅滞が乳児期に認められる．

2)**幼児期以降発症**：発達遅滞，筋緊張低下，固定性の複雑運動障害(痙性，ジストニア，失調等)の合併，治療抵抗性のてんかん発作[2,3](欠神発作，ミオクロニー発作，焦点発作や失立発作，GTCS)の出現．また発作性の精神錯乱，嗜眠・傾眠，不全片麻痺や交代性片麻痺，全身麻痺，睡眠障害，頭痛，嘔吐を認めることがある．また発作性労作誘発性ジスキネジア症状を呈する例も存在する．

[*1] 早朝空腹時に血糖採血後に髄液検査施行(髄液検査のストレスで血糖が上昇する場合がある)

[*2] 90%で陽性

[*3] T295M変異では取り込み低下を示さない．

4-2. グルコーストランスポーター1(GLUT1)欠損症　121

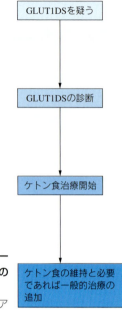

図1 グルコーストランスポーター1欠損症候群(GLUT1DS)の診断と治療アルゴリズム
PB：フェノバルビタール，DZP：ジアゼパム，TRH：甲状腺刺激ホルモン放出ホルモン

重症例では後天性小頭症や重度精神遅滞を合併（GLUT1脳症）するが，軽症例では学習障害の程度のみまで幅広いスペクトラムを呈する．対人相互性に問題がないとされる[4]．

4. 除外診断

髄液検査で低髄液糖値を呈さない例．

検査

1. 髄液検査

低血糖の不在下に髄液糖は 40 mg/dL 以下，髄液糖/血糖比は 0.45 以下（平均 0.35），髄液乳酸値は正常〜低下を呈する[4]．

2. 頭部 CT・MRI

大脳萎縮，髄鞘化遅延等非特異的所見を呈する．

3. 脳 [18]FDG-PET 所見

広汎な皮質のグルコース取り込み低下，内側側頭葉領域と視床におけるさらに強い取り込み低下と基底核における相対的取り込み増加を認める．

4. 発作間欠期脳波

背景脳波の徐波化を認める．てんかん波はないことが多いが，初期に焦点性棘波を，成長とともに 2.5-4 Hz の全般性棘徐波を認める．脳波異常は食事やグルコース静注で改善する（図2）．

5. 遺伝子検査

確定診断されるが，遺伝子異常がない場合は赤血球 3-O-methyl-D-glucose 取り込み試験を行う．

治療

てんかん発作や不随意運動発作は抗てんかん薬に対して治療抵抗性である．グルコースに代わりケトンをエネルギー源として供給するケトン食療法（3：1〜4：1）や修正 Atkins（アトキンス）食療法が早期診断のもとに推奨されている[5]．

予後

当初は，重症例が多く報告され，難治てんかん，小頭症，重度の精神遅滞，失調や麻痺，ジストニアなどの複合神経障害の合併など予後は不良と考えられていた．しかしながら，最近は軽症例やてんかんを合併しない不随意運動のみの症例の存在など様々な臨床表現形が存在することが明らかになってきている．早期のケトン食治療の普及とともにてんかん発作や発作性不随意運動の抑制が容易となり，神経学的予後の改善も期待されている[5]．

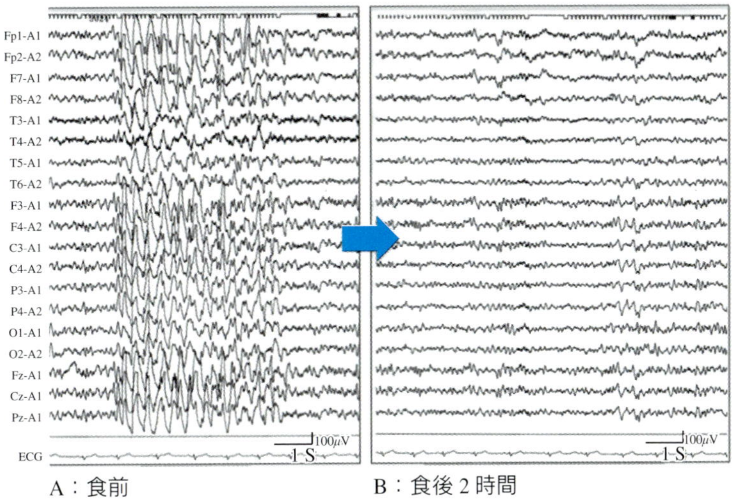

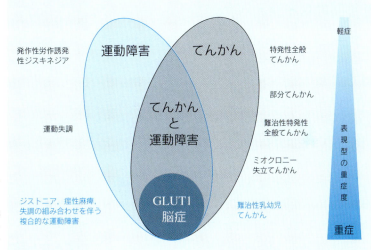

図2 食前，食後脳波変化（12歳男児）

患児は生後8か月眼瞼発症，2歳時ミオクロニー発作発症，12歳時欠神発作を合併，本症と診断
A：食前には背景脳波の徐波化と全般性不規則性棘徐波複合群発が散見
B：食後2時間には背景脳波が速くなり，発作性異常波が著明に減少

図3 GLUT1DSの表現形スペクトラム
（Mullen SA, et al.：Absence epilepsies with widely variable onset are a key feature of familial GLUT1 deficiency. Neurology 2010；75：432-440をもとに作成）

引用文献

1) De Vivo DC, et al.：Defective glucose transport across the blood-brain barrier as a cause of persistent hypoglycorrhachia, seizures, and developmental delay. N Engl J Med 1991；325：703-709.
2) Leen WG, et al.：Glucose transporter 1 deficiency syndrome：the expanding clinical and genetic spectrum of a treatable disorder. Brain 2010；133：655-670.
3) Mullen SA, et al.：Absence epilepsies with widely variable onset are a key feature of familial GLUT1 deficiency. Neurology 2010；75：432-440.
4) Ito Y, et al.：Nationwide survey of glucose transporter-1 deficiency syndrome（GLUT1DS）in Japan. Brain Dev 2015；37：780-789.
5) Fujii T, et al.：Outcome of ketogenic diets in GLUT1 deficiency syndrome in Japan：A nationwide survey. Brain Dev 2016；38：628-637.

参考文献

・伊藤 康, 他：グルコーストランスポーター1欠損症症候群 神経症候群（第2版）．別冊日本臨牀 新領域別症候群シリーズ 2014；28：823-826.

［東京女子医科大学小児科］
小国弘量

［愛育病院小児科］
伊藤　康

5-1 片側巨脳症

EPILEPSY

概念	片側巨脳症（以下本症）とは，先天的に一側大脳半球（患側）が巨大化し，対側よりも大きい状態である．大頭，難治てんかん，不全片麻痺，精神運動発達遅滞が主要徴候である．神経皮膚症候群等を基礎疾患とする症候性（syndromic form）と基礎疾患のない非症候性（nonsyndromic form）とに分類される．

診断のポイント

診断は通常，頭部 MRI で行う．一側大脳半球が全体的に巨大化している場合を本症とする．対側大脳半球には原則として異常を認めない．部分的に巨大化する場合は，「最低二葉以上が他側よりも明らかに大きい」という基準が広く使用されている[1,2]．また脳幹や小脳も患側が大きいことがある．両側大脳が巨大化しているときは巨脳症とし，巨大化が一葉に限局する場合は限局性皮質異形成（focal cortical dysplasia：FCD），異常が二葉以上にわたっていても巨大化がない場合は多様性皮質異形成（multi-lobar FCD）とする．

頭部 MRI では，患側の容積が大きいだけでなく，脳回が厚く大きく，脳溝が浅く，皮質白質境界が不明瞭になり，白質量が増加していることが多い．また患側の後頭葉が対側に突き出ることや側脳室が縦長になり開大していることも特徴的である．乳児期には患側の白質の髄鞘化が通常よりも進行しているように見えることも多い．

病理学的には，大脳皮質層構造の乱れ，異型で未熟な神経細胞が多数出現，異所性神経細胞，グリオーシス等を示し，神経細胞系およびグリア細胞系両方の分化・遊走・成熟異常と考えられている．

1. 臨床症状

1）遺伝素因の存在：大多数の症例が孤発性である．手術摘出された病変脳に mTOR 系の遺伝子異常が見出され，白血球ではみられないことから体細胞モザイク変異であることが確認された[3]．mTOR 経路の異常活性化が病因と考えられている．家族発症例は一卵性双胎の症例報告があるだけで，多くの遺伝子異常は新生突然変異と想定される．

症候性では，結節性硬化症，伊藤白斑，線状（脂腺）母斑症候群，Proteus 症候群，Klippel-Trénaunay-Weber 症候群等の神経皮膚症候群が基礎疾患として知られている．結節性硬化症でも mTOR 系の活性化が起きているので病因は共通している可能性がある．

2）てんかん発症前の発達：胎内で大頭や脳室拡大を指摘されていることがある．出生時は大頭を示すことが多い．新生児期から乳児期早期までに精神運動発達遅滞や不全片麻痺を呈することが多い．ときに発達遅滞や不全片麻痺を全く指摘できないこともある．半側視野欠損（同側性半盲）があることが多い．てんかん発作発症後は，哺乳困難や精神運動発達の停滞あるいは退行を示すこともある．経管栄養が必要になることもある．

3）てんかん発症：てんかん発症時期は，新生児期から乳児期が大半である．われわれの行った国内調査によると片側巨脳症 44 例中，新生児期（生後 1 か月以内）のてんかん発症が 19 例（43%），1 か月～6 か月が 12 例（27%），6 か月～1 歳が 4 例（9%），1 歳以降が 9 例（20%）であった[2]．新生児期発症例

が最も多い．しかし1歳以降のてんかん発症例もまれではない．てんかんの早期発症例ほど，精神運動発達に強い障害をきたすことが多い[2]．

4）発作型：初期の発作は患側と反対側の片側顔面や上下肢等の単純部分発作（片側性強直けいれん）あるいは意識変容を伴う焦点発作が多く，左右差の目立たない全身性の強直けいれんの形をとることもある．新生児期に発作がはじまる場合，けいれん発作回数が非常に多いことが一般的で，発作時にチアノーゼを呈することも多い．

生後3か月以内に強直発作やシリーズ形成性スパズムを呈し脳波上 suppression-burst（SB）パターンをとる大田原症候群で発症する症例が多い．3か月以降でシリーズ形成性スパズムを呈する West 症候群で発症することもある．

1歳以降で発症する場合は，焦点発作と二次性全般化発作が多くなる．

2．鑑別診断

左右差のある巨脳症（megalencephaly），巨大化しない片側性多様性皮質異形成，FCD，左右差のある多小脳回（polymicrogyria），腫瘍性病変（グリア系腫瘍）等．

検　査

1．脳波所見

巨脳症側（患側）に焦点性突発性異常波をみることが多い．一見左右差に乏しく全般性に見えることもある．突発性異常波は，SB パターン，ヒプスアリスミア，α波様活動，反復性三相波，局在性棘徐波等で，おもに患側にみる．一見全般性の場合でも，患側から対側に異常波が波及して，ほぼ同期しているように見えることが多い．

時に患側とは独立して対側からも突発性異常波を認めることがある．この場合には独立した焦点が対側にも存在する可能性がある．治療予後に大きな影響を与えるので，対側の脳波異常有無については慎重に判断する．

2．頭部画像所見

本症の診断には頭部画像所見が必須である．診断の原則は患側の大脳半球全体が対側より大きいことである．左右差が顕著でない場合も二葉以上が対側より大きいことで診断する．患側後頭葉が正中線を越えて対側に突出することが多い．患側側脳室は開大し前後に長くなることが多い．巨大化した脳葉は，脳溝が浅くなり厚脳回・多小脳回・皮質肥厚等がみられ，皮質白質の境界不鮮明化・白質量増加・白質量減少・髄鞘化促進（T2強調画像での低信号，T1強調画像での高信号）・髄鞘化遅延あるいはグリオーシス（T2強調画像・FLAIR での高信号）等の白質異常も伴うことが多い．ほかに異所性灰白質，脳梁肥厚等を伴うことも多い．典型例を図1に呈示した．

小脳や脳幹部も患側大脳半球と同側が大きくなることもある．

非巨脳側にも異常画像所見をみることがあるので慎重に観察する．非巨脳側は決して「健側」とはいえないことに注意が必要である．

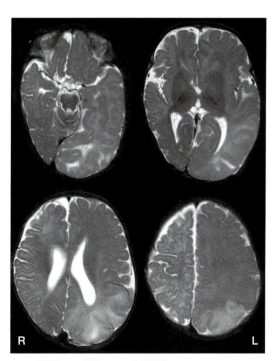

図1　頭部 MRI 画像．T2強調画像
4か月男児．左片側巨脳症．左大脳半球全体が右側よりも大きくなっている．左後頭葉は正中線を越えて右側へ突出している．左側頭〜後頭〜頭頂葉の大脳皮質は厚くなり，脳回が少なく，脳溝が浅くなっている．左後頭葉から頭頂葉にかけての大脳白質は高信号を呈して皮質白質境界が不明瞭となっている．左前頭葉白質は低信号を呈しており髄鞘化促進現象がある．左側脳室は縦長に変形している．

治　療

1.　てんかんに対する内科的治療

　新生児期や乳児期早期の焦点発作や大田原症候群に対しては，種々の抗てんかん薬〔フェノバルビタール，ゾニサミド，臭化カリウム，クロバザム等〕を組み合わせて治療を行う．West 症候群に対しては ACTH 療法を行う．本症に対する抗てんかん薬治療法は確立していない．治療効果の乏しい症例には，脳外科的治療を考慮する．

2.　脳外科的治療

　新生児期発症例や乳児期早期発症例には早期脳外科的治療を考慮する．大田原症候群で発症した例であっても，大脳半球離断術（機能的大脳半球切除術）によりけいれん発作が消失することもある．当院では生後 3 か月前後に本治療を施行している例が多い．

　早期手術の機会を逸した例でも，患側の大脳機能が低下している場合（片麻痺や視野欠損の存在）は，大脳半球離断術を施行しても手術による新たな欠損症状は起こりにくいので，1 歳以降でも積極的な手術治療を考慮してよい．

予　後

　新生児期発症例の発達予後は非常に厳しい[1,2]．抗てんかん薬によるけいれん発作コントロールは非常に困難で，最重度の精神運動発達遅滞を呈することが多く，常時臥床となる場合もある．乳児期後半以降のてんかん発症例では，ある程度けいれん発作の薬物コントロールができて，歩行可能になる例もある．

　当院で早期大脳半球離断術を行った本症 15 例の長期予後は，歩行可能例や会話可能例も少なくない．常時臥床はわずか 2 例だけであった．早期治療例ほど発達予後も良好であった．

病理学的所見および病因

　病理学的には，大脳皮質の癒合，分子層の陥入，大脳皮質層構造の乱れ，異型で未熟な神経細胞が多数出現（胞体の大きいバルーン細胞をみることもある），白質内に髄鞘早期増生・異所性神経細胞・石灰化・グリオーシス等を示し，神経細胞系およびグリア細胞系の両系統の分化・遊走・成熟異常と考えられている．FCDIIa や結節性硬化症の皮質結節とかなり類似性をもっている．

　病因は 2012 年に mTOR シグナル経路の *PI3K・AKT3・MTOR* 遺伝子のいずれかの変異が本症孤発例の病変部脳組織に見出された[3]．血液細胞からは同じ変異は見出されておらず，新生の体細胞モザイク変異であることが確認された．ただしこれらの遺伝子変異は解析した患者の 30% 程度にしか見出されておらず，ほかの原因遺伝子も見出されているもののまだすべての症例で見つかるわけではない．

　近年，巨脳症や限局性皮質異形成タイプ IIa（FCDIIa）でも，本症と共通する mTOR シグナル経路，特に PI2K/AKT 経路の遺伝子異常が同定され，これらの 3 疾患が一つのスペクトラムである可能性が指摘されている[4,5]．

❖ 引用文献

1) Flores-Sarnat I. Hemimegalencephaly：Part 1. Genetic, clinical, and imaging aspects. J Child Neurol 2002；17：373-384.
2) Sasaki M, et al.：Clinical aspects of hemimegalencephaly by means of nationwide survey. J Child Neurol 2005；20：337-341.
3) Lee JH, et al.：De novo somatic mutations in components of the PI3K-AKT3-mTOR pathway cause hemimegalencephaly. Nat Genet 2012；44：941-945.
4) D'Gama AM, et al.：Mammalian target of rapamycin pathway mutations cause hemimegalencephaly and focal cortical dysplasia. Ann Neurol 2015；77：720-725.
5) Jansen LA, et al.：PI3K/AKT pathway mutations cause a spectrum of brain malformations from megalencephaly to focal cortical dysplasia. Brain. 2015；138：1613-1628.

［国立精神・神経医療研究センター病院小児神経科］
佐々木征行

5-2 限局性皮質異形成

概念

皮質形成異常（malformation of cortical development：MCD）のうち，限局性で特徴的なMRI所見および病理組織所見を有する一群が限局性皮質異形成（focal cortical dysplasia：FCD）である．FCDは高率にてんかん発作の原因となり，FCDによるてんかん発作は抗てんかん薬治療に抵抗することが多いため，外科的な切除手術も行われる．確定診断は病理診断によるが，FCD Type IIbのほぼ全例，FCD Type IIaの一部は頭部MRI検査でT2高信号として描出される．FCD Type Iは通常のMRIでは描出されない．

診断のポイント

1. 疾患の特徴

FCDの正確な発生頻度は不明である．一般にびまん性のMCDでは出生後早期から発達障害を呈するのに比し，FCDでは相対的に発症年齢が高く，てんかん発作で発見されることが多い[1]．FCDに特定のてんかん症候群やてんかん発作は

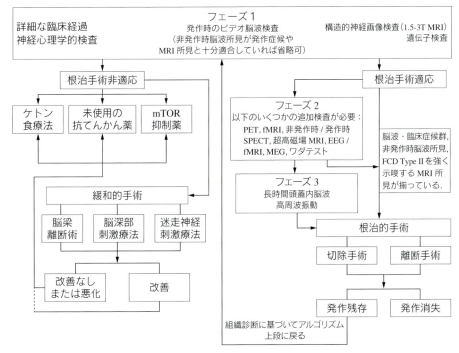

図1　FCDの診断・治療のアルゴリズム
（Guerrini R, et al.：Diagnostic methods and treatment options for focal cortical dysplasia. Epilepsia 2015；56：1669-1686 をもとに作成）

なく，FCDの部位に応じたてんかん発作を生ずる．てんかん発作の発症年齢は，FCD Type II で乳幼児から学童期，FCD Type I で思春期以降が多い．てんかんが乳幼児期に発症した場合，様々な程度の発達障害を生じ得る．FCD によるてんかん発作は，しばしば抗てんかん薬治療に抵抗する．

　てんかん原性の強さは FCD の Type によって異なり，特に FCD Type IIb で強く，脳波上しばしば特徴的な持続性反復性棘波を呈する．Balloon cell が豊富な T2 高信号部分は正常機能を有しないが，周辺脳は機能を有し，てんかん原性が中心よりも強いとされる．

　診断・治療のアルゴリズム[2]を図 1 に示す．

2．鑑別診断

　FCD Type II と類似した MRI 像を呈するのは，結節性硬化症の皮質結節（cortical tuber）や脳腫瘍などである．皮質結節，脳腫瘍ともにてんかん発作の原因となり得る．結節性硬化症の皮質結節はしばしば両側大脳に多発するが，単一の場合は以前から結節性硬化症不全型（form fruste）とよばれて，FCD との異同が論じられてきた．皮質結節では，FLAIR 画像がプロトン密度強調画像より高信号となることが多く，FCD Type II では，プロトン密度強調画像のほうが視認性が高い．脳腫瘍のうちでは，良性神経膠腫のほか，特に神経節膠腫や dysembryoplastic neuroepithelial tumor など，glioneuronal tumor，異形成性腫瘍とよばれる一群が鑑別の対象となる．

　一方，明らかな MRI 異常所見のない焦点てんかんでは，実質的に FCD Type I と鑑別することは困難で，てんかんに対する切除手術の結果，切除標本の病理組織学的検査によってはじめて診断される．

検　査

1．画像診断

　FCD は大脳皮質のどこにでも生じ得る．FCD Type II の MRI 像は T2 高信号を呈し，皮質が厚く，皮質白質境界が不鮮明である（図 2）．MRI で描出される割合は Type IIb でほぼ全例，Type IIa で 3 割程度，Type I は通常描出されない．

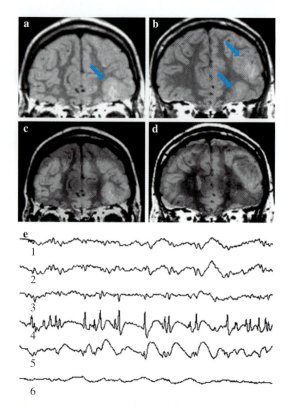

図 2　FCD Type IIb の画像と脳波（→口絵カラー p.*vii*）
a・b：MRI PD-WI．左前頭葉に高信号域．**c・d**：発作時 SPECT．病巣は高灌流．**e**：病巣に深部電極を挿入して得られた術中脳波．約 2 cm の深さ（電極 4）で反復性棘波が記録．（亀山茂樹：限局性皮質異形成．大槻泰介，他（編），難治性てんかんの外科治療．診断と治療社，2007；51 より改変）

2．電気生理学的診断

　Type IIb では反復性の棘波を呈することが多い（図 2）．

3．病理診断（図 3）

　FCD は Type I ～ III に分類され[3]，FCD Type I は，異型細胞を伴わずに大脳皮質の細胞構築・細胞配列異常のみを呈する．FCD Type II は，重度の細胞構築・配列異常に異型細胞を伴う．また，FCD Type II でみられる異型細胞には dysmorphic neuron と balloon cell があり，後者を有する場合は FCD Type IIb，有しないものを FCD Type IIa とよぶ．FCD Type III は，海馬硬化症，腫瘍，血管奇形など病因論的に異なるほかの病変の周囲にみられる皮質構築異常である．

治　療

　FCD に伴うてんかんに特定の治療指針はなく，

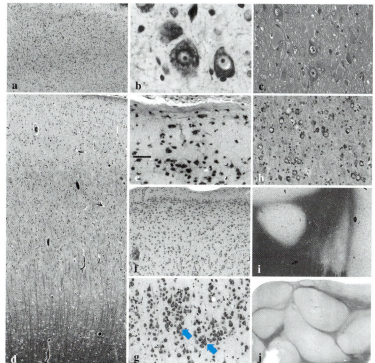

図3 FCDの病理組織像（➡口絵カラーp.viii）

a〜c：FCD Type II. a：cytoarchitectural abnormality. b：dysmorphic neuron. c：balloon cell. d〜i：FCD Type I. d：cytoarchitectural abnormality. 皮質下白質に神経細胞が連続性に分布. e：脳表に神経細胞が散見. barは皮質I〜II層のおよその境界を示す. f：皮質第II層に神経細胞が密に配列. g：神経細胞が集簇している場所とその間の疎な場所がみられる. 矢印は異型性に乏しい大型錐体神経細胞. h：皮質下白質における異所性神経細胞. サテライトオリゴが多くみられる. i：白質内異所性灰白質結節. j：多小脳回.

（ほかの病因による）てんかん一般の治療指針が用いられている．まず，焦点てんかんに対する抗てんかん薬治療を行う．年齢依存性の特異的てんかん症候群を呈し，全般性のてんかん発作が主体の場合には，それに応じた抗てんかん薬治療を行う．

適切な抗てんかん薬を最低2剤，忍容できる最大量で使用しても無効な場合には外科的治療を検討する．てんかん発作症状から類推されるてんかん焦点部位（またはその伝搬部位），MRI異常（Type IIの場合）が一致し，脳磁図や核医学検査等が矛盾しなければ，開頭手術でFCDを切除することによりてんかん発作の消失が期待できる．切除すべきてんかん原性領域や温存すべき正常機能領域を正確に同定するために，あらかじめ頭蓋内電極を留置して脳波記録や機能マッピングを行うこともある．

通常，MRI上の病変よりも広範囲の切除により良好な発作抑制が得られる．しかし，しばしばFCDの境界や発作抑制に十分な切除範囲を決めることは困難である．また，FCDが，機能的に重要な脳部位（eloquent area）（一次運動野や言語野

等）を巻き込んでいる場合や，FCDが多発している場合には十分な切除が困難となりやすい．

抗てんかん薬治療と外科的治療によっても障害となるてんかん発作が消失しない場合，迷走神経刺激療法やケトン食療法等の代替治療が緩和的に行われる．

最近，FCD Type IIbの発生には，発達中の脳における体性遺伝子の突然変異が関与している可能性が示唆されている．特に細胞の分化・増殖に関連するPI3K/AKT3/mTORシグナル伝達経路の遺伝子の突然変異が比較的高率に報告されており，mTOR抑制薬がFCDによる難治てんかんの治療薬となる可能性も期待されている．

予後

FCDの自然消失や *de novo* 発生は知られていない．てんかんの進行性増悪や自然寛解はまれである．およそ30%の患者では，抗てんかん薬ではてんかん発作を抑制しきれないと推定される．頻発する発作が続けば，発作自体による障害のほか，認知機能障害，発達障害，社会的障害など様々な

障害をもたらし得る．また，けいれん重積をきたせば，死亡のリスクや重篤な後遺症の可能性がある．

　外科的治療によって日常生活の支障となるてんかん発作が消失する割合は 50 ～ 80% である [4,5]．外科的治療の転帰良好因子は，FCD の部位が側頭葉であること，病変の完全切除，手術時年齢が低いこと，等である．発達障害を呈する小児では，抗てんかん薬または手術によっててんかん発作が消失すれば，発達の回復が得られることが多い．

❖ 引用文献

1) Guerrini R, et al.：Malformation of cortical development：clinical features and genetic causes. Lancet Neurol 2014；13：710-726.

2) Guerrini R, et al.：Diagnostic methods and treatment options for focal cortical dysplasia. Epilepsia 2015；56：1669-1686.

3) Blumcke I, et al.：The clinicopathologic spectrum of focal cortical dysplasia：a consensus classification proposed by an ad hoc Task Force of the ILAE Diagnostic Methods Commission. Epilepsia 2011；52：158-174.

4) Mühlebner A, et al.：Epilepsy surgery in children and adolescents with malformations of cortical development – outcome and impact of the new ILAE classification on focal cortical dysplasia. Epilepsy Res 2014；108：1652-1661.

5) Fauser S, et al.：Long-term seizure outcome in 211 patients with focal cortical dysplasia. Epilepsia 2015；56：66-76.

［自治医科大学医学部脳神経外科］

川合謙介

第2章 疾患の特徴と診療指標 | 5 皮質形成異常によるてんかん

5-3 | 神経細胞移動異常症

EPILEPSY

概念　大脳皮質の形成過程における神経細胞移動の障害によって生じた皮質形成異常である．無脳回と厚脳回の古典型滑脳症，異所性灰白質（皮質下帯状異所性灰白質と脳室周囲結節状異所性灰白質），丸石様異形成のほか，広義には神経細胞移動後の発生異常による形成異常に分類されている多小脳回，裂脳症を含む．古典型滑脳症，異所性灰白質，丸石様異形成の多くは単一遺伝子変異もしくは微細欠失による隣接遺伝子の欠損が原因である．原因遺伝子によって病態は異なり，特徴的な形態異常を示す．逆に，形態異常の特徴から原因遺伝子の推定が可能である．*DCX* 変異もしくは *LIS1* 変異による古典型滑脳症ではスパズム発作が多い．滑脳症，丸石様異形成ともに脳波の背景活動に高振幅速波が認められる．基本的には非進行性であるが，重度例では全身管理が予後を左右する．

診断のポイント

1. 疾患の特徴

　細胞移動による皮質構築は，上衣（下）帯での非対称性細胞分裂による細胞産生に引き続き，①上衣（下）帯からの離脱，②中間帯の移動，③ inside-out による前に到達した細胞層の乗り越え，④細胞移動の停止の4つのステップに分けられる．さらにもう一つのステップとして，⑤GABA 作動性介在ニューロンの移動が加わる．古典型滑脳症

の多くは遺伝子変異が原因であり，原因遺伝子ごとに各ステップの異常をきたし，特徴的な形態異常を示す（表1）．

1）脳室周囲（結節状）異所性灰白質：脳室周囲異所性灰白質は，上衣（下）帯での細胞産生後も上衣（下）帯から細胞が離脱せず，側脳室壁に沿った神経細胞集団が存在する．X 連鎖性の *FLNA* 変異は，男性致死のために患者の多くは女性であるが，無症状の男性でも *FLNA* 変異が認められる．

　a. 画像検査：*FLNA* 変異の典型例では，おもに

表1　大脳新皮質の層構築に関与する神経細胞移動の各段階と疾患および原因遺伝子

	細胞移動のステップ	代表的疾患	原因遺伝子（国内での頻度まれ）
①	上衣下帯からの離脱	脳室周囲異所性灰白質	*FLNA*,（*ARFGEF2*）
②	中間帯の移動	皮質下帯状 / リボン状異所性灰白質	*DCX*,（*EML1*）
③	inside-out による前に到達した細胞層の乗り越え	無脳回，厚脳回	*LIS1, DCX, TUBA1A*,（*RELN, VLDLR*）
④	細胞移動の停止	丸石様異形成（福山型先天性筋ジストロフィー, Walker-Warburg 症候群, 筋−眼−脳症候群）	*FCMD*,（*POMT1/2, POMGNT1, FKRP, ISPD*）
⑤	GABA 作動性介在ニューロンの産生・移動	外性器異常を伴う X 連鎖性滑脳症	*ARX*

5-3. 神経細胞移動異常症　131

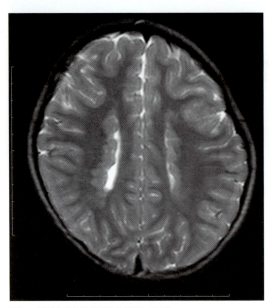

図1　脳室周囲結節状異所性灰白質
T2強調軸位断．側脳室体部外側壁に皮質と等信号の連続した結節を両側性に認める．FLNA変異の典型的な所見である．

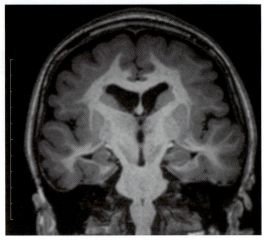

図2　皮質下帯状異所性灰白質
MPR冠状断．前頭葉の脳溝はやや浅く，皮質直下に薄い白質をはさんで灰白質の層を認める．脳回の幅は一部拡大し，同部位では皮質直下の白質層が不鮮明になり厚脳回に移行している．側頭葉の所見は軽度である．

側脳室体部外側壁に凸凹した数mmの塊が両側かつ連続性に突出して認められる（図1）．神経皮膚症候群等の先天奇形症候群や先天感染等に併発する場合は片側性もしくは両側性でも一つひとつの塊が独立して分散するか，多小脳回や裂脳症，異所性灰白質を伴う場合が多い．

b．症状：FLNA変異では，焦点発作を主体とするてんかん発作が約70％に認められる．発症年齢は2か月〜33歳まで幅広い．知的障害や運動障害は少なく，成人でも無症状の場合がある．Ehlers-Danlos病や動脈管開存症，小血管構築異常，凝固異常，造血・免疫異常等の非中枢神経系病変をきたすことがある．常染色体劣性遺伝のARFGEF2変異では，小頭症を呈し発達遅滞も，より重度である．

2）皮質下帯状異所性灰白質：皮質下帯状異所性灰白質は，二重皮質症候群ともよばれ，大脳皮質の直下に白質で隔てられた帯状の灰白質が存在する（図2）．典型例の約90％は女性で，X連鎖性のDCX変異を原因とし，男性は致死性もしくは無脳回・厚脳回の古典型滑脳症を呈する．

a．症状：皮質下帯状異所性灰白質ではてんかん発作と知的障害が主体で，運動障害はまれである．てんかん発作は症例の90％以上に認められ，幼児から学童期に発症する例が多い．同じDCX変異でも，古典型滑脳症と異なり点頭てんかんは5〜10％にしか認められない．焦点発作と全般発作が同程度認められる．65％の症例は難治であり，しばしばLennox-Gastaut症候群をきたす．皮質形成の異常に関連して軽度から重度までの知的障害を約80％に併発する．15％はてんかん発作のみで知能は正常である．EML1変異では，皮質下のリボン状異所性灰白質のほかに，多小脳回と脳梁欠損を示す．

3）古典型滑脳症：無脳回もしくは厚脳回を示す古典型滑脳症は神経細胞移動異常症の代表的疾患である．LIS1，DCX，RELN，TUBA1A等の遺伝子変異は特徴的な画像所見を示し，画像から原因遺伝子の推定が可能である．臨床的な重症度は脳形成異常の程度に影響される．滑脳症の代名詞にもなっているMiller-Dieker症候群は，LIS1からYWHAEまでを含む染色体領域の微細欠失による隣接遺伝子症候群であり，8の字型の無脳回に加え特異顔貌，内臓異常を呈し，後述の5）の外性器異常を伴うX連鎖性滑脳症に次いで重症である．

a．症状：古典型滑脳症ではてんかん発作，特に

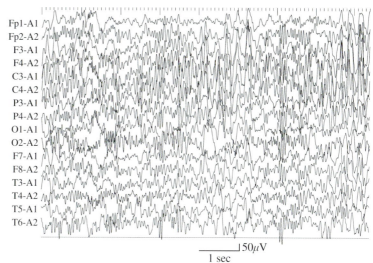

図3 古典型滑脳症(*LIS1*変異による無脳回/無脳回)の開眼覚醒時脳波
高振幅速波が広汎性に連続して認められる.

点頭てんかんと低緊張性の脳性麻痺,知的障害を併発する.てんかんは古典型滑脳症の約90%に認められ,75%は生後6か月以前に発症する.スパズム発作が約80%で認められるが,脳波ではヒプスアリスミアを示さないこともある.焦点発作,強直発作,非定型欠神発作,脱力発作等複数の発作を示す.脳波では,紡錘波様の広汎性高振幅速波が特徴的である(図3).

4) 丸石様異形成:丸石様異形成は皮質板での移動が停止せずにグリア境界膜を突き破って脳表に到達した状態である.福山型先天性筋ジストロフィー等の先天性筋ジストロフィーに伴ってみられることが多いが,Walker-Warburg症候群は筋病変を併発しない例もある.*COL4A1*は丸石様異形成のほかに,裂脳症・孔脳症の原因遺伝子でもあり,移動異常と出血による破壊性病変の病態が複合する.

a. 症状:てんかん発作は60〜80%に認められ,発症は1〜3歳が多い.2/3は有熱時のけいれん発作で発症し,その後無熱性の強直間代発作,二次性全般化発作,複雑部分発作(自律神経発作)をきたす.点頭てんかんの併発は5%のみである.

b. 検査:筋ジストロフィー併発例では高CK血症が認められるが,必須ではない.福山型先天性筋ジストロフィーでは,小脳皮質小葉構造の乱れによる小さい囊胞が頭部MRIで認められる.脳波では,焦点性突発波と,古典型滑脳症の脳波所見と類似した高振幅速波を示す.

5) 外性器異常を伴うX連鎖性滑脳症:XLAG(X-linked lissencephaly with abnormal genitalia)は,X連鎖性のARX変異によって,男児で後頭優位の滑脳症もしくは水無脳症と脳梁欠損,基底核の形態異常(図4)に小陰茎,停留精巣,尿道下裂等を伴う疾患で,時に女児とまちがわれる.*ARX*は転写因子としてGABA作動性介在ニューロン

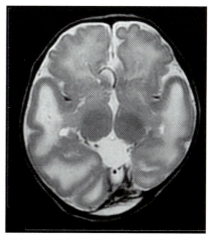

図4 外性器異常を伴うX連鎖性滑脳症
T2強調軸位断.側頭葉・後頭葉で脳回の幅が広く,皮質は4〜5mmに肥厚し,白質の高信号が前頭葉に比べて目立つ.基底核は両側低形成で,右では線状に囊胞を認める.脳梁欠損併発.

の発生に関与する．*ARX* は知的障害やアテトーゼ型脳性麻痺，West 症候群，大田原症候群の原因遺伝子でもある（介在ニューロン病）．ポリアラニン伸長変異の数に比例して症状の重度化と発症年齢の若年化が認められる．

a. 症状：XLAG では非錐体細胞（GABA 作動性介在ニューロン）が欠損し，抑制系の破綻により出生前もしくは生後 24 時間以内にミオクローヌスを主とする難治性のけいれん発作を頻回に起こす．その他，低体温，慢性難治性の下痢，代謝性アシドーシスを併発し，1 歳までに約半数が死亡する非常に重篤な疾患である．同変異の女性保因者では，約半数に脳梁欠損を認め，その半数に軽度の発達遅滞やてんかん発作を認める．

2. 鑑別診断

脳室周囲（結節状）異所性灰白質は，結節性硬化症の鑑別および Ehlers-Danlos 病や心・血管病変等の併発症，染色体異常や代謝異常等基礎疾患の探索が必要である．皮質下帯状異所性灰白質では，古典型滑脳症の鑑別が必要である．古典型滑脳症では，多小脳回，丸石様異形成，単純脳回の鑑別が必要である．丸石様異形成では，古典型滑脳症，多小脳回の鑑別と，筋疾患の併発症の探索が必要である．XLAG では，*L1CAM* 変異による X 連鎖性水頭症の鑑別が必要である．

検 査

1. 脳波検査

古典型滑脳症と，丸石様異形成の一部の若年例では，高振幅速波が特徴的に出現する．古典型滑脳症ではスパズム発作の併発が多いが，典型的なヒプスアリスミアは少なく，Lennox-Gastaut 症候群への移行もまれである．XLAG では，新生児期から連続性の棘徐波を認め，一部は左右非同期性の suppression-burst（SB）を示すが，ヒプスアリスミアへの移行はない．

2. 頭部画像検査

疾患によって特徴的な MRI 所見を示す．画像診断のポイントは，脳回・脳溝の規則性，脳回の幅，皮質の厚さ，皮髄境界の規則性，前後軸での優位性，脳室壁の円滑性，白質・基底核・脳梁・小脳・脳幹の併発病変に着目することである．詳細は上述を参照されたい．

治 療

てんかんに対する薬物治療，発達障害に対するリハビリテーション，遺伝相談が基本となる．てんかん発作は難治であることが多く，薬剤が多剤多量になりやすいので，日常生活に影響を与えず，生活の質を下げないことを目標とする．特に重症例ではベンゾジアゼピン系薬剤による気管支分泌物増加によって呼吸が悪化しやすい．Miller-Dieker 症候群や Walker-Warburg 症候群，XLAG では，呼吸・栄養等の全身管理が必要である．

予 後

原則として病変は非進行性である．Miller-Dieker 症候群，Walker-Warburg 症候群，XLAG は全身状態が悪化しやすく，生命予後は不良である．

❖ 参考文献

・Kato M：Genotype-phenotype correlation in neuronal migration disorders and cortical dysplasias. Front Neurosci 2015；9：e1-8.
・加藤光広：滑脳症．クリニカルニューロサイエンス 2015；33：390-393.
・加藤光広：神経細胞移動障害の分子機構．日本小児科学会雑誌 2007；111：1361-1374.

[昭和大学医学部小児科]
加藤光広

第2章 疾患の特徴と診療指標 ｜ 6 異形成性腫瘍によるてんかん

6-1 視床下部過誤腫

EPILEPSY

概念

視床下部過誤腫（hypothalamic hamartoma：HH）は，20万人に1人（海外データ）に生じる先天奇形の一つである．笑い発作という特徴的な発作症状を呈するてんかんを発症し，さらに笑い発作以外の発作型，精神発達遅滞や行動異常等も合併することがある．笑い発作は極めて薬剤難治性で，合併するその他の発作型，精神発達遅滞・行動異常の程度により，重度な障害を伴うこともある．内因性てんかん原性をもつHH起源のてんかん性異常波が隣接する視床下部を介して，様々な脳領域との連結をもつ視床背内側核に伝播し，笑い発作を生じると考えられている[1]．視床背内側核から様々な脳領域に影響し，二次性てんかん原性としての様々な発作型，てんかん性脳症としての精神発達遅滞，行動異常等を生じると考えられており，視床下部過誤腫症候群といえる皮質下構造起源の特異な病態を呈する[2]．これに対し，HHそのものに対する外科治療により，てんかん発作，精神発達遅滞・行動異常の改善が見込める[3]．

診断のポイント

笑い発作と，MRIによる視床下部と連続する腫瘍性病変の確認が最も重要である．笑い発作を呈する患者をみた場合には，必ずMRIを施行する．また，てんかん患者においてMRIでHHを認めた場合，笑い発作の既往があったかどうか聴取すべきである．患者および家族が笑い発作をてんかん発作と認識していない場合もあり得る．

1. 発作症状

笑い発作は，HHによるてんかんにおける最も特徴的な発作症状であり，表1に示すような特徴をもつ．大笑いするものから，こらえるように笑うもの，発声を伴わずニヤニヤするものまで様々な程度が認められる．時に泣きの要素を伴うものもある．発作中に意識が保たれるものから，意識が減損し周囲への反応が低下しながら笑っているものもある．重要なことは，HHによる笑い発作には側方徴候があることである．HHから生じたてんかん性異常波が伝播した側の対側の笑い

表情が強く生じることがあり，特異度が高い．通常はHHの視床下部付着側の対側となるが，両側付着型の過誤腫も存在し，その際には優位な付着側が発作症状から推定可能である．このような症例では，両側性の笑いを生じることや，画像所見との相違を認めることもある．

HHに伴うその他の発作型には，複雑部分発作，強直発作，全般性強直間代発作，脱力発作，ミオクロニー発作，てんかん性スパズム等，様々なものが含まれる．これらの発作が笑い発作と連動して生じているか否かを確認することは，二次性てんかん原性の確立を判断するうえで重要である．

2. 画像診断

MRI，特に冠状断で，視床下部と連続性のある腫瘍性病変を確認することが重要である．まれには嚢胞や石灰化等を認めることがあるが，多くは均一な信号を呈し，造影効果は認めない．第3脳室との関係性により，3型に分類される（亀山分類：2008年，表2)[4]．この分類は，臨床像とも相関が認められる（図1)[3]．

6-1. 視床下部過誤腫 135

表1　視床下部過誤腫における笑い発作の特徴

- 突発的
- 強制的
- 自分で抑制が困難
- 楽しい感情，快い感情を伴わない
- 笑いの表情が左右非対称である

表2　MRI 分類の定義

分類	定義	特徴
Intrahypothalamic type	第3脳室のみに突出する	乳頭体は，やや偏倚することはあるが，形状は保たれる
Mixed type	第3脳室と脳底槽の両方に突出する	乳頭体が著しく偏倚，変形するか，視認できなくなる
Parahypothalamic type	脳底槽のみに突出する	第3脳室の形状が保たれる

（Kameyama S, et al.：Minimally invasive magnetic resonance imaging-guided stereotactic radiofrequency thermocoagulation for epileptogenic hypothalamic hamartomas. Neurosurgery 2009；65：438-449 より）

分類	Intrahypothalamic type	Mixed type		Parahypothalamic type
		Unilateral attachment	Bilateral attachment	
シェーマ	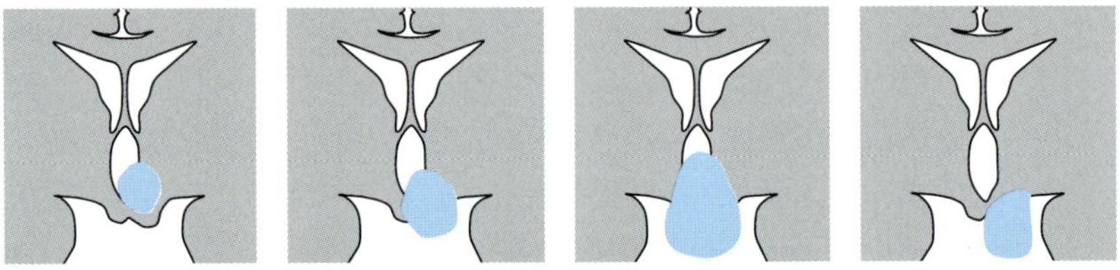			
MRI（T1 強調画像）	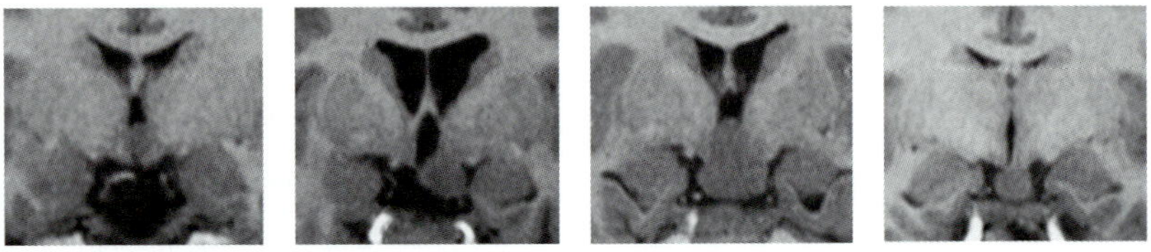			
全体に占める比率	25%	33%	36%	6%
大きさ(mm, 中央値)	5.0〜13.0(10.0)	8.0〜35.0(14.0)	10.0〜80.0(22.5)	10.0〜18.0(11.5)
FIQ/DQ*（中央値）	40〜127(86.0)	9〜100 (76.0)	10〜107(59.5)	31〜104(67.0)
合併症				
精神発達遅滞	36%	45.5%	63.9%	50%
行動異常	20%	54.5%	66.7%	33.3%
思春期早発症	0%	27.3%	58.3%	50%

図1　MRI 分類と臨床像の関係

* FIQ；full scale intelligence quotient，DQ；developmental quotient

（Kameyama S, et al.：MRI-guided stereotactic radiofrequency thermocoagulation for 100 hypothalamic hamartomas. J Neurosurg 2016；124：1503-1512 をもとに作成）

3. 神経心理検査

　HH によるてんかんでは，約半数に精神発達遅滞，行動異常（攻撃性，易怒性，衝動性，集中力の欠如）を合併する．知能検査・発達検査等を行い，機能低下の程度を把握する必要がある．これらを呈する症例では，早期の治療が望ましい．

4. 鑑別診断

　笑い発作を呈するてんかんとの鑑別，視床下部周辺に生じる腫瘍性病変との鑑別が必要となる[2]．
1)笑い発作は特異なてんかん発作であり，HH によるてんかんに特異度が高いものではあるが，側頭葉てんかん，前頭葉てんかん，頭頂葉てん

かんでも笑い発作の報告がある．側頭葉てんかんによる笑い発作では，楽しさや快感等の感情を伴うとされており，HHによる笑い発作との鑑別点となる．前頭葉てんかんや頭頂葉てんかんでは感情は伴わず，鑑別がむずかしいことがある．いずれにせよ，画像でHHを認め，笑い発作があり，側方徴候が一致すればHHによる笑い発作である可能性が高い．画像でHHが見つからず，てんかん原性となり得るほかの病変が検出された場合には，発作焦点の詳細な確認が必要となる．

2) 視床下部周辺に生じる腫瘍性病変には，グリオーマ，下垂体腺腫，頭蓋咽頭腫，胚細胞性腫瘍等様々なものがあげられるが，画像上は視床下部との連続性，造影効果の有無等が鑑別点になる．また，これらの腫瘍性病変は内因性てんかん原性をもつことはなく，視床下部に連続性をもっていたとしても，笑い発作を生じることはない．すなわち，笑い発作があればこれらの腫瘍性病変は基本的には除外されるといってよい．

■ 検 査

1. ビデオ脳波

1) 発作症状：最も重要な観察点は，笑い発作の発作症状，特に側方徴候をビデオで確認することである．本人や家族が笑い発作を認識していないこともあり，注意を要する．脳波の変化に乏しいことも多く，患者・家族に発作が生じた時間帯を記録していただく必要がある．その他の発作型が合併している場合，笑い発作に伴って生じているものか否かを見極めることも重要である．笑い発作と関係なくその他の発作型が生じている場合には，二次性てんかん原性が完成してしまっている可能性がある．

2) 脳波所見：脳波所見は笑い発作の診断にはあまり役に立たない．全般性低振幅化，片側性律動波，全般性律動波等を認めることもあるが，全く変化のないものもあり，深部に存在するHHのてんかん原性を診断できない．その他の発作型が存在する場合には，それに対応する脳波所見を認めることがあるが，HH起源のものか二次性てんか

ん原性によるものかを鑑別することは困難なことも多い．

2. MRI

MRI冠状断が最も重要であり，thin sliceで撮影することが肝要である．ルーチン撮影の軸位断だけでは，小さいHHを見逃す可能性がある．必ず冠状断撮影を追加する．冠状断において，HHが視床下部に付着している側，付着形態を見極めることが，その後の外科治療において重要である．

3. 発作時SPECT

笑い発作時に核種を注入することにより，HHおよび周辺組織（視床下部，視床等）の血流増加を検出できることがある．SISCOM（subtraction ictal SPECT coregistered to MRI）は，血流増加部位を明瞭にすることができ有用である[1]．SISCOMを行う場合，発作間欠期SPECTの際にmidazolamで鎮静を行い，脳活動を十分に落としてからRIを注入すると発作時とのコントラストがつきやすい．

4. その他の検査

1) 神経心理検査：精神発達遅滞の程度を把握するのに重要である．

2) 血液検査：内分泌ホルモン，特に黄体刺激ホルモン（LH），卵胞刺激ホルモン（FSH）のチェックは，思春期早発症の診断に必要である．それ以外に，術前に内分泌ホルモン値の異常を示すことはまれである．

3) 頭蓋内脳波：HHの内因性てんかん原性はすでに認知されているが，HH以外の病変が認められる二重病変の症例では，てんかん発作がどちらから生じているか判断ができない症例もある．特に笑い発作以外の発作型であれば，発作焦点を確定するために，頭蓋内脳波記録が必要な場合もある．

■ 治 療

1. 薬物療法

HHによる笑い発作は極めて薬剤難治性である．高頻度の発作に対しては，若干の抑制効果がみられることもあるが，消失に至ることはほとんどない．その他の発作型に対しては有効なことがあり，発作型に見合った抗てんかん薬を使用する．

6-1. 視床下部過誤腫　137

2. 外科的治療

　HH は内因性てんかん原性をもち，HH そのものに対する外科的治療は，てんかん発作の消失に有効である．また，二次性てんかん原性によるその他の発作型や，てんかん性脳症による精神発達遅滞，行動異常の改善も認められる．外科治療の要点は，HH と付着視床下部との離断である．従来の方法としては，開頭手術による切除術，神経内視鏡を用いた切除・離断等があるが，深部に存在し，重要構造物に囲まれている HH を，安全に，かつ十分に離断することはむずかしい．現在は，定位温熱凝固術(stereotactic radiofrequency thermo-coagulation：SRT)が最も効果が高く，安全性も高い治療として行われている[3,4]．SRT は大きさや形状による適応の制限はなく，再手術も安全に可能であるという利点もある[3,5]．近年，アメリカでは定位的レーザー治療が行われてきており，注目されている．

3. その他の治療

　てんかんの治療として，定位的放射線治療(ガンマナイフ等)が行われることがある．治療の際の安全性は高いが，効果は SRT に及ばない．特に，大きく複雑な形状の HH には適応しにくい．

　思春期早発症に対しては，LH-RH analogue による治療法が確立している．

▌予 後

　薬物療法のみで笑い発作がコントロールされて

いる症例はまれである．外科的治療の成績については，SRT が最もすぐれた治療成績を報告しており[3]，全体の発作消失率は 71%，笑い発作に限れば 86% の発作消失率を達成している．その他の発作型は 79% とやや劣り，長期罹患例では残存する傾向もある．発作消失例では，精神発達遅滞，行動異常の改善が高率に得られるため，早期に治療を考慮すべきである．

❖ 引用文献

1) Kameyama S, et al.：Ictogenesis and symptomatogenesis of gelastic seizures in hypothalamic hamartomas：An ictal SPECT study. Epilepsia 2010；51：2270-2279.
2) 白水洋史, 他：皮質下起源のてんかん－視床下部過誤腫等－ 小児内科 2015；47：1653-1656.
3) Kameyama S, et al.：MRI-guided stereotactic radiofrequency thermocoagulation for 100 hypothalamic hamartomas. J Neurosurg 2016；124：1503-1512.
4) Kameyama S, et al.：Minimally invasive magnetic resonance imaging-guided stereotactic radiofrequency thermocoagulation for epileptogenic hypothalamic hamartomas. Neurosurgery 2009；65：438-449.
5) Shirozu H, et al.：Stereotactic radiofrequency thermocoagulation for giant hypothalamic hamartoma. J Neurosurg 2016；125：812-821.

[国立病院機構西新潟中央病院機能脳神経外科
／視床下部過誤腫センター]
白水洋史

第2章　疾患の特徴と診療指標　6　異形成性腫瘍によるてんかん

6-2 | その他の腫瘍

EPILEPSY

概念

　臨床で遭遇するてんかん原性脳腫瘍のうち，神経節膠腫(ganglioglioma)や胚芽異形成性神経上皮腫瘍(dysembryoplastic neuroepithelial tumor：DNT)を代表とする異形成性腫瘍は，腫瘍性に分化した神経細胞と膠細胞からなる中枢神経系の混合性腫瘍と定義され，glioneuronal tumor ともよばれる．WHOgrade Ⅰの腫瘍であるが，まれに悪性化の報告がある．小児から若年成人の側頭葉に好発し，てんかんの合併頻度は80〜100%と極めて高い．ganglioglioma では嚢胞壁の境界明瞭な結節状陰影，DNTでは時に石灰化を伴う多房性嚢胞が特徴だが，low-grade glioma との鑑別が困難な症例もあり，確定診断は切除標本の病理学的診断による．いずれの腫瘍も隣接皮質の形成異常を伴うことが多い．薬剤抵抗性の難治てんかんに対しては外科切除が行われるが，周囲の形成異常を含めた肉眼的全摘出により良好な発作転機が望め，約80%の症例で発作が消失する[1]．

診断のポイント

1. 病理組織学的所見

　診断確定には切除標本の病理学的診断が不可欠である．

1)神経節膠腫：大小不同，形態異常，多核等の異型を呈する神経節細胞と，異型グリア細胞の混在が特徴的である．細胞間に Rosenthal fiber や eosinophilic granular body 等がしばしば出現する．免疫組織学的には，神経節細胞は synaptophysin，MAP-2，NeuN，NFP 等のマーカーに陽性となる．グリア細胞には GFAP，S-100 蛋白等が陽性となる．

2)DNT：最も特徴的な構造は specific glioneuronal element とよばれるもので，乏突起膠細胞様細胞(origodendroglia-like cell)が索状配列する．細胞間には粘液状物質に神経細胞が浮遊する所見(floating neuron)がみられる．複雑型とよばれる DNT ではさらにグリアの増殖性病巣の混在が認められるが，単純型との臨床的な差異は指摘されていない．免疫組織学的所見としては，乏突起膠細胞様

細胞の多くがS-100 蛋白陽性を示す．第1章 5「異形成性腫瘍とてんかん」(p.20)参照．

2. 分子生物学的所見

　神経節膠腫，DNT で最も多く認められる遺伝子異常は *BRAF V600E* であり，30〜50%認められると報告されている[2,3]．再発例や悪性所見をもつ神経節膠腫の中には IDH 遺伝子変異が認められる症例もあり，びまん性星細胞腫との鑑別に有用であったとの報告もある[4]．

3. 鑑別診断

　画像診断での鑑別としては，てんかんの合併率が高い脳腫瘍である星細胞腫や乏突起膠腫，多形黄色星細胞腫，上衣細胞腫，転移性脳腫瘍等があげられる．組織学的には乏突起膠腫，星細胞腫，限局性皮質異形成，びまん性 glioma の灰白質浸潤等との鑑別が必要である．

検 査

1. 画像検査

　MRI 所見のみで診断を確定することは困難な

6-2. その他の腫瘍　139

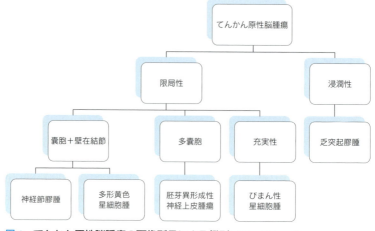

図1 てんかん原性脳腫瘍の画像所見による鑑別フローチャート
確定診断は病理所見に因るが，術前 MRI 画像からある程度の絞り込みは可能である．

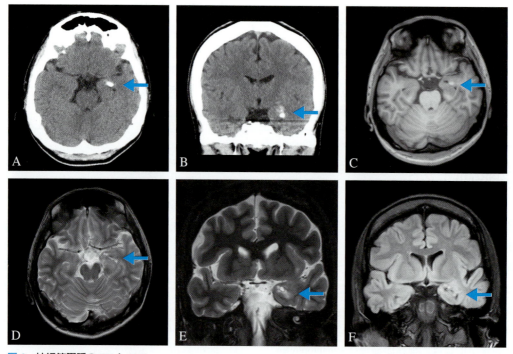

図2 神経節膠腫の CT と MRI
33歳女性．左側頭葉内側，鉤部の神経節膠腫．囊胞と石灰化を伴う．
A：CT 水平断，B：CT 冠状断，C：MRI T1 強調画像水平断，D：MRI T2 強調画像水平断，E：MRI STIR 冠状断，
F：MRI FLAIR 冠状断

ことが多いが，典型例では特徴的な所見を示すため，術前にある程度絞り込むことができる（図1）．
1) 神経節膠腫：CT，MRI ともに境界明瞭な充実性の病変もしくは壁在結節を伴った囊胞性病変として描出される．大脳半球，特に側頭葉に好発し，CT にて高率に石灰化を認める（図2A，2B）．充実成分は T1 強調画像で等〜低信号，T2 強調画像では高信号，囊胞成分は T1，T2 強調画像ともに軽度高信号を呈する（図2C，2D）．STIR では T2 強調画像と類似した所見を示す（図2E）．周囲の浮腫は伴わないことが多い（図2F）．約半数の症例で壁在結節部分が造影される．
2) DNT：CT では造影効果の乏しい境界明瞭な低吸収域として描出される．新皮質に発生した典型

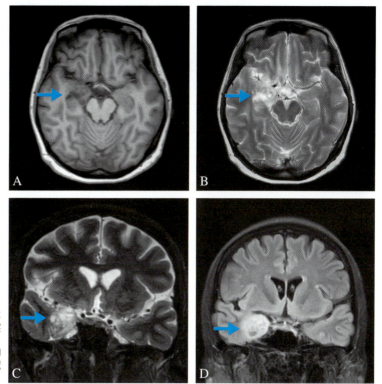

図3 DNT の MRI
48歳女性．右側頭葉内側，鉤部および一部海馬に及ぶ DNT．多囊胞と充実成分の混在が特徴的．
A：MRI T1 強調画像水平断，B：MRI T2 強調画像水平断，C：MRI STIR 冠状断，D：MRI FLAIR 冠状断

例では深部側を頂点とする楔形の形状を呈する．囊胞成分と充実成分からなり，約 25% の症例で石灰化を伴う．MRI の T1 強調画像では低信号，T2 強調画像/STIR では高信号を呈し，中隔を有する多囊胞が診断の一助となる（図 3A～C）．軽度の周辺浮腫を伴うことがある（図 3D）．一部の症例で造影効果を認める．

2. 脳波

異形成性腫瘍に特有の脳波所見はなく，腫瘍の局在に関連した非特異的脳波異常を認める．

治療

抗てんかん薬による発作抑制が不良の場合は，いずれの腫瘍も外科治療を行う．隣接皮質の形成異常がてんかん原性をもつことが報告されており，これを含めた全摘出を目指す．術前の機能画像検査，術中皮質脳波測定の併用により合併症率の低下，発作転帰の向上が望める．

予後

外科治療による発作予後は良好で，約 80% で日常生活に支障をきたす発作が消失する．周辺組織を含めた肉眼的全摘出は亜全摘出よりも発作転帰良好である．いずれの腫瘍も生命予後は極めてよい．

❖ 引用文献

1) Englot D.J, et al.：Factors associated with seizure freedom in the surgical resection of glioneuronal tumors. Epilepsia 2012；53：51-57.
2) Koelsche C, et al.：Mutant BRAF V600E protein in ganglioglioma is predominantly expressed by neuronal tumor cells. Acta Neuropathol 2013；125：891-900.
3) Lee D, et al.：BRAF V600E mutations are frequent in dysembryoplastic neuroepithelial tumors and subependymal giant cell astrocytomas. J Surg Oncol 2015；111：359-364.
4) Horbinski C, et al.：Isocitrate dehydrogenase 1 analysis differentiates gangliogliomas from infiltrative gliomas. Brain Pathol 2011；21：564-574.

［NTT 東日本関東病院脳神経外科］
松尾　健

第2章 疾患の特徴と診療指標 ┃ 7 免疫介在性てんかん

7-1 Rasmussen脳炎（Rasmussen症候群）

EPILEPSY

概念

Rasmussen脳炎（Rasmussen症候群）の概念は，1958年にRasmussenらが，術前には予期し得なかった限局性脳炎の組織所見を有する難治部分てんかん手術症例を3例報告したのがはじまりである．Rasmussen症候群は，神経症状のない健常者に何らかの先行感染症（上気道炎・急性扁頭炎等）やワクチン接種があった後に限局性に細胞傷害性T細胞を主役とした自己免疫性炎症が起こり，通常はてんかん発作で発病する．てんかん発作が難治に経過，次第に片麻痺・知的障害等が出現し，半球性の萎縮がMRIで明らかとなり，適切な治療がないと"寝たきり"となる慢性進行性の疾患である（図1）[1]．脳組織診断では脳表血管の増殖，血管内皮の増殖，海綿状空胞変性，マイクログリア結節，血管周囲炎症細胞浸潤等がみられる[2]．早期診断と早期免疫修飾治療の導入が重要である．

診断のポイント

1. 発病期

Rasmussen症候群は通常てんかんとして発病し，抗てんかん薬治療を開始するが抑制できず，徐々に難治てんかんの病態を呈するようになる．小児慢性疾患における病名にあわせてRasmussen脳炎と指定難病でもよばれることになったが，発病初期には，いわゆる急性脳炎のような意識障害の持続はなく，脳炎というより「てんかん」としてのイメージで捉えたほうがよい．Rasmussen脳炎という呼び方があるために，難治な急性発作を呈する急性脳炎をRasmussen脳炎（症候群）と診断していることが少なくない（図2）[3]．

2. 難治てんかん期

発病後，徐々にてんかん発作頻度が増し日単位となり，運動機能では単肢麻痺－片麻痺と進行し，知的退行も出現，成人期の患者では精神症状も出現することがある．年齢により進行速度が異なり，発病年齢が若いほど進行が早く，痙性四肢麻痺となった症例も存在する．近年では早期に免疫修飾治療が導入され，一側半球機能障害の出現がみられない，あるいは出現が遅れる症例の存在が知られてきた．特徴的な発作であるepilepsia partialis continua（EPC）が経過中に出現した症例は約50%で，I指やII指に持続性のミオクローヌスとして出現することが多いが，顔面や舌にみられることもある．

3. 鑑別診断

臨床症状，脳波，MRI画像，組織所見を参考に，診断基準（表1）に従い総合的に診断する．Part Aの3項目，Part Bの2項目を満たすと診断できるとされている．難治性焦点発作（焦点発作），一側性の脳波変化，脳機能障害等を呈し，Rasmussen症候群と鑑別を要する疾患には，皮質形成異常，片側巨脳症，HH症候群，腫瘍，結節性硬化症，

これらの自己抗体，サイトカイン，Granzyme Bの測定は筆者らの施設で行っているので，連絡されたい（Email：takahashi-ped@umin.ac.jp）．

142 第2章 疾患の特徴と診療指標

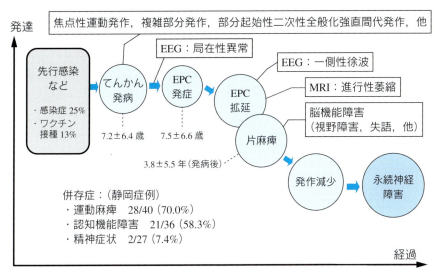

図1 Rasmussen症候群の臨床経過

先行感染症から平均20.8日でてんかんが発病し，その後特徴的発作型である epilepsia partialis continua (EPC) が出現するまでの期間は 1.6 ± 2.5 年で，EPCが出現するのは約50％の症例である．出現しない段階の症例では本症候群の診断はむずかしい場合がある．EPCは同側他肢に拡がり，進行すると他側に拡がることもある．日単位のてんかん発作が続き，徐々に痙性麻痺が出現し，発病後平均3.8年で片麻痺が明らかとなり，小児では知的障害等も顕在化する．しかし，数年以上するとてんかん発作頻度が減少し，障害が固定する時期を迎える．
(高橋幸利，他：Rasmussen症候群，小児内科 2013；45：416-421 を改変)

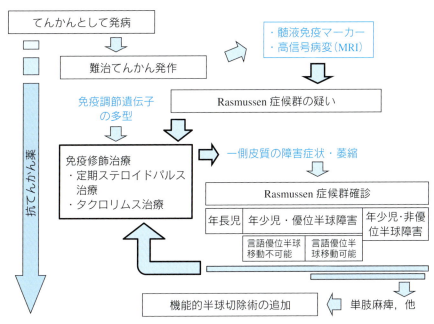

図2 Rasmussen症候群の診断治療戦略

本症では早期診断‐早期免疫修飾治療が重要である．言語優位半球障害例では機能的半球切除術（半球離断術）は幼児例を除いて行えない場合が多く，免疫修飾治療と抗てんかん薬治療が主体となる．言語非優位側障害例では，運動麻痺が出現するまではやはり機能的半球切除術は行えない場合が多く，免疫修飾治療と抗てんかん薬治療が主体となる．
(Takahashi Y, et al.: Immunomodulatory therapy versus surgery for Rasmussen syndrome in early childhood. Brain Dev 2013；35：778-785 より)

孤発性血管炎，糖尿病やミトコンドリア脳筋症，炎症性疾患等がある．最も多いと思われる皮質形成異常では，FLAIR 画像（MRI）での高信号病変が出現 - 消退といった動的な変化を経過の中で示さないことが特徴で，一側半球機能障害の進行がゆっくりであることが多い．しかし，最近では dual pathology とよばれる皮質形成異常に炎症性の病理が加わった病態が，本症候群ではかなり多いのではないかと考える研究者もいる．

表1 Rasmussen 症候群の診断基準

	Part A	Part B
臨床症状	・焦点性発作 and ・一側半球障害	・EPC or ・進行性一側半球障害
脳波	・一側の徐波化 and ・一側に発作焦点	
MRI	・一側焦点性皮質萎縮 and ・皮質または白質：T2/FLAIR 高信号 or ・同側尾状核頭：高信号または萎縮	進行性一側焦点性皮質萎縮
組織		・活性化ミクログリアと反応性グリオーシスを示す T 細胞優位の脳炎 ・多数の脳実質内マクロファージ ・B 細胞の浸潤がない
診断	All three of A	Two of B

検　査

1. 脳波

　脳波は，一側半球の徐波が特徴で，経過とともに徐々に患側の徐波化等が出現し（図3A），進行性の本症候群を疑う．EPC における発作時脳波は発作に一致する棘波等の出現がみられないことが多いので注意を要する．

2. MRI

　MRI では初期には FLAIR 高信号病変を認めることが多く，全経過では T2 強調画像や FLAIR 画像での高信号病変は 80％ 以上に，萎縮性病変も 80％ 以上に出現するが，明らかな MRI 病変を認めない症例もある（図3B〜D）[4]．高信号病変の

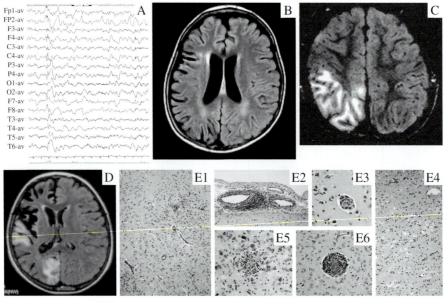

図3 Rasmussen 症候群の脳波・MRI・組織（➡口絵カラー p.ix）
A：一側性の徐波が出現した時期の発作間欠時脳波．B：葉脈を残すような形での皮質の限局性萎縮とその皮質下白質の軽度の FLAIR 高信号病変を示す．C：著明な皮質下白質の FLAIR 高信号病変を示す．D：皮質および尾状核頭萎縮を示す．E1：脳表から脳実質にかけての概観を示す．E2：脳表血管の増殖を示す．E3：血管内皮の増殖を示す．E4：海綿状空胞変性を示す．E5：マイクログリア結節を示す．E6：血管周囲炎症細胞浸潤を示す．
（HE 染色；E1，2：×200，E3，5：×400；E4：×250；E6：×300）．

出現部位は，皮質単独＞（皮質＋皮質下白質）＞白質単独＞（皮質＋白質）の順に高頻度で，島回は高信号病変が出現しやすい部位である．進行すると，一側焦点側の進行性萎縮性病変と，T2またはFLAIR高信号病変，尾状核頭の高信号または萎縮等を特徴とする．

3. 髄液検査

髄液検査でGranzyme B，IFN-γ，IL-12，TNF-α等の上昇が判明すると免疫の介在が推測でき，Rasmussen症候群の疑いとなる[5]．免疫調節遺伝子の多型[6]等も参考にして，免疫修飾治療を開始する（図2）[3]．髄液中のAMPA型GluR（GluA3）抗体，NMDA型GluR（GluN2B，ε2，NR2B）抗体等の自己抗体の証明も参考となるが，必ずしも全例に認められるわけではなく，自己免疫が関与するほかの神経疾患症例でも認められることがあるので注意を要する．GluN2B抗体は発病からしばらくして，発作が群発する時期に陽性化することが多い[7]．

4. 脳生検等による組織所見

脳生検等による組織所見では，活性化ミクログリアと反応性グリオーシスを示すT細胞優位の脳炎が特徴で，多数の脳実質内マクロファージ浸潤があることが多く，B細胞や形質細胞の浸潤がないことが必要である（図3E）．

治療と予後

定期的なメチルプレドニゾロンパルス治療では，発作が半分に抑制される症例の割合（responder rate：RR）は81%，IQが80以上に保たれる症例の割合（R80）は50%，運動機能が悪化する症例の割合（rate of motor function aggravation：AR）は10%である[1]．定期IVIg治療のRRは23%，R80は43%，ARは62%である．タクロリムス治療のRRは42%，R80は29%，ARは0%である．てんかん発作が頻発するときには，抗てんかん薬治療に加えてメチルプレドニゾロンパルス治療を併用し，発作が安定した段階で，タクロリムス内服治療に移行するのが，受け入れやすい．機能的半球切除術では片麻痺が避けられないこと，言語非優位側障害例でのseizure free rate（SFR）は71%で発作再発があり得ること，IQが80以上に保たれる症例の割合（R80）は0%で，認知機能のよい症例で認知機能低下が起こりやすいことに注意を要する．

❖ 引用文献

1) 高橋幸利, 他：Rasmussen症候群. 小児内科 2013；45：416-421.
2) 高橋幸利, 他：免疫性神経疾患－基礎・臨床研究の最新知見－ Rasmussen症候群（脳炎）. 日本臨床 2015；73（増刊号7）619-625.
3) Takahashi Y, et al.：Immunomodulatory therapy versus surgery for Rasmussen syndrome in early childhood. Brain Dev 2013；35：778-785.
4) Yamazaki E, et al.：Temporal changes in brain MRI findings in Rasmussen syndrome, Epileptic Disorders 2011；13：229-239.
5) Takahashi Y, et al.：A substantial number of Rasmussen syndrome patients have increased IgG, CD4＋Tcells, TNFα, and granzyme B in CSF. Epilepsia 2009；50：1419-1431.
6) Takahashi Y, et al.：Genetic variations of immunoregulatory genes associated with Rasmussen syndrome. Epilepsy Research 2013；107：238-243.
7) Tetsuhiro F, et al.：Semi-quantitative analyses of antibodies to N-methyl-D-aspartate type glutamate receptor subunits（GluN2B & GluN1）in the clinical course of Rasmussen syndrome, Epilepsy Research 2015；113：34-43.

❖ 参考文献

・Bien CG, et al.：Pathogenesis, diagnosis and treatment of Rasmussen encephalitis：a European consensus statement. Brain 2005；128：454-471.

[国立病院機構静岡てんかん・神経医療センター小児科]

高橋幸利，堀野朝子

第2章　疾患の特徴と診療指標　　7　免疫介在性てんかん

7-2 ｜ 自己免疫介在性脳炎・脳症

EPILEPSY

概念　電位依存性Kチャネル（Voltage-gated potassium channels：VGKC）複合体抗体陽性脳炎は高齢者に多く，記銘力障害，てんかん発作，性格変化を呈する．MRIでは両側内側側頭葉の異常信号とSIADHによる低ナトリウム血症がみられる．N-methyl-D aspartate（NMDA）受容体脳炎は比較的若年女性に多く，統合失調症様の精神症状，頻回のけいれん発作，アテトーゼ・ジスキネジア様の不随意運動，著明な自律神経症状を呈する．脳波でExtreme delta brushを示し特異度が高い．一部の症例で卵巣奇形腫を合併する．いずれの脳炎もステロイドを含む免疫治療が奏功すれば予後は比較的よい[1]．

診断のポイント

　急性か亜急性発症（通常3か月以内）の記銘力障害，精神症状，傾眠，人格変化，てんかん発作，意識障害等を呈し，症状は変動する．昏睡に至ることもある．炎症が遷延し，慢性にてんかん発作，認知機能障害，精神症状を呈する場合もある．経過中発熱等の感染徴候を伴わない場合，自己免疫性脳炎を疑う必要がある．自律神経症状（循環器症状，呼吸器症状，腹部症状，立毛，感覚症状等），ジストニア，小脳症状，ミオトニアを伴うこともある[2]．

　以下に代表的な病型である抗VGKC複合体抗体陽性脳炎と抗NMDA受容体脳炎について述べる．

1. 抗VGKC複合体抗体陽性脳炎

　辺縁系脳炎，ニューロミオトニア（Isaacs症候群）やMorvan症候群〔Issacs症候群の症状に大脳辺縁系の異常（不眠，記銘力障害等）と自律神経障害（不整脈，便秘等）を伴う〕等，脳炎に限らず様々な病型を呈する．抗VGKC複合体抗体は，これまで免疫沈降法によりVGKCを構成する複数の蛋白を一緒に検出する方法で検出されていたが，VGKCを構成する各構成要素それぞれに対する

抗体が検出可能になり，これまで抗VGKC複合体抗体陽性とされた多くの症例が，細胞膜に存在するてんかん関連蛋白であるmetalloproteinase domaincontaining protein（ADAM22, ADAM23）に結合する分泌蛋白leucine-rich glioma inactivated 1（LGI1）を標的とすることが明らかになった[3]．

　抗LGI1抗体陽性の辺縁系脳炎では，記銘力低下，てんかん発作，性格変化が亜急性に進行し，数か月から年余にわたりくすぶり経過することもある．特徴的な検査所見としては，両側内側側頭葉にMRIで異常信号がみられ，低ナトリウム血症を呈することが多い．腫瘍の合併は5〜10%にみられるという報告もあるが多くはなく，腫瘍と関連しない自己免疫機序がむしろ多い．

　抗LGI1抗体陽性の一部の症例で，辺縁系脳炎の症状が顕在化する前に，同側の顔面と上肢に非常に短くて（数秒以内）頻回な（1日に50回に及ぶこともある）常同的なジストニー発作（faciobrachial dystonic seizure：FBDS）が出現する．感度が高い症候ではないが特異度は高く，出現時点での免疫療法が，脳炎症状の進展抑制に有用である[4]．

2. 抗NMDA受容体脳炎（抗NMDAR脳炎）

　NMDA受容体のNR1 subunitに対する脳脊髄液

146　第2章　疾患の特徴と診療指標

表1 各抗神経抗体と脳炎等症状の特徴

	抗 NMDAR 抗体	抗 LGI1 抗体	抗 Caspr2 抗体	抗 AMPAR 抗体	抗 GAD 抗体	抗 GABA$_B$ R 抗体	抗 Glycine R 抗体
臨床症状	精神病様症状, ジストニア, てんかん重積	辺縁系脳炎, FBDS	Morvan 症候群	精神病様症状, 辺縁系脳炎	辺縁系脳炎, 小脳炎, 1 型糖尿病	精神病様症状, 辺縁系脳炎	PERM (Progressive encephalomyelitis with rigidity and myoclonus)
年齢(平均)	0.6〜85(21)	30〜80(60)	46〜77(60)	38〜87(60)	33〜80	24〜75(62)	5〜69(43)
性別(女:男)	4:1	1:2	1:4	9:1	82% 女性	1:1	6:5
腫瘍(合併率)	年齢, 性別による(本文中)	胸腺腫(5〜10%)	胸腺腫(20〜50%)	胸腺腫, 小細胞肺癌(65%)	少ない	小細胞肺癌(50%)	肺癌, ホジキンリンパ腫(症例報告レベル)
治療反応性	良好	良好		良好	中等度〜不良	中等度	不詳

(Graus F, et al.：Lancet Neurol 2016；391-404, 田中恵子：Epilepsy 2014；18：23-27, Lancaster, E, et al.：J. Nat. Rev. Neurol 2012；8：380-390, Lancaster, E：Continuum (Minneap Minn) 2015；21：452-475, Correll CM：Curr Neurol Neurosci Rep 2013；13：348 を参考に作図)

中の IgG 抗体が特異的に関連する.

　臨床経過としては，感冒様の前駆症状に引き続き，抑うつや興奮等の感情障害，日常的な作業の遂行が障害される等の認知行動障害や幻覚・妄想等，急性発症の統合失調症に類似した精神症状が出現する．引き続き，カタレプシー等の緊張病類似の症状，意識障害，頻回のけいれん発作，呼吸不全，顔面・四肢のアテトーゼ・ジスキネジア様不随意運動，著明な自律神経症状(発汗異常・腸管麻痺・血圧変動・唾液分泌亢進・体温調節異常等)が出現する．適切な治療がなされないと，多くの場合，人工呼吸器装着下で数か月にわたり加療を要して寝たきり状態となる[3].

　腫瘍の合併率は，12 歳以下の小児(男女とも)は 0〜5% だが，18 歳以上の女性では 58% にみられ，多くは卵巣奇形腫である．一方 45 歳以上では腫瘍合併率は 23% 程度に低下し，卵巣奇形腫にかわり carcinoma の割合が増える．発症早期の腫瘍摘出と免疫療法で諸症状が改善され，ほぼ後遺症を残さずに治癒する場合が多いが，約 1/4 は何らかの後遺症があり，急性期の死亡は 7% とされる．

　その他表1[2, 3, 5〜7]に示すような自己抗体が知られている.

検　査

　自己免疫機序の関与を証明すると同時に，他疾患を除外する検査も必要である.

1)髄液検査：細胞数増多(5 cells/mm^3 以上)，IgG index の上昇，オリゴクローナルバンド陽性等の所見があれば，自己免疫介在性脳炎・脳症の可能性が示唆される．しかしいずれも非特異的所見であり，他検査とあわせて総合的に診断する.

2)頭部 MRI：両側側頭葉あるいは多巣性に，T2WI で高信号病変がみられた場合には，自己免疫性脳炎の可能性が示唆される[2]．一方，抗 NMDAR 脳炎の場合，MRI 異常がみられた症例は 1/3 から 1/2 程度であり，MRI 異常が陰性でも本脳炎を否定できない.

3)FDG-PET：急性期に局所糖代謝亢進がみられた場合には自己免疫性脳炎の可能性を示唆する．FDG-PET は MRI よりも感度が高いと考えられ，MRI で内側側頭葉が一見正常の症例でも，FDG-PET で局所糖代謝亢進がある[2].

4)脳波：脳波検査は本病態の診断と予後の判定に有用である．両側の側頭部のてんかん性放電が比較的特異度が高い．無症候性の発作時脳波変化(subclinical EEG seizure pattern)が炎症の活動性の程度を反映したとする報告もある．また抗 NMDAR 脳炎では，急性症状が高度でかつ遷延する症例において，Extreme delta brush あるいは Burst and slow complex(図1)[8, 9]を示し，全体の 34% 程度で認め特異度が高い[9].

5)腫瘍スクリーニング：自己免疫性脳炎は傍腫瘍性神経症候群の場合も多く，それぞれの抗神経抗体の種類により異なる腫瘍を合併する．画像検査による全身検索，腫瘍マーカーの検索が必要である.

6)抗神経抗体：確実な診断方法は抗神経抗体を

7-2. 自己免疫介在性脳炎・脳症　147

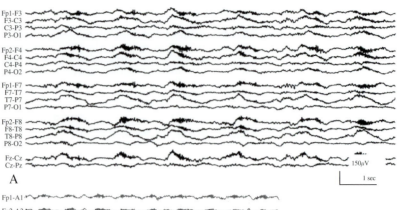

図1　急性の抗NMDA受容体脳炎での診断特異的な脳波所見

A：1Hz程度の全般性律動性デルタ波と前頭部優位のβ帯域の活動が密接に関連して群発する．β帯域の群発がデルタ波のピークにある場合
(Shumit SE, et al.：Neurology 2012；79：1094-1100 より）
B：β帯域の群発がベースラインにある場合．Bは形状からBurst and slow と報告された
(Ikeda A, et al.：Epileptic Disord 2006；8：61-64 より）

測定することである．現時点では日本国内で測定施設が限られ，治療開始の指標とするのは困難である．また自己免疫性脳炎を引き起こす未知の抗神経抗体が存在することも想定される．したがって，急性ヘルペス脳炎等の既知の感染症を否定でき，臨床経過や診察所見から自己免疫性脳炎の可能性が疑われた場合には，血清や髄液を保存し，早期から治療に免疫治療を含め，後日抗体検査の結果を踏まえて診断を総合的に再度検討することが必要である．

7)各種自己抗体検査：前述の抗神経抗体に加えて，ほかの自己免疫疾患に関連する抗体(抗核抗体等の膠原病を示唆する病態，甲状腺関連抗体等橋本脳症の病態)を検索する[2]．

治療

免疫療法が重要である．自己免疫性脳炎に伴うてんかん発作の場合，抗てんかん薬に治療抵抗性であることが多く，この治療抵抗性が自己免疫性脳炎を疑う契機になることもある．傍腫瘍性の場合は，腫瘍に対しての手術や化学療法が選択されるが，それだけでは神経症状の十分な治療効果が得られないことも多い[1]．自己免疫介在性脳炎・脳症とそれに関連するてんかん発作は，早期に治療介入できた群でより免疫療法の効果が得られたとする報告もあり，早期診断，早期治療が重要である．

- **急性期**：海外では免疫療法としてステロイドパルス療法(IVMP)，免疫グロブリン大量静注療法(IVIg)，血漿交換療法(PE)が第一選択として推奨されている(図2)[10]．初期治療に抵抗性でも，ほかの治療が奏功することもある．それでも治療抵抗性の場合は第二選択としてリツキシマブやシクロホスファミド静注療法も含めて多様な治療が提唱されているが[10]，日本では保険診療上の制約もあり，ステロイドパルス以外の介入は通常は困難である．

- **慢性期**：再発時には初発時と同様の経過をとることが多い．また，新たな発作型の出現も再発を強く示唆する．その場合には急性期と同等の治療が必要となる．一方，急性期治療後の維持療法を行うかどうか，あるいはその投与期間については一致した見解とエビデンスがない．また，慢性に症状が経過して，炎症がくすぶる状態を示唆する

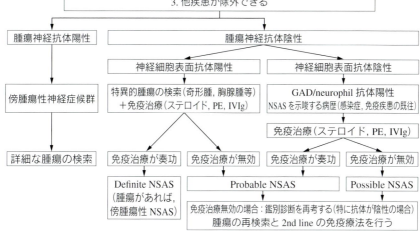

図2　自己免疫介在性脳炎の診断・治療のフローチャート
NSAS：neural surface antibody syndrome, OMS：opsoclonus-myoclonus syndrome, SPS：stiff person syndrome
(Zulian L, et al.：JNNP 2012；83：638-645 より)

症例の治療に関しても一致した見解とエビデンスはない．長期経過により記銘力低下が出現したり，難治性に経過する症例があり，適切な免疫療法の継続の是非は今後の検討課題である．

予後

細胞表面抗原を標的とする抗体(VGKC複合体抗体, NMDA受容体抗体等)が病態に明らかに関与する脳炎・脳症は，免疫療法に比較的反応しやすい．一方，傍腫瘍性神経症候群としての脳炎，あるいは抗GAD抗体のように細胞内の抗原を標的とする抗体の関与が疑われる脳炎，脳症では，免疫療法が奏功しにくく，難治性に経過することが多い．

引用文献

1) Toledano, et al.：Autoimmune epilepsy. Semin Neurol 2015；245-258.
2) Graus F, et al.：A clinical approach to diagnosis of autoimmune encephalitis. Lancet Neurol 2016；391-404.
3) 田中恵子：免疫とてんかん症候群．Epilepsy 2014；18：23-27.
4) 松本理器，他：くすぶり型辺縁系脳炎と faciobrachial dystonic seizure. 神経内科，2013；79：712-717.
5) Lancaster E, et al.：Neuronal autoantigens – pathogenesis, assiosiated disorders and antibody testing. J. Nat. Rev. Neurol 2012；8：380-390.
6) Lancaster E：The Paraneoplastic Disorders. Continuum (Minneap Minn) 2015；21：452-475.
7) Correll CM：Antibodies in Epilepsy. Curr Neurol Neurosci Rep 2013；13：348.
8) Ikeda A, et al.："Burst and slow complexes" in nonconvulsive epileptic status. Epileptic Disord 2006；8：61-64.
9) Shumitt SE, et al.：Extreme delta brush. Neurology 2012；79：1094-1100.
10) Zulian L, et al.：Central nervous system neuronal surface antibody associated syndromes：rebiew and guidelines for recognition. JNNP 2012；83：638-645.

［京都大学大学院医学研究科臨床神経学(神経内科)］
坂本光弘，松本理器
［京都大学大学院医学研究科てんかん・運動異常生理学講座］
執筆監修　**池田昭夫**

第2章 疾患の特徴と診療指標 | 7 免疫介在性てんかん

7-3 | 難治頻回部分発作重積型急性脳炎

EPILEPSY

概念 難治頻回部分発作重積型急性脳炎（acute encephalitis with refractory, repetitive partial seizures：AERRPS）とは，発熱に伴い急性発症する難治性けいれん重積を特徴とする原因不明の疾患である．発熱に伴う先行感染の数日後に焦点発作が出現し，1～2週間の経過で発作が増加して群発型けいれん重積に至る．けいれんは極めて難治で抗てんかん薬に著しい抵抗性を示す．持続性の発熱，髄液の細胞数ならびに炎症性サイトカイン・ケモカインの増加，MRI上のT2延長病変など脳炎を示唆する所見を伴う．数週間～数か月を経てけいれんの頻度は減少するが，潜伏期間なく難治てんかんに移行する．febrile infection-related epilepsy syndrome（FIRES）と同義であり，成人例はnew-onset refractory status epilepticus（NORSE）症候群ともよばれる．

診断のポイント

AERRPSの診断基準を表1に示す．本疾患の原因は不明であり疾患特異的なマーカーも知られていないことから，診断は臨床症状と既知疾患の鑑別，および補助的な検査所見に基づいて行われる．

1. 疾患の特徴

1）疫学：発症年齢は乳児期を除く小児期全般に及び，若年成人にも認められる．発症年齢のピークは5～7歳で，男児に多い．発症率は年間約1人/100万人と極めてまれな疾患である．発症率は人種・地域によらずほぼ一定と考えられている．家族発症例はこれまで報告されていない．

2）臨床経過：本疾患の経過は大まかに急性期と慢性期に分けることができる．両者の境界は明確でないことが多いが，急性発症する慢性疾患というのが本疾患の重要な特徴である．

発症の1日～2週間前に発熱を伴う先行感染を認める．インフルエンザ，上気道炎，胃腸炎などあらゆる感染症が原因となり得るが，発熱の原因が特定できないことも少なくない．

初発症状は大部分がけいれんである．けいれん

発作は例外なく焦点発作であるが，発症早期にはしばしば二次性全般化を伴う．発作症状としては眼球偏位，顔面間代が最も多く，無呼吸・片側四肢の間代がこれに次ぐ．ピーク時にはこれらの発作が5～15分間隔で周期的に出現・消退を繰り返すのが特徴である．この時期にはsubclinical seizureも多く認められる．左右それぞれに発作が出現し多焦点性を示すことが多く，交代性けいれんもしばしば認められる．けいれんが頻発する期間は原因不明の発熱が持続することが多い．

けいれんは抗てんかん薬に著しい抵抗性を示し，抑制し得るのはバルビツレートと一部の麻酔薬だが，前者は経静脈的な大量投与によるbarbiturate comaを要する場合がほとんどである．抗てんかん薬による薬剤過敏性症候群から多臓器不全に陥る例がある．

このような急性期は数週間～数か月に及ぶが，次第にけいれんの頻度・難治性が低下してbarbiturate comaから離脱できるようになる．通常はこれ以降の時期を慢性期とみなす．しかしけいれんが完全に抑制されることはまれであり，急性期と同様の焦点発作が持続して難治てんかんに移行する．

150 第2章 疾患の特徴と診療指標

表1　難治頻回部分発作重積型急性脳炎の診断基準

> **A. 症状**
> 1) 発症時（けいれん増悪時）の発熱
> 2) 顔面を中心とする焦点発作（眼球偏位・顔面間代・無呼吸など）
> 3) 群発型けいれん重積（15分に1回以上）
> 4) けいれんの著しい難治性（バルビタール酸またはベンゾジアゼピン系薬剤の大量投与を必要とする）
> 5) 慢性期のてんかん（発症後6か月以降も継続する繰り返す発作）
> **B. 検査所見**
> 1) 髄液細胞数上昇
> 2) 髄液中ネオプテリン・インターロイキン6などの炎症マーカーの高値
> 3) 発作間欠時脳波で周期性の放電
> 4) 発作時脳波（長時間記録）で周期的な発作の出現パターン
> 5) 頭部MRIで海馬・島周囲皮質・視床・前障・大脳基底核などに信号異常
> 6) 慢性期の大脳皮質の萎縮
> **C. 鑑別診断**
> 以下の疾患を鑑別する.
> ウイルス性脳炎，その他のウイルス関連急性脳症（けいれん重積型脳症など），自己免疫性脳炎（急性辺縁系脳炎，抗NMDA受容体脳炎），代謝性疾患，脳血管炎，その他のてんかん（Dravet症候群，PCDH19関連てんかんなど）
>
> ＜診断のカテゴリー＞
> Definite：Aのうち5項目すべて＋Bのうち2項目以上を満たしCの鑑別すべき疾患を除外したもの
> Probable：Aのうち4項目以上＋Bのうち2項目以上を満たしCの鑑別すべき疾患を除外したもの
> Possible：Aのうち4項目以上＋Bのうち1項目以上を満たすもの

（日本小児神経学会（監），小児急性脳症診療ガイドライン策定委員会（編）：小児急性脳症診療ガイドライン2016．診断と治療社，2016；101-105より）

3）けいれん以外の臨床症状：発症早期には大部分の例で意識障害を認めるが，深昏睡に至るような重篤な意識障害はむしろまれである．ミオクローヌスなどの非てんかん性の不随意運動を合併することがある.

2. 鑑別診断

表1に鑑別診断を示す．てんかんや既知の神経疾患を基礎にもつ場合は本疾患とは診断されないが，熱性けいれんや発達障害は必ずしも本疾患を否定する根拠とはならない.

検　査

1. 脳波検査

発作間欠時脳波は，発症早期には脳炎を疑わせるような高振幅徐波が認められることが多い．発症後比較的早期より多焦点性の突発波が出現するのが特徴である．また特に一部の重症例ではピーク時に周期性の放電が認められ，この所見は本疾患に比較的特異性が高い（図1）.

発作時脳波はδ波からα波帯域の鋭波・棘波からなり，部分起始した後に周囲に波及して一部は全般化し，起始部位に収束する．交代性けいれんを反映して発作焦点が対側に移動することも少なくない．長時間記録により周期的な発作の出現が捉えられる.

2. その他の検査

1）髄液検査：約半数の例で軽度の細胞数増加（概ね$100/\mu L$未満）が認められる．また発症早期にはインターロイキンIL-6，IL-8，CXCL10などの炎症性サイトカイン・ケモカインが著しい高値を示すことが多く，ほかのけいれん性疾患との鑑別に有用である．髄液中ネオプテリンも多くの例で高値を示す.

2）頭部画像診断：本疾患に特徴的な所見は知られていないが，MRIでは半数以上の例で何らかの異常を認める．急性期には海馬・扁桃体にT2延長病変を認めることがあるが，持続するけいれん重積の結果であるとも考えられている．また頻度は低いが島皮質・前障のT2延長病変は本疾患に比較的特異性が高いと考えられ，さらに重症例では視床や大脳基底核に病変を認める場合がある．急性期に画像異常を認めなかった症例でも慢

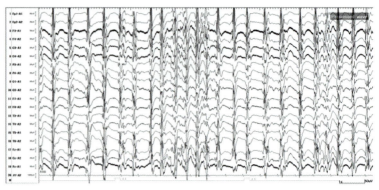

図1 難治頻回部分発作重積型急性脳炎にみられた周期性の突発波

1.5-2Hzの多棘徐波複合様の突発波がびまん性，持続性に出現している．この波形は発作時脳波に連続的に移行することもある．このパターンが出現している期間はバルビツレート持続静注からの離脱が困難である場合が多い．
（沖縄県立南部医療センター・こども医療センター小児神経科　比屋根真彦先生のご厚意により供覧）

性期にはびまん性の大脳皮質を中心とした萎縮がしばしば認められる．

治療

現在まで有効であるというエビデンスが示されている治療は知られていない．

薬剤による治療が中心となるが，急性期には内服の抗てんかん薬はほとんど無効である．ジアゼパムなどのベンゾジアゼピン系静注薬は一時的にはけいれんを頓挫させることができるが，多くの場合群発を抑制することはできない．バルビツレートはチオペンタールの場合，発作抑制のためには 10 mg/kg/ 時以上の大量投与を必要とすることが多い．しかし長期にわたる大量投与がかえって予後を悪化させるとする報告があり，投与量と投与期間を最小限にする努力が求められる．回復期には，けいれんはこれ以外の抗てんかん薬にも反応するようになり，レベチラセタム，フェノバルビタール，トピラマート，臭化カリウムなどの有効性が比較的高い．

ケトン食療法が著効する例があることが知られており，急性期にも有効であることから早期に試みる価値がある．このような例ではケトン食導入の前段階で低糖輸液によりケトーシスを誘導するだけで発作が減少することもある．

多くの例で副腎皮質ステロイドなどの免疫調整療法が行われているが，けいれん抑制効果は否定的である．

予後

予後は一般に不良であり，半数以上の例で知的障害を中心とする神経学的後遺症を残す．長期臥床状態など運動障害を含む重篤な後遺症も約40%の例で認められる．また大部分の例は難治てんかんに移行するが，抗てんかん薬によりけいれんを抑制できる例が近年増加している．しかし原因不明の突然死をきたした例が複数報告されている．

その他

本疾患は指定難病ならびに小児慢性特定疾患に指定されている．

❖ 参考文献

- 佐久間啓：難治頻回部分発作重積型急性脳炎をめぐる最近の話題．脳と発達 2013；45：110-114.
- Sakuma H, et al.：Acute encephalitis with refractory, repetitive partial seizures（AERRPS）：a peculiar form of childhood encephalitis. Acta Neurol Scand 2010；121：251-256.
- Nabbout R, et al.：Acute encephalopathy with inflammation-mediated status epilepticus. Lancet Neurol 2011；10：99-108.
- Kramer U, et al.：Febrile infection-related epilepsy syndrome（FIRES）：pathogenesis, treatment, and outcome：a multicenter study on 77 children. Epilepsia 2011；52：1956-1965.
- Sakuma H, et al.：Intrathecal overproduction of proinflammatory cytokines and chemokines in febrile infection-related refractory status epilepticus. J Neurol Neurosurg Psychiatr 2015；86：820-822.

［東京都医学総合研究所脳発達・神経再生研究分野］

佐久間　啓

第 **3** 章

稀少てんかんの検査

1. 生理検査

2. 画像検査

3. 遺伝学的検査

4. その他の検体検査

5. 神経心理学的検査

第3章　稀少てんかんの検査

1 生理検査

EPILEPSY

ポイント　てんかんの生理検査で最も重要で不可欠なのは脳波(electroencephalography：EEG)であり，しばしばビデオと同時記録され，診断と治療効果判定に欠かせない．脳磁図(magnetoencephalography：MEG)は焦点部位推定において高い意義を有している．

脳波には発作間欠時記録と発作時脳波がある．通常は頭皮上電極で記録するが，難治てんかんでは外科治療の目的で，頭蓋内電極記録も行われる．てんかん性脳症では激烈な脳波異常が病態生理の中核をなすことが多いため，脳波が特に重要である[1]．ここでは稀少難治てんかんの診療に関して，検査のための留意点や判読におけるポイントに重点をおいて概説する．

頭皮上脳波の記録法

1．電極と設定

1)電極：内側側頭葉の焦点では通常の電極のみでは不十分であり，側頭極付近に位置する T1/T2 や 10-10 法の F9/F10，頬骨弓前部に配置する頬骨電極等を追加使用する(図1)．電極数をさらに 256 個にまで増やす高密度脳波（dense array EEG）では，焦点部位等についていっそう精緻な分析ができる[2]．

2)設定：デジタル記録脳波で高周波数の波形を検出するためには，記録したい周波数の 3〜4 倍以上のサンプリング周波数が必要である．

3)誘導(導出，モンタージュ)：基準電極導出法（単極導出法）と双極導出法はそれぞれ長所と短所があるので必ず両方必要である．内側側頭葉てんかんの棘波を基準電極導出法で記録するときの基準としては耳朶は棘波の発生部位と距離が短いため不適切であり，平均基準電極のほうがよい(図1)．

2．記録の実施

1)安静覚醒時記録：てんかん発射は覚醒時と睡眠時で出現の様相が異なるため，両方の記録が必要である(図2)．

開閉眼は背景基礎活動の α 波の反応性を観察するのみではなく，閉眼に伴い棘徐波が出現する閉眼感受性の検出にも有用である．

2)過呼吸賦活：欠神てんかんの診断に重要であるが，小児でも紙や風車を吹かせることで 4〜5 歳から可能である．

3)光刺激賦活：光突発反応(photoparoxysmal response：PPR)をみるために必要である(図3)．光刺激中の開閉眼や赤色光による刺激で PPR を検出しやすくなる．光過敏性てんかんでは発作が誘発されることがあるので，検査中は患者の状態や脳波の PPR の出現に注意する．

4)睡眠時記録：入眠期に出現しやすい種類のてんかん発射があるので，あらかじめ睡眠不足で来院するように指示をして，できる限り自然睡眠の脳波を記録する．

3．発作時脳波

発作時脳波が記録できれば発作に関する直接的情報を得ることができる．発作時脳波は脳波変化と臨床変化の時間的対応が重要であり，脳波に筋電図等を含めたポリグラフとビデオの同時記録に

154　第3章　稀少てんかんの検査

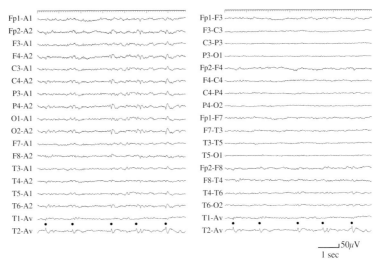

図1 内側側頭葉てんかんの発作間欠時脳波

前側頭電極（左T1，右T2）は平均基準電極導出法による．T2に棘波・鋭波を認める（●）．基準電極導出法（左図）では右半球の棘波は，耳朶電極の活性化のために陽性（下向き）波形になっている．
（大塚頌子，他（編著）：フローチャートでわかる小児てんかん診療ガイド．診断と治療社，2011；238より）

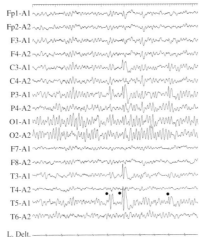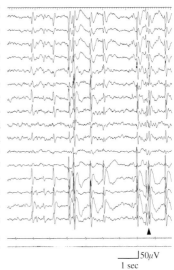

図2 睡眠による棘波の変化

同一記録内で，覚醒時（左図）は棘波が左後側頭部（●）に散発するが，睡眠時（右図）では頻発し全般化や焦点周囲への波及を強め，多棘波（▲）も含むようになる．
（大塚頌子，他（編著）：フローチャートでわかる小児てんかん診療ガイド．診断と治療社，2011；41より）

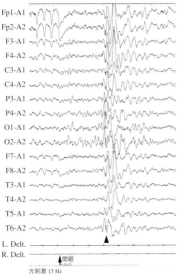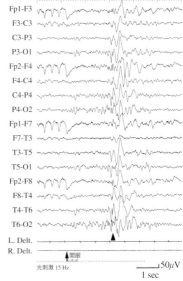

図3 光突発反応

15 Hzの光刺激中に開閉眼をさせることで，閉眼（矢印）直後に広汎性棘徐波が誘発された（▲）．
（大塚頌子，他（編著）：フローチャートでわかる小児てんかん診療ガイド．診断と治療社，2011；41より）

おいて，イベントマークボタンや直接観察の情報を総合して判読する．

頭皮上脳波の判読

1. 発作間欠時記録

　判読時にモンタージュのみならず感度，タイムスケール，時定数・周波数フィルタも様々に調整して最適な設定にする．てんかん発射の出現部位の判定は古典的な双極導出法における位相逆転（phase reversal）から双極子発生源分析，さらに高密度電極を用いた beamformer 等の高度な脳内電源分析があるが，いずれの場合も臨床発作症状や神経画像との対比により焦点の推定を行う．難治てんかんの症例ではしばしば多焦点性棘波を認め，どれが発作発生と関連した焦点か決定することは必ずしも容易ではない（図4）．

1）背景基礎活動の左右差・局在性徐波（focal slow waves）：難治てんかんの脳波では，てんかん発射のみではなく背景基礎活動の異常も重要である．すなわち背景活動の左右差や focal slow waves は基礎疾患としての脳病変の存在を示唆する（図5）．

2）ヒプスアリスミア（hypsarrhythmia）：West 症候群の脳波であるが症例により多様性があり（modified hypsarrhythmia），両側同期性の亢進，左右差，強い局在性異常，間欠的な振幅低下，そして高振幅徐波が主体で棘波成分が乏しいパターンがある[3]．てんかん性スパズム（epileptic spasm）が連発している間はヒプスアリスミアが一時的に消退するが，脳波異常が軽いと誤認してはならない（p.45 参照）．

3）緩徐性棘徐波複合（slow spike-and-wave complex）：周波数が 3 Hz より遅い緩徐性棘徐波複合は Lennox-Gastaut 症候群に特徴的である．しかし完全に特異的とはいえず局在関連性てんかんが一見広汎性の緩徐性棘徐波複合を示す二次性両側同期で Lennox-Gastaut 症候群に類似した病像を呈することもある（p.60 参照）．

2. 発作時記録

　発作時脳波パターンは発作型ごとに異なるが，一般に律動波形の群発であることが多い（図6）．発作時脳波は，欠神発作や非定型欠神発作のように発作間欠時棘徐波群発が増強したようなパターンの発作型もあり，West 症候群のてんかん性スパズム（epileptic spasm）のように間欠時の激しい脳波異常が一時的に軽減したかのようなパターンを示す発作型もある．てんかん性スパズムの発作時脳波は高振幅徐波が主体であるため，その識別にはやや経験が必要である（図7）．一方で筋電図やアーチファクトが混在することも多く注意すべきである．

3. 特殊パターン

1）suppression-burst（SB）パターン：高振幅徐波に棘波を混在した 1〜3 秒の群発部分と 3〜4 秒のほとんど平坦な抑制部分が交互に出現するパターンである（p.39 参照）．ヒプスアリスミアも睡眠中は断片化し群発状パターンを示すが抑制部分は平坦ではなく周期性も弱い点が SB とは異なる．

2）徐波睡眠期持続性棘徐波（continuous spike-waves during slow wave sleep：CSWS）：文字通りの CSWS を認めるパターンである．

頭蓋内電極脳波

　薬剤内服治療で抑制できない焦点性発作の症例では，てんかん原性皮質焦点部位を切除する等の外科的治療が奏功することがある．その際に切除部位・範囲を決定するために，硬膜下電極や深部電極等の頭蓋内電極を使用した脳波が必要な例がある．頭蓋内電極脳波は頭皮上脳波に比べ空間分解能等の精度が格段に高く，アーチファクトが少なく，明瞭な発作活動を捕捉できる．しかし一方で記録できるのは脳の一部の活動であり，電極を設置していない皮質部位からの記録はできないため，設置する部位を術前によく検討する必要がある．また侵襲的検査であり，モニタリングでは電極ケーブルが頭皮から出た状態で長期間を過ごすため感染等の危険がある．

脳磁図

　神経細胞，特に大脳皮質錐体細胞の活動により発生する電流に伴う磁場を検出する非侵襲的検査法が脳磁図である．その磁場は極めて弱く地球の

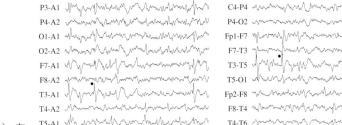

図4 多焦点性棘波
棘波が独立性に左前頭極(Fp ○)，左中側頭部(T3 ●)および右後側頭部(T6 ▲)より出現している．
(大塚頌子，他(編著)：フローチャートでわかる小児てんかん診療ガイド．診断と治療社，2011；37 より)

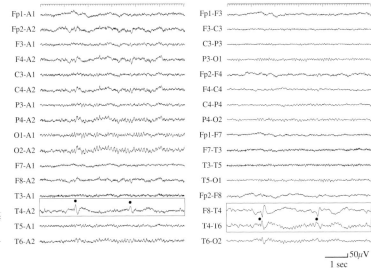

図5 局在性徐波
T4 では鋭徐波の出現とともに背景基礎活動で局在性徐波を認める．
(大塚頌子，他(編著)：フローチャートでわかる小児てんかん診療ガイド．診断と治療社，2011；40 より)

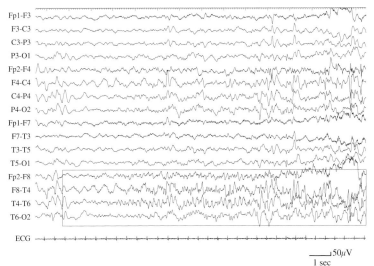

図6 乳児期の複雑部分発作の発作時脳波(開始時)
頭部・眼球左偏と意識障害に伴い右側頭部起始の発作活動(□)が出現した．
(大塚頌子，他(編著)：フローチャートでわかる小児てんかん診療ガイド．診断と治療社，2011；124 より)

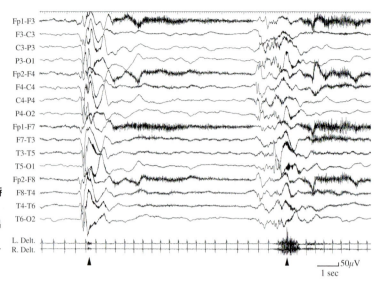

図7 てんかん性スパズムの発作時脳波
▲のところで発作がシリーズ状に出現した.
(大塚頌子, 他(編著):フローチャートでわかる小児てんかん診療ガイド. 診断と治療社, 2011;107 より)

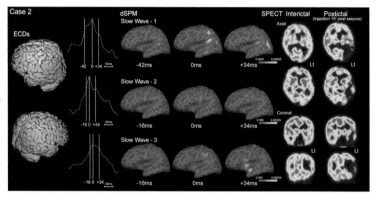

図8 発作間欠時脳磁図の棘波における等価的電流双極子(ECDs)とdSPMならびに発作間欠時脳血流シンチグラフィ(SPECT)の対比(→口絵カラーp.ix)

(Shiraishi H, et al.: Application of magnetoencephalography in epilepsy patients with widespread spike or slow-wave activity. Epilepsia 2005;46:1264-1272 より)

磁場の1〜10億分の1であり,特別なシールドルームと超伝導量子干渉装置(superconducting quantum interference device:SQUID)を用いた高感度磁場センサーを搭載した装置が必要である.多チャンネルを用いて脳全体を覆う記録ができ,脳波とは異なる側面から脳機能に関する情報が得られる.

脳波では神経細胞から発生する細胞外電流を頭蓋骨という抵抗の大きな組織を通して歪んだ状態で記録するのに対し,脳磁図は細胞内電流から発生する磁場を歪みのない状態で記録する.磁場は右ねじの法則により神経細胞内を流れる電流を中心とした円を描くように発生する.一方で脳磁図においては,脳表面に対して垂直な方向の電流発生源は,発生する磁場の方向がセンサーに直角と

なるため原理的に検出できない.また深部焦点の活動はセンサーからの距離が大きくなるため検出しがたい,といった弱点がある.脳波と脳磁図はそれぞれ一長一短があるので,それぞれの特長を生かして正確な焦点部位推定に活用する必要がある.

てんかん原性皮質焦点部位の推定において,特にMRIで病変を検出しがたい症例で,脳磁図が有力な検査方法であることについては多くの報告がある[4].脳磁図によるてんかん焦点部位推定のための分析はbeamformer, dynamic statistical parametric mapping (dSPM)等近年は特に精緻になってきている(図8)[5].

❖ 引用文献

1) 大塚頌子, 他（編著）：フローチャートでわかる小児てんかん診療ガイド. 診断と治療社, 2011；37-238.

2) Yamazaki M, et al.：Comparison of dense array EEG with simultaneous intracranial EEG for interictal spike detection and localization. Epilepsy Res 2012；98：166-173.

3) Hrachovy RA, et al.：Hypsarrhythmia：variations on the theme. Epilepsia 1984；25：317-325.

4) Ito T, et al.：Advantageous information provided by magnetoencephalography for patients with neocortical epilepsy. Brain Dev 2015；37：237-242.

5) Shiraishi H, et al.：Application of magnetoencephalography in epilepsy patients with widespread spike or slow-wave activity. Epilepsia 2005；46：1264-1272.

［岡山大学大学院医歯薬学総合研究科発達神経病態学
（小児神経科）］
小林勝弘

［北海道大学病院小児科／てんかんセンター］
白石秀明

第3章 稀少てんかんの検査

2 画像検査

EPILEPSY

ポイント てんかん診療における画像診断においては，MRI や核医学画像の特徴を理解し，有効に組み合わせ活用する必要がある．MRI は焦点検索をはじめ術前シミュレーション等に必須であり，高分解能および高コントラストのプロトコル（表1）で撮像する必要がある．保険収載されているてんかんの核医学診断は，脳血流 SPECT および外科的治療が考慮される部分てんかん患者に対する ^{18}F-fluorodeoxyglucose（FDG）PET と ^{123}I-iomazenil SPECT である（表2）．^{18}F-FDG PET は発作間欠期に行い，てんかん焦点およびその周囲の代謝低下を検出する．内側側頭葉てんかんでは高い診断能を有するが，側頭葉外てんかんでは診断能は低下する．^{123}I-iomazenil SPECT は中枢性ベンゾジアゼピン受容体分布を示すことによりてんかん焦点を集積低下として検出する．脳血流 SPECT は発作時にてんかん焦点で高血流を示し，診断能が高い．焦点診断には，統計画像解析手法が役立つ．

MRI

1. てんかん診療における MRI の必要性

てんかんの焦点検索を行ううえで，また術前シミュレーションとして MRI は必須である．てんかんの原因となる疾患は様々であるが，特に限局性皮質異形成（Focal Cortical Dysplasia：FCD）や多小脳回症等の皮質形成異常においては，皮質白質境界の不明瞭化，皮質の微細構造等が重要な所見である．2次元でなく3次元撮影を用いることにより，高空間分解能・高コントラストの画像が得られる．それに加え，多方向から皮質を詳細に評価できるので，検出率が向上するとともに，部分容積効果による偽陽性率も低くなる．MRI の検査や読影の際に，脳波や臨床症状からどの部位に焦点が疑われるかの情報は非常に大切であり，主治医はそれらを検査依頼時に記載すべきである．また MRI 陰性の病変もあるので，MRI だけでなく，PET，SPECT，MEG 等，ほかの検査の結果も合わせ，総合的に判断する必要がある．

2. MRI の撮像方法

T1 強調画像は3次元の MPRAGE を矢状断で撮影する．元来，皮質白質のコントラストがすぐれているシークエンスであるが，それに加え実行ス

表1 てんかんの MRI 撮像プロトコル（国立精神・神経医療研究センター病院）

	種類	時間	方向	テクニック	厚さ/gap(mm)
1	T1-3D	4'01	sagittal	MPRAGE	0.6
2	T2	3'23	axial	FSE	3/interleave
3	FLAIR	3'40	coronal	FSE	3/interleave
4	STIR	3'04	coronal	STIR	3/interleave
5	FLAIR	5'30	axial	FSE	3/interleave
6	DIR-3D	6'30	sagittal	FSE	1
7	DTI	3'42	axial	EPI(15軸)	3
8*	T1	3'07	axial	SE	3/interleave
9*	T2	3'10	axial	FSE	2/interleave
10*	SWI	5'11	axial	GRE	2
11*	T1-3D CE	4'01	sagittal	MPRAGE	0.6

*症例によって追加．未髄鞘化の乳幼児は8,9を追加し2は省略．

160 第3章 稀少てんかんの検査

表2 PET・SPECT検査の特徴

	FDG-PET 発作間欠期	脳血流SPECT 発作間欠期	脳血流SPECT 発作時	Iomazenil SPECT 発作間欠期
得られる情報	糖代謝	血流	血流	中枢性ベンゾジアゼピン受容体
空間解像力	高い	低い	低い	低い
時間解像力	低い	高い	高い	低い
てんかん焦点	焦点および周囲の代謝低下	焦点の血流低下	焦点の血流増加	焦点に限局した集積低下
焦点診断能				
側頭葉てんかん	高い	低い	高い	中間
側頭葉外てんかん	中間	低い	中間	中間

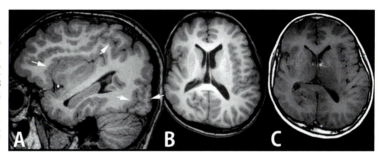

図1 多小脳回症のMRI
10歳男児の3次元T1強調画像(A)では後頭葉、頭頂葉、側頭葉、前頭葉にかけて広範囲に細かに波打つ異常皮質が明瞭に描出されているが(⇨)、3mm厚の再構成画像(B)では脳回の形態異常しか指摘できない。2次元T1強調画像ではさらに皮質白質のコントラストが低下しており、皮質の詳細な評価は困難である。

ライス厚0.7mmの高分解で撮影しているので、明瞭な皮質白質境界が描出される(図1)。FLAIRは3次元でなく、2次元で軸位断と冠状断の2回撮影を行うことが薦められる。アーチファクトや信号ムラのリスクを分散させるためである。また精査の場合は拡散テンソル画像(diffusion tensor image:DTI)と3次元double inversion recovery(DIR)も撮像する。DTIは15軸で撮像することで、拡散制限の有無を評価するほかに、トラクトグラフィの作成も可能で、異所性線維の描出[1]や術前シミュレーション等に使用する。DIRはFLAIRとともに微妙な白質の信号変化をみるのに適している。特に側頭葉先端部のFCD等では有用であり[2]、また時にT2強調画像やFLAIRで見落としがちなFCDでもDIRで明瞭に描出する場合がある(図2)。3次元撮影はいずれも矢状断で撮影し、再構成は軸位断と冠状断で行うが、冠状断は海馬と垂直になるよう再構成する。

オプションとして、2次元のT2強調画像の2mm厚、susceptibility-weighted image(SWI)、造影がある。新生児・乳幼児や限局した病変部位に対して

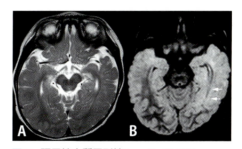

図2 限局性皮質異型性 type IIa のMRI
1歳5か月 男児のT2強調画像(A)では異常を指摘しにくいが、DIR(B)では左側頭葉の広範な皮質下白質の高信号と皮髄境界不明瞭が明瞭である(⇨).

は2mmの高分解のT2強調画像を撮影する。新生児・乳幼児で髄鞘化が未完の患児はT1コントラストが不良で、皮質の評価はT2強調画像で評価しなければならず、その際は2mm厚での撮影が推奨される。出血や静脈等を描出するためにSWIを追加する。

^{18}F-FDG PET

1. てんかん焦点の糖代謝

大脳皮質における発作焦点は発作間欠期には周

囲大脳皮質よりも低代謝となっている．発作間欠期におけるてんかん焦点での糖代謝の低下の主因は，神経細胞の脱落とグリオーシスによる代謝低下と考えられている．発作期および発作周辺期にはてんかん焦点の神経活動の活発化に伴い代謝は増加する．増加の持続時間は様々であるが，その後，発作後抑制により，焦点周囲から代謝の低下が起こり，やがては焦点の代謝も低下する．^{18}F-FDG PET 検査では ^{18}F-FDG の取り込みが静脈投与後 20〜30 分と長期にわたるため，発作時のみの検査はほぼ不可能である．このことから発作間欠期 ^{18}F-FDG PET 検査においては焦点に相当する糖代謝低下領域を検索することとなる．静脈投与から 20〜30 分の間に発作が起こってしまった場合，発作のタイミングによって脳内の糖代謝分布には様々な影響が現れ画像の解釈は困難となる．検査時は ^{18}F-FDG 投与後，発作が起きていないか確認することが必要で，脳波によるモニタリングを行うことが望ましい．また，発作直後でも発作後抑制による糖代謝低下や，てんかん活動の伝播による発作焦点以外の領域の代謝増加等様々な修飾因子が加わり，焦点診断が困難となることが多い．このため，発作間欠期検査は発作後 24 時間以上経ってから行われるべきである．また，通常 ^{18}F-FDG PET の代謝低下領域は焦点領域よりも広範囲であり，焦点側の決定はできても焦点範囲を正確に決定することはできないことが多い．これは，電気生理学的異常が焦点領域を含め広範囲にわたっており，増幅・同調機構による抑制がその広範囲な低代謝領域に隠されているためと考えられる．

2. 内側側頭葉てんかんでの診断能

^{18}F-FDG PET を受ける患者の 60〜80% は一側性の内側側頭葉てんかんである．内側側頭葉てんかんの診断に関しては，元来，症状，脳波からも診断が可能なことが多く，MRI での有所見率も高い．また ^{18}F-FDG PET による側性の決定に関しても正診率が高く，85〜90% で側性が明らかで，焦点を限局することは比較的容易であることがわかっている．内側側頭葉てんかんでは，典型的には患側海馬領域を中心に糖代謝低下が認められ

る．さらに患側側頭葉全体が萎縮していることも多いことから，外側部の側頭葉新皮質の糖代謝低下を伴う場合が多い．付随する所見として，扁桃体，海馬傍回や同側視床の糖代謝低下がよく知られている．前頭葉をはじめとし，他の大脳皮質に伝播等に伴うと考えられる代謝低下を呈することも多く，前頭葉てんかん等と紛らわしい所見を呈する場合もある．内側側頭葉における発作焦点が ^{18}F-FDG PET 検査において発作間欠期にもかかわらず高集積を呈した，という報告がまれにあり，原因として潜在性の発作が静脈投与時期の近くで起こっていたと考えられている．この場合，側性を逆に間違えるということが起こり得る．また，内側側頭葉てんかんは両側性である場合や，他領域の大脳皮質の発作焦点に合併していることもあり，臨床情報とあわせ，他検査と総合評価を行うことが重要である．

3. 外側側頭葉（側頭葉新皮質）および側頭葉外てんかんの焦点診断能

内側側頭葉以外の領域に発作焦点をもつ外側側頭葉（側頭葉新皮質）てんかんおよび側頭葉外てんかんにおいては，^{18}F-FDG PET では潜在性発作や発作波の伝播等により解釈がむずかしいことがある．このため診断精度，感度は低いことが知られており，感度は 45〜60% と報告されている．非侵襲的な検査で発作焦点を限定することは困難な場合が多く，最終的に侵襲性のある頭蓋内電極の留置がほぼ必須となる．発作間欠期 ^{18}F-FDG PET 検査では焦点領域だけでなく，焦点と離れた発作波の伝播領域でも糖代謝の低下が起こることがある．^{18}F-FDG PET 検査は頭蓋内電極を留置する場所を絞り込むために重要な検査といえるが，伝播領域に頭蓋内電極を置いた場合には，頭蓋内モニタリングでも発作の発火点自体をとらえ損なうことがある．手術に際しては多角的に焦点を検索することが重要である．

4. 統計画像解析手法の応用

発作間欠期 ^{18}F-FDG PET 検査の画像に関して診断精度を上げるために，統計学的手法の利用が勧められる．従来，形態変化をきたしているてんかん患者の脳に標準化を行うことは望ましくないと

されてきたが，ソフトウェアの進歩により変形や萎縮を伴った脳の解剖学的標準化も可能となっている．統計画像解析の手法の一つであるeZIS（easy Z-score Imaging System）は，解剖学的標準化を行ったうえで健常者群とボクセル単位でZスコア画像を作成し，MRI画像に重畳することにより，統計学的に有意な糖代謝低下部位の分布を明らかにすることで焦点診断に役立つ．Zスコアとは，各ボクセルに対して，（健常者群平均ボクセル値－個人のボクセル値）/健常者群標準偏差の式で算出される．各領域において健常者の平均値から何標準偏差分偏位しているかを示す．特に，視察で捉えることのむずかしいSylvius裂周囲等の解剖学的に複雑な構造の中の小さな糖代謝低下域においてはZスコア画像の併用が診断に有用な場合が多い．

脳血流 SPECT

1. てんかん焦点の診断能

内側側頭葉てんかんにおける発作間欠期脳血流SPECTのてんかん焦点検出率は50％前後と低い．側頭葉外てんかんではさらに低く，発作間欠期における焦点での血流低下を検出する脳血流SPECTの有用性は低い．一方，発作時での血流増加を検出する脳血流SPECTの焦点検出率は50％を越え有用性が高いが，側頭葉外てんかんは側頭葉てんかんよりも低い．

2. 発作時 SPECT

病棟で放射性医薬品の投与が可能な諸外国に比べ，わが国では放射性医薬品の投与は管理区域内で行われなければならず，この制約が発作時の脳血流SPECTの施行を困難としている．発作時の脳血流SPECTには，^{99m}Tc-hexamethylpropylene amine oxime（HMPAO）や^{99m}Tc-ethyl cysteinate dimer（ECD）が用いられる．脂溶性の^{99m}Tc標識製剤は投与後，脳血流に従って血液脳関門を通過するものの，体内酵素により速やかに血中と脳組織内で水溶性代謝物に代謝され，血液脳関門を通過できなくなることにより投与時の血流情報が長く保たれる．この特徴により，てんかん発作中にSPECT装置内に患者が固定される必要はなく，検査の自由度が

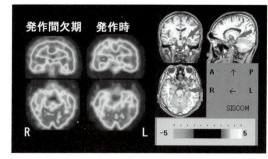

図3 脳血流SPECTのSISCOM解析が有用な側頭葉てんかん（→口絵カラーp.x）

33歳男性の側頭葉てんかん症例において，発作時に左側頭葉内側部に有意の血流増加がSISCOM解析により得られている（→）．発作間欠期と発作時の脳血流SPECTの視覚による比較では判定は困難である．同部の焦点切除により複雑部分発作は完全に消失した．

高い．わが国で市販されている^{99m}Tc-HMPAOは標識操作後，その標識率が徐々に低下するため30分以内に投与しなければならないという制約があるが，^{99m}Tc-ECDは標識操作後も長時間，標識率が高く安定しているため発作時検査に適している．

発作時のSPECT検査においては，トレーサを発作開始後，可及的速やかに投与することが，特に発作の短い側頭葉外てんかんにおいて焦点の決定に重要である．発作時にトレーサを上肢から静脈内投与したとしても，脳に到達するまでに20秒近くかかるため，発作時脳血流SPECTはほとんどの場合で，発作起源領域と伝播領域両方の脳血流増加を捉えることになる．また，伝播領域の脳血流増加が発作起源領域のそれよりも大きい場合には，発作起源部位の誤診につながるおそれがあることにも注意しなければならない．

3. SISCOM解析

従来は，てんかん発作時と発作間欠期の画像を並べて視覚的に比較することにより，焦点における発作期での血流増加部位を推定していた．最近では，画像処理技術の進歩により，両方の画像の減算を行い，さらに統計学的に有意な血流増加部位のみを患者頭部MRI上に表示するSubtraction Ictal SPECT CO-registered to MRI（SISCOM）[3]が実用化されている（図3）．この手法の導入により，てんかん焦点とその伝播部位の血流変化を鋭敏か

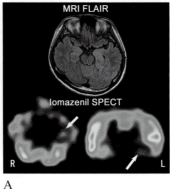
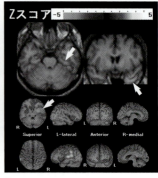

図4 側頭葉てんかんの ^{123}I-iomazenil SPECT（→口絵カラーp.x）

A：18歳男性の複雑部分発作を示す側頭葉てんかん症例．MRIのFLAIR画像では信号異常はみられない．3時間後の ^{123}I-iomazenil SPECTでは，左内側側頭部に集積低下がみられる（⇨）．

B：[123]I-iomazenil SPECTの正常者データベースと比較した統計画像解析では，Zスコアマップの寒色系スケールで示す正常よりも2標準偏差以上の集積低下が左内側側頭部にみられる（⇨）．

つ客観的に捉えることが可能となった．SISCOMにおける発作期に最も血流増加を示した領域と，てんかん手術における焦点切除領域が一致した場合には，良好な術後成績を期待し得る．

中枢性ベンゾジアゼピン受容体イメージング

1．てんかんにおける中枢性ベンゾジアゼピン受容体の役割

中枢性ベンゾジアゼピン受容体は，おもに神経細胞に分布し，γアミノ酪酸（GABA）$_A$受容体およびCl イオンチャネルと共役する複合体を構成してGABA作動神経系の抑制性神経伝達に関与する．GABA/中枢性ベンゾジアゼピン受容体は，α・β・γ等5つのサブユニット蛋白で構成されており，αサブユニット上に存在する中枢性ベンゾジアゼピン受容体は，βサブユニット上に存在するGABA受容体の作用を増強させる．その結果，Clイオンの細胞内流入が促進され，細胞膜は過分極状態となって神経活動が抑制される．てんかん焦点領域では中枢性ベンゾジアゼピン受容体数の減少が報告されており，てんかん脳における抑制系の障害を示す変化と考えられている（図4A，B）．

2．イメージング

中枢性ベンゾジアゼピン受容体イメージング薬剤（^{11}C-flumazenilまたは^{18}F-flumazenil）の開発によりPET検査による脳内中枢性ベンゾジアゼピン受容体分布の画像化が可能となりその有用性が報告されている．SPECTでは，[123]I-iomazenilが，外科的治療が考慮される部分てんかん患者におけるてんかん焦点の診断に対して保険が適応されている．中枢性ベンゾジアゼピン受容体分布像で観察される低集積領域はFDG-PETで認められる低代謝領域より狭く限局する傾向があり，てんかん焦点の局在診断には中枢性ベンゾジアゼピン受容体分布像のほうがすぐれるとされている[4]．中枢性ベンゾジアゼピン受容体PET・SPECTの短所としては，その分布がベンゾジアゼピン，バルビツレート，ビガバトリンといった抗てんかん薬により修飾を受けやすいことである．

❖引用文献

1) Sato N, et al.：Aberrant midsagittal fiber tract in patients with hemimegalencephaly. AJNR Am J Neuroradiol 2008；29：823-827.
2) Morimoto E, et al.：Evaluation of focus laterality in temporal lobe epilepsy：a quantitative study comparing double inversion-recovery MR imaging at 3T with FDG-PET. Epilepsia 2013；54：2174-2183.
3) Matsuda H, et al.：Contribution of subtraction ictal SPECT coregistered to MRI to epilepsy surgery：a multicenter study. Ann Nucl Med 2009；23：283-291.
4) Tanaka F, et al.：Presurgical identification of epileptic foci with iodine-123 iomazenil SPET：comparison with brain perfusion SPET and FDG PET. Eur J Nucl Med 1997；24：27-34.

［国立精神・神経医療研究センター脳病態統合イメージングセンター］

松田博史

［国立精神・神経医療研究センター病院放射線診療部］

佐藤典子

第3章 稀少てんかんの検査

3 遺伝学的検査

EPILEPSY

ポイント 　分子生物学の急速な発展により，長く不明であったてんかんの分子病態が少しずつ解きほぐされてきた．特に，稀少難治てんかんで原因遺伝子の発見が続いている．その理由は，頻度の高い一般的なてんかんは複数の遺伝子変異が複合して疾患をきたす多因子遺伝によることが多く，分子生物学の応用が難しいためである．これに対し，稀少難治てんかんは，多くは一つの遺伝子の異常による遺伝性も明確な単一遺伝子病である場合が多いことから，研究対象になりやすかったことによる．

　現在では，エクソーム解析を用いた場合にはてんかん性脳症の70％近くに変異を同定することが可能である．しかしながら，わが国ではてんかんの遺伝学的検査（以前は遺伝子検査とよばれた）を行って確定診断を得ようとすることは，研究費の浪費となり不適切である．

　少なくとも，画像検査で鑑別可能な器質性疾患や生化学検査で診断可能な既知の代謝性疾患を除外し，一部の表現型や脳波所見から鑑別を行い，その裏づけをとるために実施する，またはいずれにもあたらないため実施するものと考えたほうがよい．

遺伝学的検査が可能な稀少難治てんかん

　現在，理論的に遺伝学的診断が行える稀少難治てんかんは，大まかに進行性ミオクローヌスてんかん（PME）表1と，それ以外のてんかん表2に分けることができる．

　PMEはおもに家族性で，小脳性運動失調，ミオクローヌス，てんかん，知的退行などの特異的な臨床症状をもち，発症時期などからも新生児や乳児早期に発症する稀少難治てんかんと臨床上大きく異なる．主要な症状以外に各病型で，いくつかの特徴的な所見があり，鑑別疾患に役立つ．この病型ごとの特徴で，PMEの中でも臨床診断を

数種にしぼることができれば，遺伝学的診断も可能になる．

　PME以外の稀少難治てんかんは新生児や乳児に発症することが多く，数個の疾患では脳波や発作型や薬剤反応に特徴があるが，多くは早期乳児てんかん性脳症，早期発症てんかん性脳症等と大きな枠組みの診断名とする．これらの中には先天代謝異常症が含まれており，タンデムマス，尿の有機酸分析等の化学的診断等が必要となる．これにより，絞り込んだ鑑別診断の確定のため，遺伝学的診断を実施する意義がある．

　表1，2に列記された疾患の遺伝子情報と臨床病型のあらましは，Online inheritance of Man（http://www.ncbi.nlm.nih.gov/sites/entrez?db=omim&TabCmd=Limits）にOMIM番号を入力することにより得られる．

遺伝学的診断の手順 [1,2]

1. 臨床症状による疾患の絞込み

　わが国での遺伝学的診断は，従来は直接シークエンサーを用いた検出方法とMLPAまたはarray CGHを用いた染色体の微小欠失や重複を検索する方法が一般的であった．しかしながら，現在では数十から百数個の既知のてんかん遺伝子のエクソーム解析を行う遺伝子パネルシークエンスの実

3. 遺伝学的検査　165

表1　おもな進行性ミオクローヌスてんかんの原因疾患と責任遺伝子

病名（MIM ID）	染色体座位	遺伝子シンボル
Unverricht-Lundborg 病，EPM1（MIM 254800）	21q22.3	CSTB
進行性ミオクローヌスてんかん，EPM1B（MIM 612437）	12q12	PRICKLE1
ラフォラ病，EPM2A（MIM 254780）	6q24.3	EPM2A
ラフォラ病，EPM2B（MIM 254780）	6p22.3	NHLRC1
進行性ミオクローヌスてんかん，EPM3（MIM 611726）	7q11.21	KCTD7
進行性ミオクローヌスてんかん，EPM4（MIM 254900）	4q21.1	SCARB2
進行性ミオクローヌスてんかん，EPM5（MIM 613832）	3p14.1	PRICKLE2
進行性ミオクローヌスてんかん，EPM6（MIM 604018）	17q21.32	GOSR2
神経セロイドリポフスチン症，CLN1（MIM 256730）	1p34.2	PPT1
神経セロイドリポフスチン症，CLN2（MIM 204500）	11p15.5	TPP1
神経セロイドリポフスチン症，CLN3（MIM 204200）	16p11.2	CLN3
神経セロイドリポフスチン症，CLN4A（MIM 204300）	15q23	CLN6
神経セロイドリポフスチン症，CLN4B（MIM 162350）	20q13.33	DNAJC5
神経セロイドリポフスチン症，CLN5（MIM 256731）	13q22.3	CLN5
神経セロイドリポフスチン症，CLN6（MIM 601780）	15q23	CLN6
神経セロイドリポフスチン症，CLN7（MIM 610951）	4q28.2	MFSD8
神経セロイドリポフスチン症，CLN8（MIM 600143）	8p23.3	CLN8
ノーザンてんかん，CLN8 variant（MIM 610003）	8p23.3	CLN8
神経セロイドリポフスチン症，CLN10（MIM 610127）	11p15.5	CTSD
赤色ぼろ線維を伴うミオクローヌスてんかん症候群，MERRF（MIM 545000）	mtDNA	MTTK
赤色ぼろ線維を伴うミオクローヌスてんかん症候群，MERRF（MIM 545000）	mtDNA	MTTL1
赤色ぼろ線維を伴うミオクローヌスてんかん症候群，MERRF（MIM 545000）	mtDNA	MTTH
赤色ぼろ線維を伴うミオクローヌスてんかん症候群，MERRF（MIM 545000）	mtDNA	MTTS1
赤色ぼろ線維を伴うミオクローヌスてんかん症候群，MERRF（MIM 545000）	mtDNA	MTTS2
赤色ぼろ線維を伴うミオクローヌスてんかん症候群，MERRF（MIM 545000）	mtDNA	MTTF
赤色ぼろ線維を伴うミオクローヌスてんかん症候群，MERRF（MIM 545000）	mtDNA	MTND5
歯状核赤核淡蒼球ルイ体萎縮症，DRPLA（MIM 125370）	12p13.31	ANT1
若年 Gaucher 病（MIM 230800）	1q22	GBA
シアリドーシス 2（MIM 256550）	6p21.33	NEU1

施が可能となっている．一方で，わが国では遺伝学的診断は研究者の研究費で行っており，研究協力としての形で行われる．このため，全症例に実施することは不可能である．

そこで，あらかじめ臨床症状，脳波所見，画像診断や家族歴などを参考に，遺伝診断なしに診断できる疾患を除外し，これまでに遺伝子異常が報告されている病型と照らし合わせ遺伝子異常が疑われるかを判断する必要がある．もちろん，顔貌異常やほかの合併症がある場合は，事前に染色体検査を行い，染色体の構造異常が見出されれば，それでさらなる遺伝学的診断が不要になる場合がある．

いったん，遺伝子異常を疑った際に次に臨床医が考慮すべきことは，費用と検出頻度である．臨床症状や脳波所見から特定の遺伝子異常が疑われる際はそのことも考慮し，探索方法を選択する必要がある．実際には，てんかん性脳症で遺伝子異常が知られているものの 80％ は点変異や数塩基の挿入欠失に起因し，これらは，遺伝子パネルシークエンスが有用である．残りは，遺伝子の一部やすべてが欠失または重複したもので，array CGH を用いることになる．しかし，費用としてはアレイ CGH が安価であり，目的に応じて選択する必要がある．

2. 遺伝学的診断の有用性の検討

遺伝学的診断を実施する前に，その臨床上の有用性について，個別の事例で十分考慮する必要がある．必要とされる経費などから，得られるであろう遺伝情報が患者の診断，治療，予後，遺伝相談に有用であるか慎重に検討すべきである．

遺伝学的診断実施施設の選択

早期乳児てんかん性脳症に対するわが国の遺伝

表2　おもな新生児・早期乳児の稀少難治てんかんと責任遺伝子

病名（MIM ID）	染色体座位	遺伝子シンボル
早期乳児てんかん性脳症，1（MIM 308350）	Xp21.3	*ARX*
早期乳児てんかん性脳症，2（MIM 300672）	Xp22.13	*CDKL5*
早期乳児てんかん性脳症，3（MIM 609304）	11p15.5	*SLC25A22*
早期乳児てんかん性脳症，4（MIM 612164）	9q34.11	*STXBP1*
早期乳児てんかん性脳症，5（MIM 613477）	9q34.11	*SPTAN1*
早期乳児てんかん性脳症，6（MIM 607208）＝ Dravet 症候群	19q13.12	*SCN1B*
早期乳児てんかん性脳症，6（MIM 607208）＝ Dravet 症候群	2q24.3	*SCN1A*
Severe infantile multifocal epilepsy	2q24.3	*SCN1A*
遊走性焦点発作を伴う乳児てんかん	2q24.3	*SCN1A*
早期乳児てんかん性脳症，6（MIM 607208）＝ Dravet 症候群	2q24.3	*SCN2A*
早期乳児てんかん性脳症，6（MIM 607208）＝ Dravet 症候群	5q34	*GABRG2*
早期乳児てんかん性脳症，7（MIM613720）	20q13.33	*KCNQ2*
早期乳児てんかん性脳症，8（MIM 300607）	Xq11.1-q11.2	*ARHGEF9*
早期乳児てんかん性脳症，9（MIM 300088）	Xq22.1	*PCDH19*
早期乳児てんかん性脳症，10 MIM 613402）	19q13.33	*PNKP*
早期乳児てんかん性脳症，11（MIM 613721）	2q24.3	*SCN2A*
早期乳児てんかん性脳症，12（MIM 613722）	20p12.3	*PLCB1*
早期乳児てんかん性脳症，13（MIM 614558）	12q13.13	*SCN8A*
早期乳児てんかん性脳症，14（MIM 614959）	9q34.3	*KCNT1*
グルコーストランスポーター1 欠損症（MIM 606777）	1p34.2	*SLC2A1*
Aicardi-Goutieres 症候群 1（MIM 225750）	3p21.31	*TREX1*
Aicardi-Goutieres 症候群 2（MIM 610181）	13q14.3	*RNASEH2B*
Aicardi-Goutieres 症候群 3（MIM 610329）	11q13.1	*RNASEH2C*
Aicardi-Goutieres 症候群 4（MIM 610333）	19p13.2	*RNASEH2A*
Aicardi-Goutieres 症候群 5（MIM 612952）	20q11.23	*SAMHD1*
Mec2 変異による新生児重症脳症（MIM 300673）	Xq28	*MECP2*
グリシン脳症（MIM 605899）	9p24.1	*GLDC*
グリシン脳症（MIM 605899）	3p21.31	*AMT*
グリシン脳症（MIM 605899）	16q23.2	*GCSH*
ピリドキサミン 5' リン酸酸化酵素欠損症（MIM 610090）	17q21.32	*PNPO*
3- メチルクロトニル CoA カルボキシラーゼ欠損症（MIM 210210）	5q13.2	*MCCC2*
コハク酸アルデヒド脱水素（SSADH）欠損症（MIM 271980）	6p22.3	*ALDH5A1*
D-2 ヒドロキシグルタル酸尿症 1 型 D2HGA1（MIM 600721）	2q37.3	*D2HGDH*
D-2 ヒドロキシグルタル酸尿症 2 型 D2HGA2（OMIM 613657）	15q26.1	*IDH2*
ミトコンドリア DNA 枯渇症候群 7（肝脳型）（MIM 271245）	10q24.31	*C10orf2*
ミトコンドリア DNA 枯渇症候群 4A（Alpers 型）（MIM 203700）	15q26.1	*POLG*
Multiple mitochondrial dysfunctions syndrome 2（MIM 614299）	2p13.1	*BOLA3*
片側巨脳症（MIM 603387）	1q43-q44	*AKT3*
片側巨脳症（MIM 603387）	19p13.11	*PIK3R2*
片側巨脳症（MIM 602501）	3q26.32	*PIK3CA*
家族性小児交互性片麻痺（MIM 104290）	1q23.2	*ATP1A2*
孤発性小児交互性片麻痺（MIM 104290）	19q13.2	*ATP1A3*
結節性硬化症 1（MIM 191100）	9q34.13	*TSC1*
結節性硬化症 2（MIM 191100）	16p13.3	*TSC2*
Menkes 病（MIM 309400）	Xq21.1	*ATP7A*
モリブデン補酵素欠損症（MIM 603708）	5q11.2	*MOCS2*
モリブデン補酵素欠損症（MIM 603707）	6p21.2	*MOCS1*
モリブデン補酵素欠損症（MIM 603930）	14q23.3	*GPHN*
Zellweger syndrome（MIM 214100）	1p36.32	*PEX10*
Zellweger syndrome（MIM 214100）	1p36.22	*PEX14*
Zellweger syndrome（MIM 214100）	1q23.2	*PEX19*
Zellweger syndrome（MIM 214100）	2p16.1	*PEX13*
Zellweger syndrome（MIM 214100）	6q24.2	*PEX3*
Zellweger syndrome（MIM 214100）	7q21.2	*PEX1*
Zellweger syndrome（MIM 214100）	12p13.31	*PEX5*
Zellweger syndrome（MIM 214100）	22q11.21	*PEX26*
二頭酵素欠損症（MIM 261515）	5q23.1	*HSD17B4*
ペルオキシゾーム Acyl-CoA oxidase 欠損症（MIM 264470）	17q25.1	*ACOX1*
DEND（developmental delay, epilepsy, and neonatal diabetes）（MIM 606176）	11p15.1	*KCNJ11*

表3　遺伝学的診断の手順

- 臨床症状による疾患の絞込み
- 遺伝学的診断の有用性の検討
- 遺伝学的診断実施施設の選択
- 診断前遺伝カウンセリングの実施
- インフォームフォームド・コンセントの取得
- 検体採取とその送付
- 結果の解釈
- 診断後遺伝カウンセリングの実施
- 結果に基づく治療の選択

学的診断の多くは，いまだ研究レベルで実施されていることも多い．臨床症状などから，早期乳児てんかん性脳症を疑う場合は，該当する遺伝学的診断を実施する施設を探し，個別に依頼する必要がある．日本小児神経学会のホームページや国際的には GeneTests（http://www.ncbi.nlm.nih.gov/sites/Gene Tests/lab?db=GeneTests）の情報が有用な場合がある．

1．診断前遺伝カウンセリングの実施

遺伝学的の診断には，診断前遺伝カウンセリングの実施が必須である．臨床遺伝学の知識が十分ある医師またはカウンセラーにより，実施する遺伝学的診断の意義や得られる利益ばかりでなく不利益についても十分開示・説明する必要が生ずる．患者家族の権利や，結果によって生ずる家族関係の変化などに関しても配慮しておくべきである．また，稀少難治てんかんは通常は孤発発症であり，変異確定には両親の DNA 情報が必須な理由も説明し，後に病的変異か否か不確かな結果にならないよう注意しなければならない．

2．インフォームド・コンセントの取得

遺伝学的診断の十分な説明を行い，患者または患者の親からの同意を文章で取得する必要がある．書式は遺伝学的検査実施施設の様式，または患者に遺伝学的検査を実施することを決定した施設の様式のいずれかまたは両者の様式による．いずれの場合も各施設の倫理委員会で承認されたものでなければならない．

結果の解釈

遺伝学的検査の結果は実施施設によって与えられるが，最終的にその解釈は依頼医師が行うべきである．このため，得られた結果を遺伝学的に正しく理解し，正確な情報を患者およびその家族に伝える必要がある．誤った結果解釈はほかの検査同様，重大な結果を招くことがあることを銘記すべきである．臨床遺伝学の専門家の助言が必要となることが少なくない．

1．診断後遺伝カウンセリングの実施

結果を患者または家族に伝える際には診断後遺伝カウンセリングを準備しておく必要がある．検査前遺伝カウンセリング同様，単に医学的・遺伝学的な情報を伝えるだけでなく，本人や家族・親戚に生じる心理・社会的問題に対応できるカウンセリングが必要となる場合も少なくない．

2．結果に基づく治療の選択

遺伝学的検査の結果に基づき，当初計画した治療法の再検討が必要である．投与すべきでない薬剤に注意しながら，診断された疾患に最もよい薬剤または手術治療などを選択し，遺伝学的検査の結果が患者治療に反映するようにする．

❖引用文献

1) Ottman R, et al.：Genetic testing in the epilepsies--report of the ILAE Genetics Commission. Epilepsia 2011；51：655-670.
2) Hirose S, et al.：SCN1A genetic testing --report of the ILAE Genetics Commission. Epilepsia 2013；54：946-952.
3) 廣瀬伸一：乳幼児破局てんかん診療における診療ガイドライン（早期乳児てんかん性脳症の遺伝学的診断）の構築　厚生労働科学研究補助金難治性疾患克服研究事業，乳幼児破局てんかんの実態と診療指針に関する研究，平成23年度総括・分担研究報告書 pp27-34.

［福岡大学医学部小児科／福岡大学基盤研究機関
てんかん分子病態研究所］

石井敦士，廣瀬伸一

168　第3章　稀少てんかんの検査

第3章　稀少てんかんの検査

4 その他の検体検査

EPILEPSY

ポイント　稀少てんかんの中には，先天代謝異常や内分泌異常，免疫反応が関与するてんかんが含まれる．てんかんは慢性疾患であるが，発症初期（特に新生児期）においては急性代謝代償不全による急性症候性発作の鑑別も必要である．本項では，これらの病態の評価・診断目的で行われるわが国で施行可能な検体検査について概説する．各疾患の詳細については，各項目を参照されたい．

血液検査（表1）

1. 血糖

血液ガス，アンモニアと並び，先天代謝疾患の鑑別，特に代謝救急において最重要とされている．低血糖は，有機酸代謝異常，脂肪酸代謝異常，糖原病，糖新生異常等でみられるほか，高インスリン血症や汎下垂体機能低下症，副腎機能低下症でも認められる．

2. 血液ガス

血液のpH，base excessやアニオンギャップを評価する．有機酸代謝異常，ミトコンドリア異常等，乳酸，ケトン体，その他の有機酸が貯留する病態で，アニオンギャップ上昇を伴う代謝性アシドーシスがみられる．

3. アンモニア

高アンモニア血症は尿素サイクル異常で著明に認められるが，有機酸代謝異常，脂肪酸代謝異常，高インスリン血症－高アンモニア症候群等でも認められる．採血は可能であれば空腹時に行い，溶血を避け，検体採取後はただちに氷冷して速やかに測定を行う．

4. 全血算

有機酸代謝異常やミトコンドリア病，Gaucher病等で血球減少がみられる場合がある．ライソゾーム病の一部でリンパ球空胞化が認められる．

葉酸代謝異常，コバラミン代謝異常で大球性貧血がみられる．

5. 電解質（カルシウム，リンを含む）

低カルシウム血症，高リン血症を契機に副甲状腺機能低下症が見つかる場合がある．

6. 乳酸，ピルビン酸

高乳酸血症はミトコンドリア異常，有機酸代謝異常，脂肪酸代謝異常，糖原病，糖新生異常，ビオチン代謝異常等で認められる．高乳酸血症の際には，乳酸/ピルビン酸（L/P）比（モル濃度比，正常<20）を評価する．呼吸鎖異常症でL/P比は上昇し，ピルビン酸脱水素酵素複合体欠損症では正常である．採血の際の駆血帯の利用，激しい体動，啼泣で上昇しやすいため，幼い小児では評価に注意を要する．

7. ケトン体分画，遊離脂肪酸

低血糖の鑑別のために用いられる．低血糖の際，遊離脂肪酸上昇に比してケトン体上昇が不十分であれば，脂肪酸代謝異常やケトン体生成異常が疑われる．採血後，速やかに分離・凍結が必要である．

8. アミノ酸，総ホモシステイン

アミノ酸代謝異常，尿素サイクル異常等に有用である．食事の影響を受けるため，空腹時に採血を行う．メチレンテトラヒドロ葉酸還元酵素（MTHFR）欠損症，コバラミン代謝異常症では総ホモシステイン上昇が認められる．

4. その他の検体検査　169

表1 血液検査

検査項目	考慮するおもな疾患
1. 血糖	有機酸代謝異常，脂肪酸代謝異常，糖原病，糖新生異常，高インスリン血症，汎下垂体機能低下症，副腎機能低下症
2. 血液ガス	有機酸代謝異常，ミトコンドリア異常
3. アンモニア	尿素サイクル異常，有機酸代謝異常，脂肪酸代謝異常，高インスリン血症－高アンモニア症候群
4. 全血算(鏡検を含む)	有機酸代謝異常，ライソゾーム病，葉酸代謝異常，コバラミン代謝異常
5. 電解質(カルシウム，リンを含む)	副甲状腺機能低下症
6. 乳酸，ピルビン酸	ミトコンドリア異常，有機酸代謝異常，脂肪酸代謝異常，糖原病，糖新生異常，ビオチン代謝異常
7. ケトン体分画，遊離脂肪酸	脂肪酸代謝異常，ケトン体産生異常
8. アミノ酸，総ホモシステイン	アミノ酸代謝異常，尿素サイクル異常，MTHFR欠損症，コバラミン代謝異常
9. アシルカルニチン分析	脂肪酸代謝異常，有機酸代謝異常
10. 極長鎖脂肪酸	ペルオキシゾーム病
11. ライソゾーム酵素活性	ライソゾーム病
12. 銅，セルロプラスミン	Menkes病，Wilson病
13. 尿酸	Lesch-Nyhan症候群，糖原病I型，モリブデン補因子欠損症
14. 甲状腺機能(TSH，遊離T3，遊離T4)	MCT-8欠損症
15. クレアチン，グアニジノ酢酸，クレアチニン	クレアチン代謝異常(クレアチン輸送体欠損症以外)
16. アルカリホスファターゼ，ピリドキサールリン酸	低ホスファターゼ症
17. ピペコリン酸	ピリドキシン依存症
18. トランスフェリン等電点電気泳動・糖鎖解析	先天性グリコシル化異常症
19. 顆粒球フローサイトメトリー	先天性GPI欠損症

9. アシルカルニチン分析

脂肪酸代謝異常，有機酸代謝異常の診断に用いる．乾燥ろ紙血または血清を用いて行われ，分析にタンデムマス(タンデム質量分析計)を使用するため，タンデムマス分析としばしばよばれる．

10. 極長鎖脂肪酸

大部分のペルオキシゾーム病の診断に有用であり，血漿を用いて測定する．極長鎖脂肪酸高値は，ペルオキシゾームにおけるβ酸化異常を反映する．

11. ライソゾーム酵素活性

各種ライソゾーム病の診断に有用である．多くはリンパ球での酵素活性が測定可能であり，疾患に応じた酵素の活性低下が示される．酵素の失活を防ぐため，検査施設への速やかな検体輸送(48時間以内)が必要である．皮膚生検による培養皮膚線維芽細胞を用いた検査が必要な疾患もある．

12. 銅，セルロプラスミン

Menkes病，Wilson病の診断に有用であり，い

ずれも低値を示す．血清銅は生後3か月以下では健常児でも低値を示すため，評価には注意を要する．Wilson病の診断には尿中銅の上昇が重要である．

13．尿酸

高尿酸血症はLesch-Nyhan症候群，糖原病I型で認められる．モリブデン補因子欠損症では尿酸は著明低値を示す．

14．甲状腺機能(TSH，遊離T3，遊離T4)

甲状腺ホルモン輸送障害の一つであるMCT-8欠損症の診断の手がかりになり，遊離T3低値，遊離T4高値，TSH正常〜軽度高値を示す．

15．クレアチン，グアニジノ酢酸，クレアチニン

クレアチン輸送体欠損症を除くクレアチン代謝異常症の診断に有用である．アルギニン：グリシンアミジノ基転移酵素(AGAT)欠損症ではグアニジノ酢酸は低下し，クレアチンも低値のことが多い．グアニジノ酢酸メチル基転移酵素(GAMT)欠損症ではグアニジノ酢酸上昇とクレアチン低値がみられる．クレアチン低値に伴いクレアチニンも低下する．

16．アルカリホスファターゼ，ピリドキサールリン酸

低ホスファターゼ症で，血清アルカリホスファターゼが低値を示す．ピリドキサールリン酸(活性型ビタミンB6)はアルカリホスファターゼの基質の一つであり，低ホスファターゼ症では高値を示す．ピリドキサールリン酸は光で分解されるため，採血後は遮光を行う．

17．ピペコリン酸

ピリドキシン依存症(*ALDH7A1*遺伝子異常)において高値を示す．

18．トランスフェリン等電点電気泳動・糖鎖解析

先天性グリコシル化異常症(CDG)の診断，CDG I型とII型の区別に有用である．

19．顆粒球フローサイトメトリー

先天性グリコシルホスファチジルイノシトール(GPI)欠損症の診断に有用であり，顆粒球細胞表面のGPIアンカー型蛋白発現量を調べることが

できる．

尿検査 (表2)

1．ケトン体

先天代謝異常症の初期検査として行われる．血中ケトン体濃度を反映し，ケトーシスの有無の判断に用いられる．

2．アミノ酸

アミノ酸代謝異常症の診断に有用である．血中アミノ酸増加以外に，腎での再吸収障害による尿中アミノ酸排泄増加があるので注意する(血中アミノ酸の同時分析で鑑別可能)．特にリジン尿性蛋白不耐症は尿中のリジン排泄高値で診断される．MTHFR欠損症，コバラミン代謝異常ではホモシスチン尿が認められる．随時尿で検査可能である．

3．有機酸

有機酸代謝異常，脂肪酸代謝異常，ビオチン代謝異常，コハク酸セミアルデヒド脱水素酵素(SSADH)欠損症の診断に有用である．随時尿を採取し速やかに凍結する．

4．ムコ多糖

ムコ多糖症において，蓄積したムコ多糖の尿中排泄が増加する．病型診断もある程度可能である．

5．クレアチン，グアニジノ酢酸，クレアチニン

クレアチン代謝異常症の診断に用いられる．AGAT欠損症では尿中グアニジノ酢酸/クレアチニン比が低下し，GAMT欠損症では上昇する．クレアチン輸送体欠損症では，クレアチン/クレアチニン比が上昇する．

6．亜硫酸

モリブデン補因子欠損症，亜硫酸酸化酵素欠損症のスクリーニングに有用である．市販の亜硫酸イオン半定量試験紙の呈色で判定する．亜硫酸は時間が経つと酸化されるため，必ず新鮮尿で調べる．

7．メタボローム(網羅的代謝物質)解析

有機酸，アミノ酸，糖類，プリン，ピリミジン等，数百種類の代謝物質を一度に網羅的に測定することにより，先天代謝異常症を効率的に見つけ出すことができる．

表2 尿検査

検査項目	考慮するおもな疾患
1. ケトン体	脂肪酸代謝異常，ケトン体産生異常
2. アミノ酸	アミノ酸代謝異常，尿素回路異常，MTHFR 欠損症，コバラミン代謝異常
3. 有機酸	有機酸代謝異常，脂肪酸代謝異常，ビオチン代謝異常症，SSADH 欠損症
4. ムコ多糖	ムコ多糖症
5. クレアチン，グアニジノ酢酸，クレアチニン	クレアチン代謝異常症
6. 亜硫酸(半定量)	モリブデン補因子欠損症，亜硫酸酸化酵素欠損症
7. メタボローム解析	種々の先天代謝異常症

表3 髄液検査

検査項目	考慮するおもな疾患
1. 蛋白	種々の脳代謝変性疾患，自己免疫性脳炎
2. 糖	GLUT1 欠損症
3. 乳酸，ピルビン酸	ミトコンドリア病
4. アミノ酸	非ケトン性高グリシン血症，セリン合成障害，高乳酸・ピルビン酸血症
5. 5-メチルテトラヒドロ葉酸	脳葉酸欠乏症，MTHFR 欠損症
6. ピリドキサールリン酸	ピリドキシン依存症，ピリドキサール依存症
7. ピペコリン酸	ピリドキシン依存症
8. 自己抗体(抗 GluN1，抗 GluN2B，抗 GluD2，抗 NMDA 受容体複合体抗体等)	Rasmussen 症候群，自己免疫性脳炎
9. グランザイム B	Rasmussen 症候群
10. 炎症性サイトカイン(IL-1β, IL-6, TNF-α，等)	Rasmussen 症候群，自己免疫性脳炎

髄液検査 (表3)

1. 蛋白

種々の脳代謝変性疾患，自己免疫性脳炎において，髄液蛋白上昇が認められる．

2. 糖

血糖とペアで測定を行う(採血が先)．GLUT1 欠損症では，髄液糖低値，髄液糖/血糖比の低下が認められる．

3. 乳酸，ピルビン酸

ミトコンドリア病等の診断に有用である．血中とは異なり，検体採取の際の激しい体動の影響を受けない．

4. アミノ酸

血漿アミノ酸とペアで測定する．非ケトン性高グリシン血症では，髄液グリシン/血漿グリシン比が上昇する．セリン合成障害では，髄液セリン/血漿セリン比が低下する．高乳酸・ピルビン酸血症では，髄液アラニン上昇が認められる．

5. 5-メチルテトラヒドロ葉酸

5-メチルテトラヒドロ葉酸は活性型葉酸であり，脳葉酸欠乏症，MTHFR 欠損症等の葉酸代謝異常症で低値を示す．

6. ピリドキサールリン酸

ピリドキシン依存症やピリドキサール依存症（PNPO 欠損症）で低値が報告されている．光で分解するため，迅速に遮光保存する．

7. ピペコリン酸

血清と同様，ピリドキシン依存症で高値を示す．

8. 自己抗体（抗 GluN1，抗 GluN2B，抗 GluD2，抗 NMDA 受容体複合体抗体等）

Rasmussen 症候群，自己免疫性脳炎等で，各種自己抗体の上昇が認められる．

9. グランザイム B

細胞障害性 T 細胞から分泌され，Rasmussen 症候群で高値が報告されている．

10. 炎症性サイトカイン（IL-1β，IL-6，TNF-α 等）

免疫システムの細胞から分泌される蛋白であり，Rasmussen 症候群，自己免疫性脳炎等で高値を示す場合がある．

❖ 特殊検査の行える施設

1）日本先天代謝異常学会
　http://jsimd.net/index.html

精密検査施設一覧に関する記載あり．

2）厚生労働省難治性疾患等政策研究事業，ライソゾーム病（ファブリー病含む）に関する調査研究班
　http://www.japan-lsd-mhlw.jp/index.html
　ライソゾーム酵素活性測定等の検査施設に関する記載あり．

3）タンデムマス・スクリーニング普及協会
　http://tandem-ms.or.jp/
　アシルカルニチン分析，尿中有機酸分析．

4）日本疾患メタボローム解析研究所
　http://www.jc-metabolomics.com/
　尿中有機酸を含む 400 種類の代謝物質の同時分析（メタボローム解析）により，130 種類の先天性代謝異常症を検査可能．

5）先天性 GPI 欠損症
　http://igd.biken.osaka-u.ac.jp/index.html
　先天性 GPI 欠損症のスクリーニングのための顆粒球フローサイトメトリー検査．

6）静岡てんかん・神経医療センター
　http://www.shizuokamind.org/
　自己抗体，グランザイム B，炎症性サイトカインの測定．

7）岡山大学大学院発達神経病態学（小児神経科）
　http://www.okayama-u.ac.jp/user/cneuro/
　グアニジノ酢酸，ピリドキサールリン酸，ピペコリン酸，5-メチルテトラヒドロ葉酸の測定．

［岡山大学大学院医歯薬学総合研究科発達神経病態学

（小児神経科）］

秋山倫之

第3章　稀少てんかんの検査

5 神経心理学的検査

EPILEPSY

ポイント　神経心理学的検査は患者の症状や認知特性の理解，術前・術後の評価を目的に実施される[1]．視覚等感覚特異性が高い機能に比べ，問題を解くのに異種感覚の統合を必要とする場合，成績低下と脳領域との対応関係は単純ではない．しかし，行動観察とあわせて解釈することで脳機能について有用な情報を提供してくれる．複数の検査結果から総合的に患者の認知状態を推し量る必要がある．

　網羅的に評価するには Wechsler 式知能検査および記憶検査を行う．ただし言語発達の程度，手の巧緻性の影響を受けるため，発達の遅れが著しい患者への実施には注意を要する．おもな検査の説明は**表1**に示した．

ベッドサイド・外来診療での評価

1. 注意の評価

　神経心理学的検査の実施には本人の協力が不可欠である．また注意（覚醒度）が悪いと，局所症状を推定することはむずかしい．患者が数を理解できるならば，持続性注意を数唱（4，5 桁の数字を 1 秒に一つずついい，同じ順番で数字をいわせる）で評価する．言語に問題がある場合，タッピングスパン（3×3 のマス目の紙を見せ，5〜6 個のマスをランダムに 1 秒に 1 個ずつ指さし，同じ順番で指さしさせる）で評価する．どちらも 4 未満ならば，注意力の低下が疑われる．また注意の偏り（半側空間無視）は 20 cm の横線を二等分させることで評価できる．中央から 1 cm 以上ずれる場合には詳細な評価を行う．

代表的な検査：標準注意検査法，行動無視検査

2. 言語の評価

　言語は自発話の様子を見て，流暢か非流暢かを判断する．復唱能力は俳句ほどの長さを聞かせて，繰り返させる．呼称能力は身近な物品（鉛筆や時計）を見せ，名前をいわせることで評価する．また逆に検査者がいった物品を複数物品の中から選べるかで聴覚性の理解を評価する．最後に「鉛筆で時計にさわる」等単文をいい，物品を操作させることで文（文法）の理解力を評価することができる．

　読みは簡単な指示（手をあげなさい）を文字で見せて，動作をさせることで評価し，書字は簡単な文を書かせることで評価するが，教育歴の影響を考慮しつつ，障害の程度を判断する．

代表的な検査：標準失語症検査，Western Aphasia Battery（WAB）失語症検査，失語症語彙検査（成人），Language Communication Developmental Scale（LC）スケール，絵画語彙発達検査（小児），Token Test

3. 記憶の評価

　記憶は 3 単語（猫，梅，自動車）を聞かせ，復唱させる．次に 20 から 1 まで逆に数える等単語から意識を逸らさせた後に，復唱した名前を思い出させることで評価できる．ほかにも短い話を聞かせて，数十分後に思い出させることでも評価できる．

代表的な検査：Wechsler 記憶検査，Rivermead 行動記憶検査，標準言語性対連合学習検査，Benton 視覚記銘検査

4. 視覚認知の評価

　視覚認知は物品の呼称で評価できる．相貌認知

174　第3章　稀少てんかんの検査

表1 おもな検査

検査名	評価内容
知的機能	
WISC-IV 知能検査 　（対象 5 歳〜16 歳 11 か月）	全般的な知的能力（言語理解，知覚推理， 　ワーキングメモリ，処理速度）
WAIS-III 知能検査 　（対象 16 歳〜89 歳）	全般的な知的能力，言語性知能，動作性知能 　（言語理解，知覚統合，作動記憶，処理速度）
注意	
標準注意検査法（CAT）	注意の範囲，選択的注意，持続性注意，注意の制御
行動無視検査（BIT）	半側空間無視の評価
言語	
標準失語症検査（SLTA）	聞く，話す，読む，書く，計算
WAB 失語症検査	自発話，理解，復唱，呼称，読み，書字，行為，構成
失語症語彙検査（TLPA）	意味カテゴリー別の呼称と聴覚的理解等
LC スケール	言語理解，言語表出，コミュニケーション
絵画語彙発達検査（PVT-R）	聴覚的理解語彙（語彙年齢）
Token Test	文の理解力
記憶	
Wechsler 記憶検査（WMS-R）	注意 / 集中力，一般記憶（言語性記憶・視覚性記憶） 遅延再生
Rivermead 行動記憶検査	言語性記憶，視覚性記憶，展望記憶，遅延再生
標準言語性対連合学習検査	単語の対連合学習（有関係対語，無関係対語）
Benton 視覚記銘検査	図形の描画を伴う視覚性記憶
視覚認知	
標準高次視知覚検査（VPTA）	基本機能，物体・画像認知，相貌認知，色彩認知 シンボル認知，視空間の認知と操作，地誌的見当識
構成・行為	
Clock Drawing Test	構成能力
標準高次動作性検査	道具を使わない動作，道具を使う動作，構成的動作
WAB 失語症検査の「行為」	実物品の操作，パントマイム
遂行機能	
遂行機能障害症候群の行動評価（BADS）	規則の変換，行為の計画，時間判断，経路の計画 課題遂行の計画・実施とそのモニタリング
Trail Making Test	視覚探索，視 - 運動の協調運動，系列のセット変換
ストループテスト	習慣化された処理の抑制
WCST 検査	概念の達成，概念の維持，構えのセット変換

WISC-IV：Wechsler Intelligence Scale for Children-Fourth Edition, WAIS-III：Wechsler Adult Intelligence Scale-Third Edition, CAT：Clinical Assessment for Attention, BIT：Behavioural Inattention Test, SLTA：Standard Language Test of Aphasia, WAB：Western Aphasia Battery, TLPA：A Test of Lexical Processing in Aphasia, PVT-R：Picture Vocabulary Test-Revised, WMS-R：Wechsler Memory Scale-Revised, VPTA：Visual Perception Test for Agnosia, BADS：Behavioural Assessment of the Dysexecutive Syndrome, WCST：Wisconsin Card Sorting Test

は既知の顔の写真を見せて，誰かわかるか聞くことで評価する.

代表的な検査：標準高次視知覚検査

5. 構成・行為の評価

構成能力は五角形や透視立方体を見せて，同じ図を複写させることで評価する．また正円と中心に点を描き，それに続けて時計の数字と長短針を患者に描かせることでも評価できる．構成能力が未熟な場合，描画を伴う記憶検査は記憶力を正しく評価できないことに留意する.

行為はハサミや櫛等身近な物品を渡して，実際に使用させる．次に物品を持っているふりをさせ，それを使う真似をさせる（パントマイム）．一度獲得された行為であれば，どちらも問題なく行える．前者は観念性失行，後者は観念運動性失行の有無を調べる.

代表的な検査：Clock Drawing Test，標準高次動作性検査，WAB 失語症検査の下位検査（行為）

6. 遂行機能の評価

　複雑な検査も多いため，知能の影響を受けることに留意する．遂行機能の一部である抑制は「後出し負けじゃんけん」で評価できる．まず，じゃんけんのルールを確認するために数回行い，その後で患者にはこちらが出した手形を見た後に，それに負けるような手形を出すように指示する．機能低下があれば，ルールを理解していても，数回行う中で勝つ手形を出してしまう．

　患者が文字を読める場合，「あか」と青色で，「あお」を赤色で書き，それを20個用意し，患者に文字ではなく，インクの色をいうように求める（ストループテスト）．慣れた音読処理を抑制し，印字された色を間違えることなく，流暢にいうことができるかによって抑制機能を評価している．

代表的な検査：遂行機能障害症候群の行動評価，Trail Making Test Part B，ストループテスト

実際の症例から

◉ 23歳男性
◉診断：左側頭葉てんかん，扁桃体腫大
◉病歴：6歳時に全身けいれんをきたし治療が行われ，一時寛解になったが，20歳時より，覚醒時に発作的な発声，何もない所へコップの水を注ごうとする，記憶がなく会話の辻褄が合わない等の症状が出現してきた．「発作きそう」という前兆を感じ，発作時の記憶がまだらにあるが自動症を止めることはできない．23歳時に左扁桃体摘出術を施行され，発作は抑制された．

術前心理検査：WAIS-III：言語性知能指数：98，動作性知能指数：74，全般的な知的能力指数：86，下位項目（群指数）：言語理解：100，知覚統合：77，作動記憶：90，処理速度：78

考察：手術直前で発作が多い，抗てんかん薬治療が濃厚であった時期の検討であった影響もあるが，下位項目で指摘されている処理速度，知覚統合の低下が影響し，動作性知能指数の低下が顕著であった．

WMS-R（指標）：言語性記憶：74，視覚性記憶：111，一般的記憶：80，注意／集中力：99，遅延再生：91

考察：言語性記憶と視覚性記憶の乖離が目立った．遅延再生は保たれていることから，側頭葉，特に海馬機能低下に由来する，記銘力低下が原因であることが示唆された．

失語症語彙検査（呼称）：高親密度：97/100，低親密度：71/100，合計：178/200（平均：193.35，SD：5.43）

考察：高親密度の語彙想起は可能であるが，低親密度の想起に障害があり，喚語困難の症状が示唆された．

　てんかん症例における神経心理学的検査では，検査施行周辺の発作状況，抗てんかん薬治療の施行状況を踏まえて，総合的な判断が必要である．

❖ 引用文献

1) 田川皓一（編）：神経心理学評価ハンドブック．西村書店，2004．

［北海道医療大学言語聴覚療法学科］
橋本竜作
［北海道大学病院小児科／てんかんセンター］
白石秀明

第 **4** 章

稀少てんかんの治療とケア

1. 治療総論
2. ケアとサポート

EPILEPSY

第4章　稀少てんかんの治療とケア　│　1　治療総論

1-1 新生児期のてんかん管理

EPILEPSY

ポイント　新生児期のてんかん発作の診断は，発作時脳波にて発作時変化を認めることを確認する必要がある．新生児のてんかん発作は焦点性であると考えてよい．また，てんかんと急性脳侵襲に起因する急性症候性発作との鑑別が重要であり，全身状態・神経症状・検体検査・画像検査等を総合的に判断して診断を進める必要がある．新生児てんかんの治療法は確立していないが，全身管理を優先しながら発作への治療を行う．抗てんかん薬の効果は，通常脳波や amplitude-integrated EEG による持続脳波モニタリングに基づいて，客観的に判定することが重要である．

新生児のてんかんの特殊性

新生児においては皮質起源発作，すなわちてんかん発作の診断には，発作時脳波が不可欠である．その理由は，臨床症状の観察に基づく診断は信頼性が著しく乏しいことが明らかであることである．したがって，新生児のてんかんの診断を行うためには，発作時（ビデオ）脳波記録を行うことが必要である．また，治療を開始すると臨床症状を伴う発作が抑制された後に，臨床症状を伴わない潜在発作が残ることがまれでなく，治療効果判定には amplitude-integrated EEG（aEEG）や通常脳波による（持続）モニタリングが不可欠である．新生児のてんかんでは発作頻度が高いことが多く，発作時の脳波を記録することは困難でないことが一般的である．

新生児のてんかんの特殊性

てんかんの診断と並行して，その原因疾患の診断も重要である．新生児のてんかんの原因疾患は多岐にわたるため，可能性が高い疾患を中心に鑑別を行うのが実際的であろう．この際に重要なのは，急性症候性発作の除外である．新生児期の皮質起源の発作の大半は低酸素性虚血性脳症や急性

代謝障害などの急性脳侵襲に伴う急性症候性発作であり，てんかんから除外すべき疾患が極めて多い．急性症候性発作では，いったん発作を抑制することができれば長期間の抗てんかん薬投与は必要でない．一方，ペルオキシソーム病・非ケトーシス型高グリシン血症・亜硫酸酸化酵素欠損症・モリブデン補酵素欠損症などによる新生児発作は，てんかんと代謝異常との両者の側面をもつと思われる．これらの疾患に伴う発作は，てんかんとしての治療も必要である．

てんかん発作の存在の確認

新生児のてんかん発作の存在の確認は，必ず発

表1　新生児脳波における発作時変化の特徴

起始と終止が明瞭で，背景脳波活動とは明らかに異なる
律動的(rhythmic)に一定の形態の波形(stereotyped)が反復して(repetitive)出現する
一般に 10 秒以上持続する
経時的変化(evolution)がある．すなわち 1 回の発作中に突発波の形態・振幅・周波数・出現部位が変化する
突発波は α 波・θ 波や徐波であることが多く，棘波や鋭波であることはまれである

178　第4章　稀少てんかんの治療とケア

作時脳波所見に基づかねばならない．新生児脳波の記録および判読については，成書を参照していただきたい[1]．新生児脳波における発作時変化の特徴を表1に示す．この条件を満たさないものは皮質起源のてんかん発作でないと考えてよい．また，明らかなてんかん発作をもつ児でも，そのほかに皮質起源でない発作様イベントを合併することがあり，どの症状が皮質起源のてんかん発作であるのかを慎重に見極める必要がある．

新生児てんかんの発作型

新生児期のてんかん発作は，ごくまれな例外を除き焦点性である．国際抗てんかん連盟（ILAE）の新しい提案では，焦点発作の分類法については結論が出ていない．一方，新生児発作については，Volpeの分類やMizrahiらの分類が発作型の記述法として使用されてきた．しかし，これらの分類法にも短所があるため，より使いやすく判定に再現性がある発作の記述法の確立が必要と思われる．焦点性発作以外に新生児期に出現し得る可能性がある発作型には，スパズムとミオクロニー発作とがある．これらの発作型を証明するには，表面筋電図と組み合わせたポリグラフで発作時記録を行い，発作型に合致した筋電図所見が発作時の脳波変化に再現性をもって出現することを示す必要がある[2]．新生児においてスパズムやミオクロニー発作と診断されているものには，非てんかん性のイベントをてんかん発作と誤認していることが少なくない．全般性の強直発作や欠神発作は新生児期には出現しない．

新生児てんかんに必要な検査

以下に述べる検査は新生児てんかんの原因の診断とともに，急性症候性発作の除外にも有用である．

1. 検体検査

表2に新生児てんかんの診断に有用な検体検査を示す．一度に大量の採血を行うのは困難であり，身体所見や画像所見等から必要と思われる検査を優先して行う．また，急性症候性発作（低酸素性虚血性脳障害，中枢神経感染症，脳梗塞など）

表2　新生児てんかんの検体検査

生化学検査
血糖・Na・K・Ca・Mg・アンモニア・乳酸・ピルビン酸 血清アミノ酸分析・極長鎖脂肪酸 尿中亜硫酸・尿中有機酸分析
染色体分析
アレイ CGH
遺伝子解析

との鑑別を並行して行う．

2. 脳波

新生児てんかんで最も重要な検査である．背景活動の評価と発作時変化の把握は新生児てんかんの診療で不可欠である（脳波の記録法については成書[1]を参照）．名古屋大学方式の双極誘導で記録することにより，新生児脳波に関する知見の蓄積を生かすことができる．また，心電図・呼吸曲線・筋電図等と組み合わせたポリグラフを行うことが推奨される．

1）背景活動の評価：新生児てんかんでは発作間欠期にいわゆる突発波を認めることは例外的である．年長児のように発作間欠期の突発波の有無を根拠に診断するという考え方は，新生児てんかんの場合には著しく不適切である．背景活動の異常は急性期異常・慢性期異常・その他の異常に分けて考えるのがよい．急性期異常は，急性脳侵襲に伴う脳波活動の抑制の所見である．重度の急性期異常を認める場合は，低酸素性虚血性脳症や急性代謝障害などの急性脳侵襲によることが多く，そのような場合はてんかんから除外する．ただし，新生児ではてんかん発作頻発時などに非特異的な活動抑制が出現することがあり，症状やほかの検査所見等を参考に総合的に判定する．慢性期異常は，急性脳侵襲からの回復過程で現れる所見で，破壊性病変による不可逆的な脳障害の存在を示す．この所見を新生児てんかんで認めることはまれである．その他の異常では，左右差とdysmorphic patternとが重要である．左右差は，中大脳動脈梗塞等で障害側に限局した活動低下が代表的である．dysmorphic patternは非生理的な波形が連続的あるいは高頻度に出現するもので，脳形成異常

1-1. 新生児期のてんかん管理　179

を反映する．生理的所見を熟知していないと，dysmorphic pattern を認識することは容易でない．dysmorphic pattern では突発波に似た尖鋭な波形が混入したりすることがあるが，その大半は異常 transients と考えるのが妥当である．判読の詳細は成書[1]を参照していただきたい．

2）発作時変化：表1 に新生児発作の発作時における脳波変化の特徴を示した．この所見に合致しないものはてんかん発作でないと考えてよい．例外としてスパズムとミオクロニー発作が考えられるが，発作時に再現性のある脳波変化を認めない限りてんかん発作と診断するべきではない．発作時変化は律動性の徐波や$\alpha \cdot \theta$波が多く，棘波や鋭波であることはむしろ例外的である．自律神経変化を伴うことが多いので，心電図や呼吸曲線などとポリグラフで記録するのがよい．また，可能な限りビデオ脳波記録と同時に行うことが望ましい．

3）aEEG：aEEG は一定区間の脳波活動の振幅に注目したトレンドグラムであり，近年新生児集中治療室（NICU）に普及しつつある．aEEG の詳細については成書を参照していただきたい[3,4]．aEEG における発作時変化は，最小振幅値の一過性の上昇が特徴で，多くの場合，最大振幅値と最小振幅値との差が小さくなる．aEEG は新生児発作の診断に有用であるが，電極数が限られているため通常の多チャンネル脳波に比べて発作の捕捉率が低い．したがって，十分に新生児発作を診断するには多チャンネルの通常脳波を施行する必要がある．また，aEEG ではアーチファクトと真の発作時変化との鑑別が容易でないことが少なくなく，過剰診断が起こりやすい．しかし，新生児のてんかんに対する治療の効果判定には長時間持続脳波モニタリングが望ましく，その面では aEEG は非常に有用である．

3．画像検査

　頭部 MRI は必須の検査であり，可能な限り早期に施行する．脳形成異常等の基礎疾患の把握だけでなく，急性症候性発作の除外にも不可欠である．少なくとも，軸位断の T1 強調画像・T2 強調画像・拡散強調画像と矢状断の T1 強調画像とを撮像する．CT は石灰化や出血の把握には有用で

あるが，石灰化病変は新生児期ではまれである．被曝の問題も考えれば，有用度は低い．頭部エコーは深部白質の病変や脳室内出血の把握には有用であるが，新生児てんかんを起こす疾患には有用でないことが多い．

4．染色体分析・アレイ CGH・遺伝子解析

　これらの検査を行うためには，事前に十分なインフォームド・コンセントを取得しなければならない．既知の染色体異常や奇形症候群以外でも，難治の新生児てんかんの場合にはアレイ CGH や遺伝子解析を考慮するのがよいと思われる．

新生児てんかんの治療

　新生児発作ではその原因にかかわらず発作が頻発することが多く，てんかん重積と同様の対応が求められることがまれでない．少なくとも急性症候性発作が除外されるまでは，発作に対する治療のみでなく全身管理が重要である．

　全身状態に大きな懸念がなければ，発作に対する治療を行う．抗てんかん薬を投与すると，症状を伴う発作が消失した後に症状を伴わない潜在発作が残存することが一般的である．したがって，aEEG などによる持続脳波モニタリングを行い，客観的に治療効果判定を行わなければならない．

　表3 に新生児てんかんにおける静注の抗てんかん薬の使用法を示す．一般に発作が頻発するため，急性期は静注薬を使用する．薬剤の選択には明確な基準はなく，ケースバイケースにならざるを得ない．投与量が多いことが一般的なので，呼吸や循環などの全身管理に十分注意しながら治療する．発作がある程度抑制できれば内服薬へ移行することになるが，この際の薬剤選択についても明確な指針はない．各々の抗てんかん薬の有効性を確認するためには，効果が不十分な場合は最大耐容量まで投与すべきである．フェノバルビタールは，血中濃度を $60 \sim 70\ \mu g/mL$ あるいはそれ以上に達するまで投与する大量療法の有効性が知られており，効果が不十分な場合に大量療法を考慮する．

　一般の抗てんかん薬の効果が乏しい場合は，ビタミン B_6 依存症などの代謝性てんかんを考える

表3　静注の抗てんかん薬の使用法

1	フェノバルビタール(ノーベルバール®)
	初回 20 mg/kg を緩徐に静注 維持投与は効果や副作用に応じ 2.5〜5 mg/kg を 1 日 1 回投与 保険適応あり
2	ホスフェニトイン(ホストイン®)
	初回 22.5〜30 mg/kg を 3 mg/kg/ 分または 150 mg/ 分のいずれか低い方を超えない速度で投与する 維持投与は 5〜7.5 mg/kg/ 日を 1 回または分割にて投与する．1 mg/kg/ 分または 75 mg/ 分のいずれか低い方を超えない速度で投与する 不整脈の恐れがあるため，心電図モニタによる監視を必ず行う 保険適応外使用である
3	ミダゾラム(ミダフレッサ®)
	初回 0.1〜0.2 mg/kg を緩徐に静注 維持は 0.1〜0.6 mg/kg/ 時の投与量で持続静注する 保険適応外使用である
4	レベチラセタム(イーケプラ®)
	1 日 20mg/kg を 1 日 2 回に分け，1 回量を 15 分かけて投与する 最高投与量は 60mg/kg/ 日まで 保険適応外使用である
5	リドカイン(キシロカイン®など)
	初回 1〜2 mg/kg を 10 分かけて投与する 維持は，1〜5 mg/kg/ 時で持続投与する 不整脈の恐れがあるため，心電図モニタによる監視を必ず行う 保険適応外使用である

表4　代謝性新生児てんかんの治療

1	他の疾患を除外する．特に血中アミノ酸分析でセリンとグリシンに注意する
2	尿中アルファアミノアジピン酸セミアルデヒド(α-aminoadipic semialdehyde)・ピペコリン酸(pipecolic acid)を測定する
3	髄液糖, 髄液中ピリドキサールリン酸(pyridoxal phosphate)・生体アミン(biogenic amines, セロトニン・カテコラミン・ヒスタミンなど)を測定する
4	脳波を記録しながらピリドキシン(ビタミン B₆ 注®など)100 mg を静注する
5	ピリドキシン静注が無効の場合，ピリドキサールリン酸(ピドキサール®など)10 mg/kg/ 回を 2 時間間隔で 2 回静注する
6	上記が無効な場合，フォリン酸(Folinic acid, ロイコボリン®)5 mg/ 回を 6 時間間隔で 2 回静注する

(Pearl PL：New treatment paradigms in neonatal metabolic epilepsies. J Inherit Metab Dis 2009；32：204-213 より)

必要がある[5]．表4 に代謝性新生児てんかんに対する治療を示す．このような治療が著効する場合は代謝性新生児てんかんの可能性が高い．

新生児てんかんの予後

　良性新生児発作以外の新生児てんかんの予後は不良と考えられるが，まとまった報告はほとんどない．今後の症例の集積が重要である．

❖ 引用文献

1) 奥村彰久, 他(編)：誰でも読める新生児脳波. 診断と治療社, 2008.
2) Fusco L, et al.：Ictal clinical electroencephalographic findings of spasms in West syndrome. Epilepsia 1993；34：671-678.
3) 奥村彰久, 他(編)：aEEG ビギナーズマニュアル. 診断と治療社, 2010.
4) 奥村彰久(編)：新生児発作と脳波モニタリング. 診断と治療社, 2009.
5) Pearl PL：New treatment paradigms in neonatal metabolic epilepsies. J Inherit Metab Dis 2009；32：204-213.

[愛知医科大学医学部小児科]
奥村彰久

第4章　稀少てんかんの治療とケア　│　1　治療総論

1-2 高齢期のてんかん管理

EPILEPSY

ポイント　高齢者はてんかんの好発年齢である．老年人口の急激な増加に伴い，高齢初発てんかん患者が増加している．高齢初発てんかんはけいれんをきたさない意識減損発作の複雑部分発作も多く，てんかんの診断が容易でない場合がある．他疾患との鑑別診断が重要である．高齢者ではてんかん発作が患者に与える身体的・精神的影響が大きい．一方，適切に診断・治療すれば，抗てんかん薬による発作抑制が可能なことが多く患者のQOL向上に寄与する．

てんかんは，小児期に発症して成人ではあまり発症することがないというのは誤解である．高齢者はてんかんの好発年齢である．日本では老年人口の急激な増加に伴い，高齢者のてんかん患者数が増加している[1]．高齢者では，てんかん発作が身体的および精神的に患者に与える影響が大きいが，一方，適切に診断・治療すれば，抗てんかん薬による治療効果がよいことも知られている．超高齢化社会の日本においては，高齢てんかん患者の病態，診断，およびその治療の特殊性等を理解することは臨床的のみならず社会的にも非常に重要である[2~4]．

高齢者てんかんの疫学

65歳以上でのてんかん有病率は一般人口の1%を超えると推定されている．2016年3月時点では日本の高齢者は3,427万人，総人口に占める割合は27%である．したがって，現在高齢者てんかん患者数約35万人と推定される．発病率(incidence)でみるとイギリスでは，65~70歳では年間10万人当たり90人，80歳以上では10万人当たり150人とされている．高齢化社会を迎え今後てんかん患者総数がさらに増えることが予想される．また，疫学データからは，高齢者でてんかんが初発する場合約30%でてんかん重積状態をき

たすとされている．てんかん発作重積状態は，重篤な病態であり死亡率が20~40%とされている．急性の脳病変によるてんかん発作のため病初期にてんかん原性が高いことが関連しているためであると考えられている．

初発発作とてんかん

初発の明らかな誘因のない発作(first unprovoked seizure)をきたした場合，その時点でてんかんと診断する場合とできない場合がある．2014年の国際抗てんかん連盟(ILAE)によるてんかんの臨床的実用的定義によれば，2回以上の再発性発作に加え，初発発作(1回のみの発作)時に再発リスクが高いと判断できる場合はてんかんの診断になる．高齢者では一度発作を生じた場合，若年者よりも再発のリスクが高いとされている．特に脳梗塞等の既往がある場合は再発発作のリスクが高い．脳波でてんかん性放電がある，もしくは原因となる脳病変がある場合は再発のリスクが高いと判断して，初発発作後からてんかんと診断し，抗てんかん薬治療をはじめることも多い．

脳血管障害や脳炎等の急性期に，てんかん発作をきたすものは急性症候性発作 acute symptomatic seizure(急性反応性発作)とよばれる．脳血管障害が最も多い原因であるが，脳炎，代謝異常，電解

182　第4章　稀少てんかんの治療とケア

質異常，重症感染症等も重要な病因である．向精神病薬，抗うつ薬，テオフィリン，抗菌薬等も原因としてあげられる．これらの急性症候性発作は一時的には抗てんかん薬を投与することがあっても長期間必ず抗てんかん薬が必要というわけではない．脳血管障害や脳炎は，後遺症としててんかんを発症することがある[5]．

高齢者てんかんの診断

高齢者がてんかんを発症した場合の診断・治療手順を図1に示した．診断に病歴が最も重要であることはいうまでもない．高齢初発発作の複雑部分発作は半数以上でけいれんをきたさないことを認識すべきである．意識減損発作が認知症と見誤られることも珍しくない．

身体診察は，心血管系の診察と神経学的検査が重要である．血液検査を行い，貧血，電解質異常，低血糖，肝機能障害，腎不全等の評価をする．胸部X線写真，心電図検査は心血管系の疾患の鑑別に必要である．必要に応じてホルター心電図検査を行う．

脳波検査はてんかんの診断に重要であることはいうまでもない．臨床的に発作があり，脳波でてんかん性放電（棘波，鋭波）が確認されればてんかんの診断はほとんど確実である．高齢者てんかんにおいて脳波のてんかん波捕捉の感度は，われわれの調査70例では約80％であった[5]．

高齢者で初発のてんかん発作の場合，脳画像検査を行う必要がある．脳出血等の緊急処置が必要な場合はCT検査を行うが，通常はMRI検査を行うべきである．てんかんの原因診断としては，MRIは最も有力な検査法である．加齢によってしばしば認められる脳萎縮，ラクナ梗塞，白質信号変化等とてんかん発作は必ずしも直接関連がないため，てんかんの原因となる病変かどうかは慎重に判断する．

高齢者てんかんの発作型

高齢初発てんかんは症候性部分てんかんが多く，焦点発作が最も多く，ミオクロニー発作や一次性の強直間代発作もまれにみられる．焦点発作は，単純部分発作，複雑部分発作，二次性全般化発作がある．田中らの調査によれば，高齢初発てんかん発作の約半数がけいれんのない複雑部分発

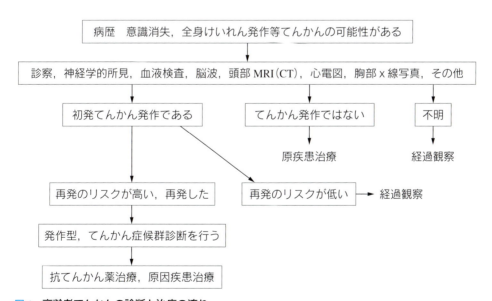

図1　高齢者てんかんの診断と治療の流れ

高齢者てんかんの診断と治療の流れを示した．診断には病歴と脳波が最も重要であるが，高齢者では心肺疾患等鑑別疾患を十分考慮する．初発てんかん発作は，必ずしも抗てんかん薬治療を必要としないが，高齢者では発作がもたらす身体的影響が大きいので，再発リスクを考慮したうえで初発発作から抗てんかん薬治療を開始することもある．

作，約4割が全身けいれん発作（二次性全般化発作），ミオクロニー発作等の全般発作は1割以下の頻度であった[5]．またてんかんの原因は，脳血管障害が多く，脳外傷，脳炎，認知症等多岐にわたっていた．頭部MRIで病変のない，いわゆるnon-lesional epilepsyも多く，田中らによると約半数を占めた．

複雑部分発作は側頭葉焦点が最も多く，1～3分間の意識減損および自動症を特徴とする．約半数には前兆（単純部分発作，aura）がみられる．前兆の代表的な症状は，上腹部不快感（epigastric aura），既視感（déjà vu）等である．発作中は意識減損をきたし，呼びかけに反応がなくなり，発作中にあったことを覚えていない．周りの物を意味もなくさわる，口をクチャクチャとさせるといった，口部および手の自動症が特徴的である．本人は発作時に意識減損をきたしているので，発作の病歴は目撃者から聴取することが肝要である．全身けいれん発作で発症する場合も多い．急性症候性発作との鑑別を最初に行う．高齢者のてんかんでは，全身けいれん発作は二次性全般化発作とまずは考えて検査・治療を行う．

非けいれん性てんかん重積状態

高齢者の非けいれん性てんかん重積状態（non-convulsive status epilepticus）には，おもに複雑部分発作重積状態と欠神発作重積状態がある．非けいれん性てんかん重積状態は，全身けいれん発作後に引き続いて生じる場合と最初から意識障害で発症する場合がある．けいれん発作後に意識障害が遷延する場合と高齢者で原因がよくわからない意識障害の患者の場合，鑑別診断に非けいれん性てんかん重積状態を思い浮かべることが必要である．意識障害の程度は，軽度から昏睡まで様々である．意識障害以外の特徴的な臨床徴候がないため，脳波を検査しないと診断は非常に困難である．全身けいれん発作を生じた後に意識が回復しない場合は，発作後朦朧状態との鑑別のために脳波検査を行うべきである．脳波は，複雑部分発作重積状態では持続性のてんかん発作パターンを示す（図2）．頭部画像検査では，てんかん重積状態の神経組織の持続性過剰放電の結果として，MRI拡散強調画像での高信号病変，灌流画像での高灌流等がみられることがある．

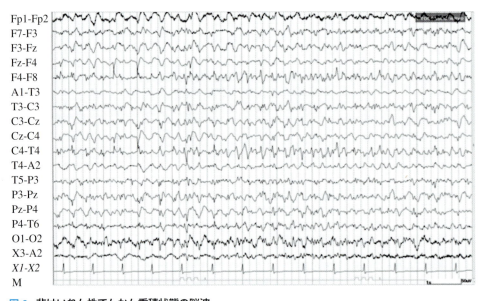

図2　非けいれん性てんかん重積状態の脳波
74歳男性．臨床的には半昏睡状態を呈している．脳波は持続性てんかん発作パターンで，棘波は右半球に多い．

治　療

　抗てんかん薬治療は長期にわたるので，内服治療開始は重要な決定である．診断が確実で再発のリスクがあり，患者（介護者）が理解した場合に，内服治療を開始する．このときてんかんについてわかりやすく説明することが重要である．てんかんについて誤解や偏見をもっている高齢者もいるので，正しい知識の教育も必要である．

　少量投与からはじめて，漸増するのが基本である．普通は標準的な投与量の半分ないし1/3程度から開始する．たとえば，高齢者てんかん治療における焦点発作のファーストライン薬であるレベチラセタム（LEV）であれば，1日量250〜500 mgで開始し，効果と副作用をみながら1〜2週毎に増量するか検討する．ラモトリギン（LTG）であれば添付文書とおり一日25 mgから開始し（併用薬にバルプロ酸がない場合），規定にそって漸増する．高齢初発てんかんは，ほとんどが焦点てんかんであるので，焦点てんかんに効果のある薬剤を用いることが多い．

　焦点発作の第一選択薬として，従来はカルバマゼピン（CBZ）やフェニトイン（PHT）が用いられてきた．近年ではこれらの薬剤は高齢者てんかん治療では酵素誘導の面から不利であるとされている．つまり，CBZ等による肝酵素誘導により併用する多剤の濃度が低下してしまうことがあるからである．さらにPHTは骨粗鬆症の原因薬の一つであり，ビタミンD代謝に影響する機序が考えられている．

　高齢者の治療で考慮すべき重要な点に，忍容性（tolerability）（副作用の少なさ）がある．高齢者てんかんではどの薬剤でも発作抑制効果が十分あるので，治療薬選択においてはその患者の個別条件を考えて副作用が少ない薬剤を選択の際に考慮すべきである．ガバペンチン（GBP），LTG，LEVは忍容性で有利な薬剤であり，現時点ではファース

トライン薬とされている．GBPはCBZと比較してやや発作抑制効果は劣るが，ほかの薬剤との相互作用が全くなくて，副作用の心配が非常に少ない点でてんかん原性のむしろ低いてんかんの治療に有用である．LTGも忍容性が高い薬剤で高齢者てんかんの治療に適していると考えられている．LEVも他剤との相互作用がなく，過敏症（薬疹等）も少ない．

　発作頻度，脳波所見，画像所見，抗てんかん薬による治療経過等から，てんかん発作の重症度（てんかん原性の強さ）を推定することも必要である．高齢発症で脳波にてんかん波の出現が少なくMRIでも器質病変がない場合は，てんかん原性が低く，少量の抗てんかん薬で発作抑制が可能であることが多い．

　治療にあたっては心理的な側面にも配慮が必要である．てんかんは，長らく誤解と偏見でみられてきたという歴史がある．高齢者の中には，てんかんと診断されることで精神的に苦痛を感じる人もいる．てんかんは医学的には病態の理解も進み，治療も進歩していることを話して，精神的な面でもケアを行うことが必要である．

❖引用文献

1) Hauser WA et al. : Seizure disorders : the changes with age. Epilepsia 33(suppl 4) : S6-14 : 1992.
2) 山野光彦，他：高齢者のてんかん Pharma Medica 2008 ; 26 : 19-22.
3) 赤松直樹，他：高齢者のてんかん．臨床神経学 2014 ; 54 : 1146-1147.
4) Ramsay RE et al. : Special considerations in treating the elderly patient with epilepsy. Neurology 2004 ; 62(suppl 2) : S24-29.
5) Tanaka A,et al. : Clinical characteristics and treatment responses in new-onset epilepsy in the elderly. Seizure 2013 : 772-775.

［国際医療福祉大学福岡保健医療学部医学検査学科］

赤松直樹

1-3 抗てんかん薬治療―小児

EPILEPSY

> **ポイント**　本項では稀少難治てんかんの内科的治療について述べる．しかし，稀少難治てんかんを呈する症候群の中でも，初期治療においては特別なものは存在しないことがほとんどで，通常のてんかん治療の手順で行うものが多い．よって，まず小児てんかんの内科的治療の基本について説明し，その後稀少難治てんかんに対する治療を取り上げる．原因となる症候群や基礎疾患についての解説は別章に症候群別の詳細があるため省略する．

小児てんかんの内科的治療

1. 薬物治療の基本

抗てんかん薬開始にあたっての手順を図1に示す[1]．まず発作時の症状を確認し，発作前後の状況や誘因の有無を詳細に聴取する．さらに神経所見を含む身体診察を行い，次いで画像診断，電気生理学検査，検体検査を行う．てんかん診療の初期にあたっては，以下に十分注意する必要がある．

①真にてんかんか否か？
②発作型の推定に間違いはないか？
③基礎疾患はないか？
④経過が想定より悪い場合どのような可能性があるか？

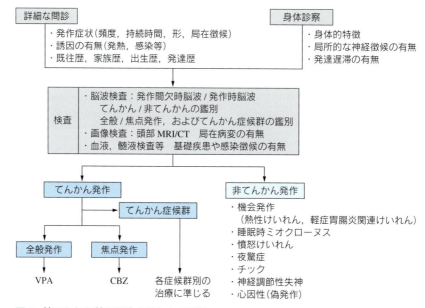

図1　抗てんかん薬を開始するときの手順
（野々田豊：薬物療法の基本．小児科診療 2012；75：1337-1345 より）

すなわち，詳細な問診と各種検査の評価については十分に注意して行わなければならない．特にてんかんか否かの判断は重要であり，困難である場合も多い．てんかんは長期間の治療および経過観察を要する疾患であり，不適切な診断および不要な服薬が児の生活に与える影響が極めて大きい．てんかんと診断することに迷った場合には安易に診断的治療を行うべきではない．小児てんかんは症候群に属することが多く，症候群によっては定型的な治療が有効な症例が多いため，経過が想定より不良の場合には繰り返し再評価を行うべきである．

薬物治療の基本は，発作型およびてんかん・てんかん症候群に基づく薬剤選択と，抗てんかん薬の臨床薬理動態に基づく薬剤選択使用である．発作症状と脳波所見より発作型とてんかん・てんかん症候群分類を診断し，それに応じた薬剤を有効性と副作用を考慮して選択する．さらに，半減期等の臨床薬理動態を考慮した投与法を行うことも重要である．

2. てんかん症候群別の治療（表1）[2]

一般的には局在関連てんかんにはカルバマゼピン（CBZ）が第一選択薬，全般てんかんにはバルプロ酸（VPA）が第一選択薬とされることが多い．2012年に改訂されたイギリスの National Institute for health and Clinical Excellence（NICE）に示されたガイドラインを示す．わが国では未承認または適応外の薬が多く含まれている点には注意が必要で

表1　NICEガイドライン　てんかん症候群に基づく選択

	第一選択薬	併用薬	三次診療で考慮され得る薬	避けるべき薬
ウエスト症候群（結節性硬化症による）	専門医に相談か紹介 VGB, PSL or ACTH			
ウエスト症候群（結節性硬化症以外による）	専門医に相談か紹介 PSL or ACTH, VGB			
ドラベ症候群	専門医に相談か紹介 VPA, TPM	CLB, STP		CBZ, GBP, LTG, PHT, (*1)
ミオクロニー失立発作てんかん	専門医に紹介			
徐波睡眠時に持続性棘徐波を示すてんかん	専門医に紹介			
ランドー・クレフナー症候群	専門医に紹介			
レノックス・ガストー症候群	専門医に相談か紹介 VPA	LTG	*FBM*, RFN, TPM	CBZ, GBP, (*1)
パナエトポラス症候群	CBZ, LTG, LEV, OXC, VPA	CBZ, CLB, GBP, LTG, LEV OXC, VPA, TPM	*ESL*, LCM, PB PHT, *PGB*, *TGB* VGB, ZNS	
中心・側頭部に棘波を示す良性てんかん				
遅発型小児後頭葉てんかん（ガストー型）				
小児欠神てんかん	ESM, LTG, VPA	ESM, LTG, VPA	CLB, CZP, LEV TPM, ZNS	CBZ, GBP, PHT, (*1)
若年欠神てんかん				
若年ミオクロニーてんかん	LTG, LEV, VPA, TPM	LTG, LEV, VPA, TPM	CLB, CZP, ZNS	CBZ, GBP, PHT, (*1)
GTCSのみを示すてんかん	CBZ, LTG, OXC, VPA	CLB, LTG, LEV, VPA, TPM		
特発性全般てんかん	LTG, VPA, TPM	LTG, LEV, VPA, TPM	CLB, CZP, ZNS	CBZ, GBP, PHT, (*1)

抗てんかん薬はアルファベット順（ウエスト症候群以外）．斜体は日本では未承認．
ACTH：副腎皮質刺激ホルモン，ESL：eslicarbazepine acetate，LCM：ラコサミド，PGB：pregabalin，PSL：プレドニゾロン，OXC：オクスカルバゼピン，RFN：ルフィナミド，STP：スチリペントール，TGB：tiagabine，VGB：ビガバトリン
(*1)：OXC, *PGB*, *TGB*, VGB
（伊藤進，他：薬物療法　小児てんかん．荒木信夫（総編），辻貞俊（編），神経内科シリーズ4 てんかん外来．メジカルビュー，2016；64より）

1-3．抗てんかん薬治療—小児　**187**

表2 NICE ガイドライン　てんかん発作型に基づく選択

	第一選択薬	併用薬	三次診療で考慮され得る薬	避けるべき薬
焦点発作	CBZ, LTG, LEV, OXC, VPA	CBZ, CLB, GBP, LTG, LEV, OXC, VPA, TPM	*ESL*, LCM, PB, PHT, *PGB*, *TGB*, VGB, ZNS	
全般性強直間代発作	CBZ, LTG, OXC, VPA	CLB, LTG, LEV, VPA, TPM		
強直ないし脱力発作	VPA	LTG	RFN, TPM	CBZ, GBP, (＊1)
欠神発作	ESM, LTG, VPA	ESM, LTG, VPA	CLB, CZP, LEV, TPM, ZNS	CBZ, GBP, PHT, (＊1)
ミオクロニー発作	LEV, VPA, TPM	LEV, VPA, TPM	CLB, CZP, PIR, ZNS	CBZ, GBP, PHT, (＊1)

抗てんかん薬はアルファベット順．斜体は日本では未承認．
PIR：ピラセタム
(＊1)：OXC, *PGB*, *TGB*, VGB
(伊藤進，他：薬物療法　小児てんかん．荒木信夫（総編），辻貞俊（編），神経内科シリーズ4 てんかん外来．メジカルビュー，2016；64 より)

表3　抗てんかん薬の作用機序

抗てんかん薬：略号	興奮阻害作用							抑制増強作用		
	電位依存性 Na^+ チャネル阻害	Ca^{2+} チャネル阻害				グルタミン酸系阻害	SV2A に結合	GABA系賦活	炭酸脱水素酵素阻害	Br^- が後シナプス膜を過分極
		T型	N型	L型	α2δ					
acetazolamide：AZM								＋	＋＋＋	
bromide：Br								＋＋		＋＋＋
carbamazepine：CBZ	＋＋＋			(＋)		(＋)				
clobazam：CLB	＋							＋＋＋		
clonazepam：CZP	＋							＋＋＋		
clorazepate：CLZ	＋							＋＋＋		
diazepam：DZP	＋							＋＋＋		
ethosuximide：ESM		＋＋＋								
nitrazepam：NZP	＋							＋＋＋		
phenobarbital：PB	＋＋		＋	＋		＋		＋＋＋		
phenytion：PHT	＋＋＋			＋＋		(＋)				
primidone：PRM	＋＋		＋	＋		＋		＋＋＋		
sultium：ST	＋＋								＋	
valproate：VPA	(＋)					＋＋		＋＋		
zonisamide：ZNS	＋＋＋	＋＋				＋		＋	＋	
gabapentin：GBP					＋＋＋	＋		＋		
lamotrigine：LTG	＋＋＋		＋＋	＋		＋＋				
levetiracetam：LEV			＋			＋	＋＋＋	＋		
topiramate：TPM	＋＋＋		＋	＋		＋＋		＋＋	＋	

＋＋＋：抗けいれん作用として主要な作用，＋＋：臨床的に有意な作用，＋：弱い作用または高濃度で作用，(＋)：実験では作用あるが臨床的には疑問
(須貝研司：抗けいれん薬の種類と作用機序．小児内科 2011；43：377-381 より)

ある．てんかん症候群に分類することが困難である場合や，定型的な治療で発作の抑制が困難であった場合には，発作型分類による治療を試みる．

3. 発作型別の治療(表2)[2]

　NICE の発作型別の治療を示す．てんかん症候群に対する治療と同様に，焦点発作に対しては CBZ が，全般発作に対しては VPA が第一選択薬とされることが多い．第二選択薬以降は年齢や性別，特異的な副作用などを考慮し，薬剤を選択する．薬物の効果判定にあたっては，まず十分な量を投与する．特に発作が起きる時間に周期性がある場合は，発作の起きやすい時間に高い血中濃度

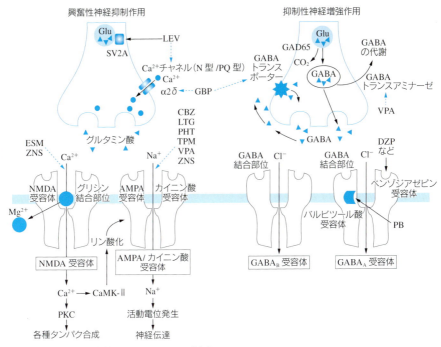

図2 抗てんかん薬作用機序

CBZ：カルバマゼピン，DZP：ベンゾジアゼピン，ESM：エトスクシミド，GBP：ガバペンチン，LEV：レベチラセタム，LTG：ラモトリギン，PB：フェノバルビタール，PHT：フェニトイン，TPM：トピラマート，VPA：バルプロ酸，ZNS：ゾニサミド
(中川栄二：抗てんかん薬の作用機序．小児内科 2015；47：1482 より)

が得られるような投与法の工夫が必要である．稀少難治てんかんなど当初より難治な発作が予測される症例では，ある薬剤が有効血中濃度に達していても十分な効果が得られなければ，副作用に十分注意を払いながらさらなる増量を試みてもよい．

薬剤の追加および変更に際しては，作用機序を考慮して検討する必要がある．

4. 抗てんかん薬の作用機序 (表3)[3], (図2)[4]

抗てんかん薬の作用機序には詳細不明な部分も多いが，大きく分ければ，興奮を阻害するか抑制を増強するかの二者に分けられる．興奮阻害はNaチャネルおよびCaチャネルの阻害とグルタミン酸系の阻害が代表的な作用機序である．レベチラセタム(LEV)は神経終末のシナプス小胞2A(SV2A)に結合し，興奮性神経伝達物質の放出を抑制するという新しい作用機序をもつとされる．しかしSV2Aの作用自体にまだ不明な点も多く，今後の検討が必要である．また，最近承認されたペランパネルはAMPA受容体に選択的に結合することにより，グルタミン酸による過剰興奮を抑制する．抑制増強作用としては，代表的な抑制系神経伝達物質であるGABA機能の賦活作用が代表的であり，ベンゾジアゼピン系薬剤の多くの主作用はGABA機能賦活である．従来の治療で十分な効果が得られていない場合には，まず投与量が十分であるかを再確認する．薬剤の変更や追加が必要と判断した場合には，現在までに使用した薬剤の作用機序を再検討し，異なる機序をもつ薬剤の追加または変更を試みる．しかし症例によっては複数のNaチャネル阻害薬の併用やベンゾジアゼピン系薬剤の併用で効果がみられることもあり，症例ごとに検討が必要である．

稀少難治てんかんの内科的治療

治療に際しては，まず稀少難治てんかんの診断を確実にすることが重要である．見かけ上の難治例や偽発作の存在に惑わされていないかを再確認する．薬物治療の目的は，少しでも良好な発達予後を得るために，早期の発作抑制と同時に脳波所見の改善を目指すことである．よって初回投与量や増量のペースは，通常のてんかん治療よりも多めかつ早めが必要なことが多い．症候群によっては通常の抗てんかん薬による薬物治療だけでなく，特殊治療の有効性が確認されているものもある．

それらを除けば，治療は前述のてんかん分類および発作症状に応じた抗てんかん薬から開始する．

山本ら[5]のまとめた従来の稀少難治てんかんに対する内科治療では，新生児期には，第一選択薬としてフェノバルビタール，フェニトインがあげられ，第二選択薬としては，ミダゾラム，リドカイン，クロナゼパム，ホスフェニトインなどが推奨されていた．その後，乳児から幼児期にかけては，ゾニサミド，トピラマート，ラモトリギン，LEVなどの効果に期待がもたれている．さらに難治てんかん発作に対する特殊薬剤として副腎皮質刺激ホルモン，ブロマイド，クロラゼペイト，クロキサゾラムなども選択肢となっていた．

難治症例に対しては，各医師や医療機関によって様々な治療が試みられていると考えられる．一例として，須貝のてんかん症候群に対する内科的治療についての私案の中で，稀少難治てんかんに関連した部分を表4に示す[6]．発作症状により選択薬のアレンジがされており，実用的で使いやすい．

今後はわが国における，新規抗てんかん薬の稀少難治てんかんに対する効果の報告が増加すると予想され，選択肢の拡大が期待されている．

治療の効果が得られない場合の対応

1. 脳内病変がある場合

頭部MRIにおいて脳内病変の存在が示唆される場合には，薬物療法の効果は限定的であると予想され，早期に手術適応の有無について評価を行うべきである．様々な画像検査や生理検査の組み合わせが必要であり，慣れない場合には専門施設への紹介が望ましい．

2. 基礎疾患の治療

てんかんの原因となっている基礎疾患が診断されれば，基礎疾患の治療によりてんかん発作の改善が期待できる症例も存在する．脳腫瘍や皮質形成異常に対する外科的切除手術，Sturge-Weber症候群や片側巨脳症に対する半球離断術，脳血管に炎症性変化をきたす疾患に対する抗炎症治療，GLUT1欠損に対するケトン食療法，自己免疫性辺縁系脳炎や抗NMDA受容体脳炎に対するIVIG

表4　おもなてんかん性脳症の薬剤選択

てんかん性脳症	一次選択	二次選択	避けるべき薬
West症候群	NZP/CZP，VPA，ZNS	ACTH，プレドニゾロン，ケトン食，TPM，VB6	CBZ
Lennox-Gastaut症候群 　強直発作・強直間代発作 　非定型欠神発作 　ミオクロニー発作 　脱力発作 　入眠時の微細強直発作	VPA，LTG，ZNS，VPA，ESM VPA，CZP，CLB CZP，RFN VPA	PB，PHT，KBr，RFN NZP，LTG LEV，TPM LTG，TPM，AZM 睡眠薬（超短時間型）	CBZ，GBP CBZ，GBP
ミオクロニー失立発作てんかん （Doose症候群）	VPA，CZP，CLB，	TPM，ESM，LTG	CBZ，GBP
ミオクロニー欠神てんかん	VPA，ESM	CZP，CLB，LTG，AZM	CBZ，GBP
大田原症候群（EIEE）	KBr＋H-PB	ACTH，VPA，ZNS	
乳児重症ミオクロニーてんかん 　全身性強直・強直間代発作 　ミオクロニー発作 　非定型欠神発作 　複雑部分発作	KBr＋H-PB	VPA＋CLB＋STP ZNS，TPM，VPA，CZP CLB，CZP，LEV，TPM ESM，VPA CLZ，CLB，LEV	LTG CBZ，GBP CBZ，PHT，GBP
徐波睡眠時に持続性棘徐波を示すてんかん（CSWS）	VPA，ESM	＋プレドニゾロン，＋CZP，CLB，NZP，AZM	CBZ
遊走性焦点発作を伴う乳児てんかん（MPSI）	KBr＋H-PB	CLB，CZP，LEV	

H-PB：PB高濃度療法
（須貝研司：てんかん症候群の治療．佐々木征行，須貝研司，稲垣真澄（編著），小児神経科診断・治療マニュアル（改訂3版）．診断と治療社，2015；294より改変）

療法やステロイド療法，免疫抑制薬治療などである．また，結節性硬化症に伴う難治てんかんは各種の抗てんかん薬に抵抗性であるが，腎血管筋脂肪腫に対して mTOR 阻害薬を投与した結果てんかん発作が軽快する症例も存在する．

3. 抗てんかん薬の薬理動態と相互作用

難治てんかんの治療に際しては多剤併用療法になる場合が多い．薬剤の追加により従来内服していた薬剤の血中濃度が低下し，結果として発作頻度の増加を認めることも珍しくない．抗てんかん薬の相互作用を表5に示す[7]．薬剤追加により発作頻度の変化を認めた場合には血中濃度測定を行うべきである．さらに，抗てんかん薬の薬理動態を念頭におき，投与量や用法の調節を行う．表6に薬理動態項目の意義と意味を示す[7]．難治てんかんの薬物治療にあたっては，合理的な多剤併用療法を心がけることが重要である．

◆おわりに

てんかんの有病率は1%弱と考えられており，小児科医が日常診療で経験する機会も多い．cata-strophic な経過が予想される場合には早期に専門医への紹介が必要である．本項では稀少難治てんかんの内科的治療について述べた．稀少難治てんかんの多くは発作頻度が高く，発作により QOL の低下をきたしている症例が多いため，早期に発作および脳波所見の改善を図る必要がある．しかし，同じ症候群に属したとしても，症例によって発作の頻度や程度は異なる．よって発作が日常生活に与える影響が異なることもしばしばであり，治療への反応も様々である．生活環境や，基礎疾患ならびに併存障害，さらには家族の価値観も異なるため，治療の選択にあたっては十分な話し合いと説明が必要である．

❖引用文献

1) 野々田豊：薬物療法の基本．小児科診療 2012；75：1337-1345.
2) 伊藤進，他：薬物療法　小児てんかん．荒木信夫（総編），辻貞俊（編），神経内科シリーズ4 てんかん外来．メジカルビュー，2016；60-67.
3) 須貝研司：抗けいれん薬の種類と作用機序．小児内

表5　抗てんかん薬同士の相互作用

追加薬	元の抗てんかん薬の血中濃度													
	VPA	PB	CBZ	PHT	ZNS	CZP	CLB	ESM	GBP	TPM	LTG	LEV	RFN	STP
VPA		↑↑	↓a	↓b	→		↓	↑↓→	→	↓	↑↑	→	↑↑	
PB	↓		↓	→c	↓	↓	↓	↓	→	↓	↓↓	↓	↓↓	↓
PRM	↓		↓	↓	↓	↓	↓	↓	→	↓	↓↓	↓	↓↓	↓
CBZ	↓↓	→↑		↑	↓	↓	↓	↓↓		↓↓	↓↓	↓	↓↓	↓
PHT	↓↓	↑	↓↓		↓↓		↓	↓		↓↓	↓↓	↓	↓↓	↓
ZNS	↑→	→	→d	→							↑			
CZP		→	↓	→										
CLB	↑↑	↑	↑e	↑↑										
ESM	↓													
AZM		↑↓	↑	↑										
GBP	→			→						→		→		
TPM	↓	→	→	↑							→			
LTG	→↑	→	→	→	→	↓	→	→	→	→		→		
LEV	→			→		→	→		→					
RFN	→	↑	↓	↑								↓		
STP	↑	↑	↑↑	↑↑			↑↑							

血中濃度：↑上昇，↑↑著増，↓減少，↓↓著減，→不変．著増，著減の場合は元の抗てんかん薬の減量，増量を考慮．
a：総濃度は減少するが，CBZ-epoxide は増加し，効果が強まるので増量は不要．b：総濃度は減少するが，非結合型は上昇し，効果が強まるので増量は不要．c：少し増減，実質的に不変．d：CBZ-epoxide は増加．e：CBZ，CBZ-epoxide ともに増加
（須貝研司：薬物療法　難治てんかん．荒木信夫（総編集），辻貞俊（編集），神経内科シリーズ4 てんかん外来．メジカルビュー，2016；77 より）

表6 抗てんかん薬の薬理動態項目の意味と意義

項目	意味と意義
開始量，維持量，増量幅	副作用を少なく十分な効果を上げるのに重要．量が多い場合や増量幅が大きい場合に起こる不都合な現象（眠気など）は副作用の可能性が高く，調節する．副作用がみられなければ維持量の上限を超えて増量してもよい．
治療域の血中濃度（有効血中濃度）	抗てんかん薬が多くの患者で有効で，副作用が少ない濃度範囲．これより低くても有効であれば薬を増量する必要はなく，高くても効果がなければ副作用が出ない範囲で上限を超えて増量してもかまわない． 治療域の血中濃度は底値（trough level：最も低くなる朝や夕の薬の前の値）で作成されている．日中であればどの時間に測定してもこれよりは高くなるので，治療域の血中濃度の上限を超えても恐れなくてよい．
半減期($T_{1/2}$)	消失半減期．薬がどのくらい長く効くかの目安で，分服回数を決める基礎となる．薬を開始・増量した場合，半減期の約5倍で血中濃度は定常状態になり，薬を減量・中止した場合は，その変化分は半減期の約5倍でほぼ消失するので，開始・増量，減量・中止の影響がいつ出てくるかの目安となる．
ピーク時間(T_{max})	服用からどのくらいで効くかの目安．服用後に血中濃度が半減する時間はピーク時間＋半減期であるので，発作型による薬剤選択を行ったうえで，発作の好発時間に血中濃度を高くするためにピーク時間，あるいはピーク時間＋半減期を考慮して薬剤を選択し，のむ時間を調節． VPA徐放剤のピーク時間は剤型で異なり，セレニカ®R顆粒5〜10時間，デパケン®R錠8〜10時間，セレニカ®R錠13〜16時間であることに注意．
血中濃度測定	服用時間と検査時間を明記し，半減期とピーク時間を考慮して，得られた血中濃度が1日の中で高い時点か低い時点かを判断．
抗てんかん薬同士の相互作用	抗てんかん薬を追加・変更したときには，ほかの抗てんかん薬の血中濃度上昇による効果の増強や副作用，あるいは血中濃度低下による発作の増加が起こり得る．著増，著減の場合は元の抗てんかん薬の減量，増量を考慮．
抗てんかん薬の代謝の年齢による変化	薬の代謝は乳幼児期には最も速く，新生児期を除くと，年齢が若いほど一定の血中濃度を得るのに必要な体重1kgあたりの投与量は多くなり，半減期とピーク時間は短くなる．思春期以降は成人とほぼ同様．年齢が若いほど定常状態に至る時間が短く，減量・中止時に除去される時間も短い．高齢者では薬物代謝が低下し，半減期は長くなるので，通常量では血中濃度が上がりすぎ，低容量にする．ピーク時間も遅くなるのでのむ時間も考慮． 薬の開始時や減量時の効果あるいは影響は年齢が若いほど早く出現し，高齢者では半減期から予測されるよりも遅くなる．

（須貝研司：薬物療法 難治てんかん．荒木信夫（総編集），辻貞俊（編集），神経内科シリーズ4 てんかん外来．メジカルビュー，2016：78 より）

科 2011；43：377-381.
4）中川栄二：抗てんかん薬の作用機序．小児内科 2015；47：1481-1484.
5）山本仁，他：破局てんかん内科的治療ガイドライン（薬物療法）作成．厚生労働科学研究費補助金（難治性疾患克服研究事業）「乳幼児破局てんかんの実態と診療指針に関する研究」平成23年度報告書 2012：37-39.
6）須貝研司：てんかん症候群の治療．佐々木征行，須

貝研司，稲垣真澄（編著），小児神経科診断・治療マニュアル（改訂3版）．診断と治療社，2015：290-303.
7）須貝研司：薬物療法 難治てんかん．荒木信夫（総編集），辻貞俊（編集），神経内科シリーズ4 てんかん外来．メジカルビュー，2016；68-80.

［聖マリアンナ医科大学小児科］
宮本雄策，山本　仁

第4章　稀少てんかんの治療とケア　｜　1　治療総論

1-4 抗てんかん薬治療―成人

EPILEPSY

ポイント　本項では難治てんかんの内科的治療について概説する．難治てんかんにおいても初期の治療方針は一般的なてんかんに対する治療と同様である．通常の第一選択薬，第二選択薬に対して抵抗性の場合，難治となるが，診断の見直し，薬物コンプライアンスの確認，生活習慣の見直し等を行う．それでも難治で，てんかん外科の適応がない場合には，合理的多剤併用や治療目標の再設定等を行う．難治てんかんにおいては，発作の抑制のために薬物が多種類・大量となる傾向にあり，副作用等のためかえってQOLが低下しないよう，注意しながら治療を進める必要がある．

一般的なてんかんの薬物治療

1. 薬物治療の目標

てんかん治療の目標はquality of life（QOL）の改善であり，患者ごとに，またそのときどきに応じて治療目標を設定する必要がある．薬物調節においては，発作の抑制を達成しても副作用のためにQOLが低下しているということにならないように注意が必要である．

2. 薬物治療の原則

治療の原則は，副作用を最小限とし，薬効を最大限とするために単剤治療である．第一選択薬を，発作が抑制されるか，忍容できない副作用が出現するまで漸増する．初期から高用量を処方すると，副作用のためコンプライアンスが不良となることがある．一般に血中濃度を参考とするが，その下限・上限に過度にとらわれる必要はない．第一選択薬で発作が抑制されない場合には第二選択薬の単剤治療を行う．第二選択薬への切り替えは，まず第二選択薬を追加して十分量まで増量し，その効果を確認してからそれまでの抗てんかん薬を漸減・中止することが一般的である．

3. 抗てんかん薬の選択

抗てんかん薬の選択に関しては，国内外で各種のガイドラインが作成されている[1]．また，エビデンスの質は十分ではないが専門医の意見を集約したエキスパートオピニオンも報告されている[2,3]．いずれのガイドライン・エキスパートオピニオンにおいても，基本的には発作型分類やてんかん症候群分類に基づいて薬物を選択する構成になっており，焦点発作に対してはカルバマゼピン（CBZ），全般発作に対してはバルプロ酸（VPA）が第一選択薬としてあげられていることが多い（図1，表1）．第二選択薬としては，焦点発作に対してはフェニトイン（PHT），ゾニサミド（ZNS），バルプロ酸，ラモトリギン（LTG），レベチラセタム（LEV），トピラマート（TPM）等が用いられる．これらのガイドライン発表後に承認されたラコサミドやペランパネルも選択肢となる．全般発作に対しては発作型により異なり，欠神発作にはエトスクシミド（ESM）やLTG，ミオクロニー発作にはLEVやクロナゼパム（CZP），強直間代発作にはフェノバルビタール（PB），LTG，TPM，LEV等が推奨されていることが多い．なお，CBZやガバペンチン（GBP）はミオクロニー発作や欠神発作が増悪するなど，抗てんかん薬で発作が増悪する現象がみられることもあり，薬剤を新規に開始する際には十分な観察が必要である．

1-4. 抗てんかん薬治療―成人　**193**

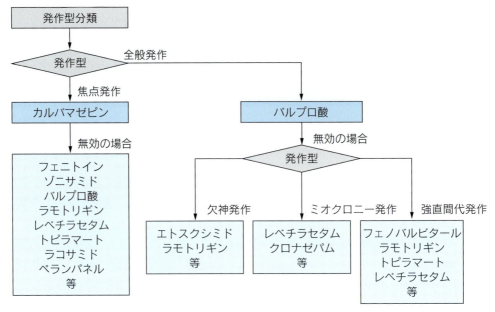

図1 成人における新規発症てんかんの選択薬

表1 成人における新規発症てんかんの選択薬

			焦点発作	全般発作		
				欠神発作	ミオクロニー発作	強直間代発作
ガイドライン	日本神経学会(2010)		CBZ, PHT, ZNS, VPA, CLB, GBP, TPM, LTG, LEV	VPA, ESM	VPA, CZP	VPA, PB
	日本てんかん学会(2005)		CBZ, PHT, ZNS, VPA	VPA, ESM	VPA, CZP	VPA, , PB
	ＩＬＡＥ(2006)		CBZ, PHT, VPA, GBP, LTG, OXC, PB, TPM, VGB, CZP, PRM			CBZ, LTG, OXC, PB, PHT, TPM, VPA, GBP, VGB
	ＮＩＣＥ(2012)		CBZ, LTG, LEV, OXC, VPA	ESM, VPA, LTG	VPA, LEV, TPM	VPA, LTG
エキスパートオピニオン	日本(2004)		CBZ, VPA, ZNS, PHT, CZP, CLB, PB	VPA, ESM, CZP, CLB	VPA, CZP, CLB, NZP, ZNS, DZP, ESM	VPA, PB, PHT, ZNS, CLB, PRM, CBZ, CZP
	アメリカ(2005)		CBZ, LTG, OXC, LEV, TPM, PHT, ZNS, VPA, プレガバリン, GBP	VPA, ESM, LTG, ZNS, TPM, LEV	VPA, ZNS, LEV, TPM, LTG, CZP, CLB	VPA, LTG, TPM, LEV, ZNS, PHT, OXC, CBZ, PB

色字：第一選択薬
CBZ：カルバマゼピン，CLB：クロバザム，CZP：クロナゼパム，DZP：ジアゼパム，ESM：エトサクシミド，GBP：ガバペンチン，LEV：レベチラセタム，LTG：ラモトリギン，NZP：ニトラゼパム，OXC：オクスカルバゼピン，PB：フェノバルビタール，PHT：フェニトイン，PRM：プリミドン，TPM：トピラマート，VGB：ビガバトリン，VPA：バルプロ酸，ZNS：ゾニサミド

4. 治療の終結

一般には2年以上発作が寛解してから治療の終結を考慮する．しかし，てんかん症候群により終結後の発作の再発率が異なり，また発作が再発した際のQOLへの影響も様々であるため，治療終結の時期については，個々の症例で十分に話し合い，検討する必要がある．

難治てんかんの薬物治療

1. "難治"の定義

てんかんにおける"難治"は，おもにてんかん外科の適応を検討するために定義されている．難治の定義は，各種の文献で定義のばらつきがみられる[4]．一般的には，適切に選択された2種類の抗てんかん薬を用い，2年以上治療を行っても薬剤に抵抗性の場合に難治とされていることが多い．この背景としては，単剤治療を2種類の薬剤でそれぞれ行って発作が抑制されない場合，それ以上の抗てんかん薬を用いても発作が抑制される可能性が低いという報告[5]，2年以上治療を行っても発作が抑制されなかった場合，それ以降に発作が抑制される可能性が低いという報告などが存在する．一方，手術により発作抑制が期待される難治てんかん症候群は surgically remediable syndrome として認識されている（表2）[6]．これらの症候群では，発作が抑制される可能性の低い抗てんかん薬を用いた薬物調整を長期間行うよりも，早期に外科的治療を行ったほうが発作抑制，社会適応，認知機能等に関しての予後がより良好であるため，いたずらに薬物治療を長引かせるべきではない．

2. 難治てんかんにおける薬物治療の戦略

難治てんかんでは，その定義から従来の第一選択薬，第二選択薬の単剤治療では発作は抑制されない．このような場合の治療戦略としては，まず

表2　外科治療の対象となるてんかん

- 内側側頭葉てんかん
- 器質病変が検出された部分てんかん
- 器質病変を認めない部分てんかん
- 一側半球の広範な病変による部分てんかん
- 転倒発作を有する症候性全般てんかん

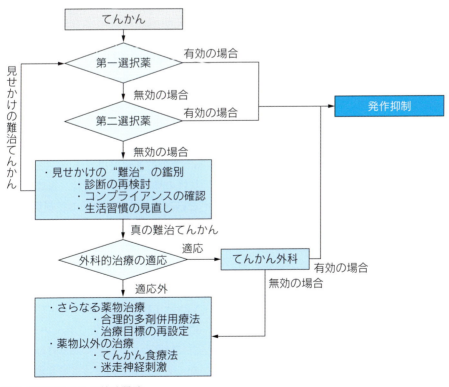

図2　難治てんかんの治療戦略

1-4．抗てんかん薬治療—成人　195

見せかけの"難治"の鑑別を行うことである．その後,真の難治であることが確認された場合には,外科的治療の適応を検討し,適応がない場合もしくは外科的治療で発作が抑制されなかった場合にはさらなる薬物治療,もしくは薬物以外の治療を検討することとなる(図2).

1)見せかけの"難治"の鑑別:

"難治"てんかんと診断された患者の中には,一部ではあるが実際には"難治"ではない場合も存在する．この見せかけの"難治"てんかんは適切な対応により治療可能となるため鑑別が必要である.

a. 診断の再検討:抗てんかん薬は発作型分類・症候群分類により選択されるため,これらの診断を誤ると見せかけの"難治"となる．そのため,薬剤抵抗性であった場合,発作型分類・症候群分類の見直しが必要とある．多くの患者では詳細に病歴を聴取することで発作型を推測することが可能であるが,患者本人は発作中に意識を減損しており,家族などの発作観察者も常に冷静に発作を観察しているわけではないため,病歴上得られた発作型と実際の発作型が異なる可能性が存在することを常に念頭におく必要がある.

また,てんかん患者では非てんかん性発作が併存していることもある．薬物治療により真のてんかん発作は抑制されているにもかかわらず,非てんかん性発作が"難治"に経過することもまれならずみられる．これらのことを踏まえ,薬物治療に対して難治な場合には,診断を再検討する必要があり,長時間脳波・ビデオモニターなどで実際の発作を確認することは重要である.

b. アドヒアランスの確認:医師が十分量処方しているにもかかわらず,抗てんかん薬に対する理解の不足,副作用に対する過度な不安,治療意欲の問題などから抗てんかん薬のアドヒアランスが不良となり,薬物が十分に効いていないこともみられる．難治に経過している場合には(効果が不十分な)薬物に対する不信感等から,特にこれらの問題が生じやすくなる．そのため,治療の経過中に治療の必要性,今後の治

表3 合理的多剤併用療法の考え方

- ・作用機序の異なる抗てんかん薬を組み合わせる
- ・副作用の異なる抗てんかん薬を組み合わせる
- ・薬物相互作用を考慮する
- ・代謝経路を考慮する

療計画,生じ得る副作用,副作用に対する対応法等を説明することは有用である．また,1日の服薬回数をなるべく少なくすること,処方を一包化すること等もアドヒアランスの維持に有用である．なお,アドヒアランスの確認のため,血中濃度をモニターすることは有効である.

c. 生活習慣の見直し:睡眠不足,アルコールの摂取,不規則な生活等はてんかん発作の誘因となり,患者によっては光過敏性等の特異的な発作誘発因子が存在する場合もある．すべての誘因を除去することは困難であるが,可能な限り避けるように指導する．また,不規則な生活では内服も不規則となることが多い.

2)難治てんかんにおけるさらなる薬物治療:

外科的治療の適応のない難治てんかん,もしくは外科的治療で発作が抑制されなかった患者はさらなる薬物治療の対象となる．難治てんかんにおいては,さらなる薬物治療で発作が抑制される可能性は低いが[5],新規抗てんかん薬の二重盲検試験等のデータでは難治てんかん患者でも新規抗てんかん薬の併用により数％程度の患者で発作が抑制されているという事実もあり,根気よく抗てんかん薬の調節を行うことは有用である.

a. 合理的多剤併用療法:単剤治療に対して抵抗性の難治てんかんでは,複数の抗てんかん薬を組み合わせて投与する多剤併用療法を行う．近年,合理的多剤併用療法[7]という概念が導入され,作用機序や副作用が異なるもの,薬物相互作用や代謝経路などで有利となる組合せが望ましいとされている(表3,4[8,9],5).しかし,VPAとLTGの組合せについては相乗効果が期待できることが報告されているが[10],それ以外にはどのような発作型に対して,どの抗てんかん薬を組み合わせると最も効果が期待できるかという疑問に対する確立したエビデンスは存

表4 各種抗てんかん薬の主要な作用機序

	Na⁺チャネル	K⁺チャネル	T型Ca⁺⁺チャネル	Non-T型Caチャネル	GABA_A受容体	グルタミン酸	モノアミン	炭酸脱水素酵素	SV2A
PHT	++			+					−
PB	+			+	++	+			−
CBZ	++	+		+					−
VPA	++		+			+	+		−
ESM	−		++						
BZP	+			+	++				
AZM								++	
ZNS	++		+		−	−		+	−
GBP	+			++	+	+			−
TPM	+	+		+	+	++		+	
LTG	++			+		+			
LEV	−		−	+	−	−			++
LCM	++								
PER						++			

++：主要となる作用機序，＋：作用機序あり，−：作用機序なし
AZM：アセタゾラミド，BZP：ベンゾジアゼピン系薬物，CBZ：カルバマゼピン，ESM：エトスクシミド，GBP：ガバペンチン，LCM：ラコサミド，LEV：レベチラセタム，LTG：ラモトリギン，PB：フェノバルビタール，PER：ペランパネル，PHT：フェニトイン，TPM：トピラマート，VPA：バルプロ酸，ZNS：ゾニサミド
（藤原建樹，他：小児てんかん診療マニュアル．改訂第2版増補版，診断と治療社，2012．笹 征史：抗てんかん薬の薬理（歴史・現在・将来）．Epilepsy 2012；6(suppl)：6-12 より改変）

表5 おもな薬物相互作用

追加薬	元の抗てんかん薬の血中濃度													
	PHT	PB	CBZ	VPA	ESM	BZP	AZM	ZNS	GBP	TPM	LTG	LEV	LCM	PER
PHT		↓	↓	↓	↓	↓		↓		↓	↓			↓
PB			↓	↓		↓		↓			↓			↓
CBZ	↑↓			↓	↓	↓		↓			↓	↓		↓
VPA	↑↓	↑	↑↓		↑	↑↓		↓			↑			
ESM	↑													
BZP	↑↓	↑		↑	↑									
AZM				↑										
ZNS	↑													
GBP														
TPM	↑													
LTG														
LEV														
LCM														
PER														

↑：元の抗てんかん薬の血中濃度が上昇，↓：元の抗てんかん薬の血中濃度が低下
AZM：アセタゾラミド，BZP：ベンゾジアゼピン系薬物，CBZ：カルバマゼピン，ESM：エトスクシミド，GBP：ガバペンチン，LCM：ラコサミド，LEV：レベチラセタム，LTG：ラモトリギン，PB：フェノバルビタール，PER：ペランパネル，PHT：フェニトイン，TPM：トピラマート，VPA：バルプロ酸，ZNS：ゾニサミド

在しない．エビデンスはないが，一般には，た
とえば Na チャネル阻害薬が使用されている状
況で，さらに Na チャネル阻害薬を加えること
は望ましくないとされている．

b．治療目標の再設定：てんかん治療の目標は
QOL の改善であり，発作の抑制が重要である
ことは間違いない．しかし，発作の抑制が困難
な難治てんかんでも，薬物調節により発作の回
数，持続時間，強度等が改善することにより，
患者の QOL の改善を目指すことは可能である．

　一方で，発作が抑制されない患者の治療にお
いては，徐々に抗てんかん薬が増量され，副作
用のためにむしろ治療前よりも QOL が低下し
ていることがある．そのため，常に発作や副作
用の再評価，治療目標の確認を行い，不要もし
くは過量と思われる薬剤を中断・減量していく
ことも必要である．

薬物治療の実際

　難治の場合，多剤併用療法となることが多い．
"合理的多剤併用療法"を目指し，特に副作用に
注意する必要がある．たとえば，それまでの治療
薬にてふらつきが出現している患者に対して
PHT は使用を控えたほうが，またすでに眠気が
出現している患者に対しては PB は控えたほうが
望ましいと思われる．

1．内側側頭葉てんかん

　焦点発作を有するため，CBZ を中心として治
療の組み立てを行うことが多い．併用薬として
PHT，VPA や各種新規抗てんかん薬が使用される．

2．進行性ミオクローヌスてんかん

　全般発作を有するため，VPA を中心として治
療の組み立てを行うことが多い．併用薬として
CZP，PB，ZNS などが用いられる．ミオクロニー
発作にはピラセタムも用いられる．PHT は小脳
症状を増悪させる可能性があり，CBZ はミオク
ロニー発作を増悪させる可能性がある．

❖ 引用文献

1) 寺田清人：世界の治療ガイドライン．Epilepsy 2012；6(suppl)：84-92.
2) 井上有史，他：てんかん治療の Expert consensus．てんかん研究 2004；22：128-139.
3) Karceski S, et al.：Treatment of epilepsy in adults：expert opinion, 2005. Epilepsy Behav 2005；7：S1-S64.
4) Berg AT, et al.：Defining intractability：comparisons among published definitions. Epilepsia 2006；47：431-436.
5) Kwan P, et al.：Early identification of refractory epilepsy. N Eng J Med 2000；342：314-319.
6) Engel JJr,et al.：Surgically remediable syndromes. In：Engel JJr, et al.(eds), Epilepsy：A comprehensive textbook. Lippincott Raven, Philadelphia, 1687-1696, 1997.
7) French JA, et al.：Rational polytherapy. Epilepsia 2009；50(suppl 8)：63-68.
8) 藤原建樹，他：小児てんかん診療マニュアル．改訂第 2 版 増補版，診断と治療社，2012.
9) 笹　征史：抗てんかん薬の薬理(歴史・現在・将来)．Epilepsy 2012；6(suppl)：6-12.
10) Brodie MJ, et al.：Lamotrigine substitution study：evidence for synergism with sodium valproate? 105 study group. Epilepsy Res 1997；26：423-432.

[国立病院機構静岡てんかん・神経医療センター神経内科]

寺田清人

第4章　稀少てんかんの治療とケア　｜　1　治療総論

1-5 てんかん食（ケトン食療法等）

EPILEPSY

ポイント　てんかん食は，糖質（炭水化物から食物繊維を除いたもの）の摂取を減らし，脂質を多く摂取する食事療法である．糖質制限によって血糖上昇が少なくなりインスリン分泌が減少することによって，脂質からのケトン体生成が活性化することを通じて，てんかんへの治療効果を発揮すると考えられている．わが国では 1975 年頃から限られた施設を中心に行われてきたが，各種抗てんかん薬の導入によりあまり普及しなかった．1998 年頃からグルコーストランスポーター1（GLUT1）異常症の治療として極めて有効であることをきっかけに再評価が進み，2016 年の診療報酬改定によりてんかんの食事療法として正式に認められ，外来・入院栄養食事指導料と特別食加算が認められるに至っている．

目　標

第一の目標はてんかん発作の減少・軽減あるいは消失である．副次効果として脳波改善や，運動機能，認知機能，行動特性，睡眠覚醒リズムの改善も期待できる．一定の効果が得られた場合には服用中の抗てんかん薬の減量・中止も選択肢となり，薬の整理による新たな症状改善がみられる場合がある．

種　類

てんかん食には低糖質，高脂質という共通点はあるが，継続性を高めるために様々な工夫を加えた方法が考案，実践されている（図1）．

1. ケトン食

2～3 日の絶食で開始した後に総摂取カロリーと水分摂取を 70～80％ に制限してはじめる古典的ケトン食と，これらの制限を一部あるいはすべて緩めた緩和ケトン食がある．いずれの場合も蛋白と糖質の質量総和に対する脂質質量の比であるケトン指数が 3～4（図2）になるように献立を組み立てるので，砂糖，白米，玄米はもちろんのこ

と，小麦を原料とした麺類，パン等も厳しく摂取制限する．絶食ではじめない場合には 1 週間ほどかけて通常食から段階的に移行することが多い．MCT（Medium chain triglyceride：中鎖脂肪酸からなる中性脂肪）ケトン食では，MCT を多く含むミルクやオイルの摂取を増やすことで低いケトン指数でより多くのケトン体生成を目指すもので，ケトン指数が下がる分だけ食材の選択肢が広くなるが，MCT 多量摂取による嘔吐や下痢が問題となりやすい．

2. 修正アトキンス食

肥満の治療目的で考案されたアトキンス食に変更を加えたもので，1 日の糖質摂取のみを制限（成人 15～20 g，学童 12.5～15 g，幼児 10 g）し，脂質摂取を推奨する食事療法である．成人では，糖質を朝食で 6 g，昼食で 5 g 摂取したら，20−6−5＝9 g の糖質を夕食で摂取できるというように引き算で管理可能で，計算の複雑なケトン食よりも容易である．ケトン食と違って蛋白の摂取制限がないので，肉や魚，豆腐，卵は，糖分が加わらないように味付けにさえ気をつければ十分に摂取可能である．野菜や副食にオイルを加えるとケトン

1-5. てんかん食（ケトン食療法等） 199

	てんかん食の種類	特徴
強	・古典的ケトン食	水分 65〜100%，カロリー 75% ケトン指数　4：1 2〜3 日の絶食で開始
↕	・緩和ケトン食	水分・カロリー制限緩和 ケトン指数　3：1 絶食なしの緩徐導入
	・修正アトキンス食	糖質 10〜20 g/ 日 水分・カロリー・蛋白制限なし 脂質を多めに摂取
弱	・低炭水化物指数食	血糖上昇少ない糖質 40〜60 g/ 日 脂質を多めに摂取
	・通常食	

＊ 脂質摂取量により比率は異なる

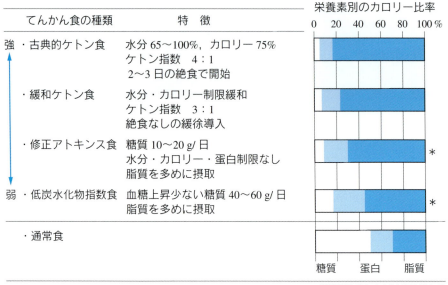

図 1　てんかん食の種類と違い

（今井克美：小児てんかんに対するケトン食療法．藤原建樹（監）・高橋幸利（編），小児てんかん診療マニュアル（改訂第 2 版）増補版，診断と治療社，2012；143 より改変）

$$\text{Woodyatt 計算式} = \frac{0.9F + 0.46P}{C + 0.1F + 0.58P}$$

$$\text{簡易計算式} = \frac{F}{C + P}$$

・脂質（F）：ケトンを作りやすい（向ケトン）
・蛋白（P）：中間
・糖質（C）：ケトンを消しやすい（反ケトン）
（糖質 ＝ 炭水化物 － 食物繊維）

F, P, C の摂取グラム数を入れて計算

図 2　ケトン指数

（今井克美：小児てんかんに対するケトン食療法．藤原建樹（監）・高橋幸利（編），小児てんかん診療マニュアル（改訂第 2 版）増補版，診断と治療社，2012；139 より改変）

体が上昇しやすくなり，脂質摂取量にもよるがケトン指数 1〜2 になることが多い．

3．低炭水化物指数食

体重減少目的の低炭水化物指数ダイエットを応用したものである．てんかん食の効果はインスリン分泌抑制によるケトン体生成活性化によるところが大きいと考えられているので，インスリン分泌を抑制しつつ糖質制限の緩和を目指した食事である．

糖質の種類・形態や含まれる食物繊維の量によって摂取後の血糖上昇速度は異なり，血糖上昇速度のゆるやか（低炭水化物指数）な食材はその後のインスリン分泌作用も少なくなり，40〜60 g/日の摂取が可能となる．摂取する脂質の量にもよるがケトン指数 0.8〜1.2 に相当し，血中ケトン体の上昇は軽度だが有効例の報告がある．

適応と禁忌

有効性が期待できるてんかん症候群，疾患は表 1 のとおりである．

一方，糖質摂取制限と脂質負荷のために禁忌と考えられる疾患は表 2 のとおりであり，原因不明のてんかんにおいてはこれらの疾患の可能性を除外することが望ましい．

禁忌にあてはまらない場合にはてんかん食を試みる価値があるが，毎日の食事制限は必ずしも容易ではないため，2〜3 種類以上の抗てんかん薬に対して治療抵抗性である場合に考慮されることが多い．根治的てんかん外科治療の対象となる場合には外科治療が優先されることが多いが，手術

表1 てんかん食の有効性が期待できるてんかん症候群, 疾患

有効性が高いと報告されているてんかん症候群
・点頭てんかん(West 症候群, Infantile spasms)
・Dravet 症候群(乳児重症ミオクロニーてんかん)
・Doose 症候群(ミオクロニー脱力発作てんかん)

有効性が高いと報告されている疾患
・グルコーストランスポーター1 異常症(GLUT1 DS)
・ピルビン酸デヒドロゲナーゼ(PDHC)欠損症
・結節性硬化症
・Rett 症候群
・Angelman 症候群

有効である可能性がある疾患
・一部のミトコンドリア脳筋症, 呼吸鎖異常症, Alpers 病
・糖原病 III 型(Cori 病), V 型(McArdle 病), VII 型(垂井病)
・ラフォラ病
・非ケトン性高グリシン血症

(Kossoff EH, et al.: Optimal clinical management of children receiving the ketogenic diet: recommendations of the International Ketogenic Diet Study Group. Epilepsia 2009: 50: 304-317 をもとに作成)

表2 てんかん食が禁忌と報告されている原因疾患

・カルニチン欠損症(primary)
・カルニチン・パルミトイルトランスフェラーゼ(CPT)I or II 欠損症
・カルニチン・トランスロカーゼ欠損症
・β–酸化障害 中鎖アシルデヒドロゲナーゼ欠損症(MCAD) 長鎖アシルデヒドロゲナーゼ欠損症(LCAD) 短鎖アシルデヒドロゲナーゼ欠損症(SCAD) 長鎖 3–ハイドロキシアシル–CoA 欠損症 中鎖 3–ハイドロキシアシル–CoA 欠損症
・ピルビン酸カルボキシラーゼ 欠損症
・ポルフィリア

(Kossoff EH, et al.: Optimal clinical management of children receiving the ketogenic diet: recommendations of the International Ketogenic Diet Study Group. Epilepsia 2009: 50: 304-317 をもとに作成)

後遺症のリスクが問題となる場合等ではてんかん食を優先させることも可能である. 迷走神経刺激や脳梁離断等の緩和的外科治療との優劣は一概に決められないが, 完全に可逆的治療という点でてんかん食はまさっている.

てんかん性スパズムを有する場合には, 副作用が高率だが有効率が高いことから ACTH 療法が優先して行われることが多い. てんかん食中に ACTH 療法を行うとケトン体生成が抑制されるので, 両療法を同時に行うことは例外的である.

導入

糖質制限のため, (ドライ)シロップ等の薬は乳糖を含まない散剤か錠剤粉砕に変更する. 2～3日の絶食ではじめるときはもちろんのこと, 絶食なしで1週間かけて緩徐に導入する場合にも, 糖新生経路が活性化するまでの2週間は低血糖を呈することが多いので, 入院による導入が望ましい. 定期的な血糖測定に加えて, 活動性低下や嘔吐, 意識障害等がみられる場合には随時血糖測定を行い, 早めの食事摂取, ジュース等少量の糖質摂取に加えて, 緊急時には糖質を含む輸液等の対応を行う. 導入後2週間を過ぎるとこれらの対応を要するような低血糖はまれとなる.

低血糖が落ち着き, 食事療法を家庭で行えるように家族の学習が終了すると, 家庭で尿中ケトン体を確認できるように尿ケトン試験紙を購入して退院となる.

維持と調節

てんかん食有効例の 90% は導入 3 か月以内に何らかの効果が実感されるので, たとえ明らかな効果がなくとも副作用が許容されれば3か月はてんかん食を継続することが推奨される. ケトン体上昇は, 家庭での尿ケトン体2＋～3＋, 血中ケトン体のβヒドロキシ酪酸 3,000 mmol/mL 以上の維持を目標とする. 目標に達しない場合には栄養士が糖質過剰摂取や脂質摂取不足の有無, 総カロリー等を確認し, 必要に応じて糖質減量や脂質増量, カロリー制限等を考慮する.

長期的には, 尿路結石, 各種微量元素欠乏, カルニチン欠乏, 高尿酸血症, 発育障害等の副作用が出現し得るので, 表3 を参考に定期検査を年1～2回行い, 必要に応じてクエン酸, アロプリノール, セレン, カルニチン, 総合ビタミン等を投与する.

終了

てんかん食導入後 3 か月で効果, 副作用, 家庭・

表3 てんかん食継続中に起こり得る副作用と定期検査

	重要な副作用	その他の副作用	定期検査・評価
1)代謝	低血糖	高尿酸血症	血液生化学
	アシドーシス	(低 Na・低 Mg 血症)	血液ガス
	高脂血症	カルニチン, ビタミン, 微量元素欠乏	血液生化学
2)消化器	吐気, 嘔吐	(胃食道逆流悪化)	必要に応じ GER 精査
	便秘, 下痢	(急性膵炎, 低蛋白血症)	胸・腹 Xp, 血液生化学
3)腎・泌尿器	腎結石	(ファンコニー症候群)	尿検査, 腹部超音波・CT
4)神経	活動性低下	(基底核変性, 昏睡混迷)	脳波, 脳 MRI
		(視神経萎縮)	眼科診察
5)循環器		(心筋症, QT 延長症候群)	心電図, 胸 Xp, 血中セレン
6)血液		(紫斑, 貧血, 白血球減少)	血算
7)骨	骨粗鬆症		骨密度, DEXA
8)免疫		(易感染性)	必要に応じ免疫機能
9)その他	発育不良, 体重減少		成長曲線

( )内はまれな症例報告

(Hartman AL, et al. : Clinical aspects of the ketogenic diet. Epilepsia 2007 : 48 : 31-42 をもとに作成)

学校での継続性を判定し、副作用と継続困難性を上回る効果が確認できた場合には、てんかん食を2年間続けることが推奨される。その後に段階的にてんかん食の緩和・中止も選択肢であるが、極めて難治に経過していた例ではてんかん食の長期継続を希望されることも少なくない。てんかん食による発作消失期間6か月以上の後にてんかん食を何らかの理由で中止した報告では、発作再発率約30%と抗てんかん薬中止に伴う発作再発率と大差ないものとなっている。

◆おわりに

てんかん食の有効性に関するエビデンスレベルの高い研究結果は極めて限られており、複数あるてんかん食の優劣、最初に厳しくはじめ必要に応じて緩める場合と、緩くはじめて効果不十分な場合に厳しくする場合とで、有効性や継続性においていずれかすぐれているかについても結論は出ておらず、今後の研究成果が求められる。

てんかん食が抗てんかん作用を発揮するメカニズムとして、グルコースに代わるケトン体によるエネルギー源供給に加えて、GABA 系賦活、シナプス前小胞グルタミン酸取り込み抑制、アデノシン受容体活性化、グリア内 LDH 阻害, mTOR 阻害等様々な可能性が動物実験等から示唆されているが決着はついていない。基礎研究の発展に伴って、通常食の摂取を続けながらてんかん食と同等の効果を得ることができるような薬剤開発が望まれる。

[国立病院機構静岡てんかん・神経医療センター
小児科／臨床研究部]

今井克美

第4章　稀少てんかんの治療とケア　│　1　治療総論

1-6　その他の内科的薬物治療

EPILEPSY

ポイント　てんかん発作の治療は，てんかん発作型・てんかん分類に基づき抗てんかん薬を選択するのが基本であるが，一部の症例では抗てんかん薬以外の特殊な薬物治療が適応となる病因（基礎疾患）を有することがある．病因を正しく診断し，病因に基づく根本治療のある症例を見逃さないことが重要である（図1）．病因の診断については第1章「1．遺伝子異常とてんかん」，「3．先天代謝異常症とてんかん」等を参照されたい．また，一部の症例では病因とは無関係に，病態に基づく抗てんかん薬以外の内科的薬物治療が有効な場合がある．

病因に対する治療

てんかんを合併する疾患で，病因（基礎疾患）に対する特殊な内科的治療のある代表的疾患を取り上げる[1]．

1. Pyridoxine-dependent epilepsy, 先天性 GPI 欠損症

Pyridoxine-dependent epilepsy は ALDH7A1 遺伝子の異常がおもな原因で，乳児期（一部は胎児期）から発作がはじまる疾患で，重積することもある．抗てんかん薬は通常無効で，Pyridoxine（アデロキシン®）を大量に投与することで抑制できる．しかし，発達遅滞や学習障害の合併は避けられない．

先天性 GPI 欠損症では細胞表面の GPI アンカーが合成できないため，細胞表面でのアルカリフォスファターゼが減少，ピリドキサールリン酸を脱リン酸化して細胞内に取り込める形のピリドキサールにできないため，細胞内での GABA が不足，発作が起こるとされている．Pyridoxine が有効な症例が報告されている．

2. Pyridoxal 5'-phosphate-dependent epilepsy

Pyridoxamine 5'-phosphate oxidase 遺伝子の異常がおもな原因の，出生直後から発作がはじまる疾患で，ミオクローヌス，眼球運動異常等がみられる．抗てんかん薬は通常無効で，Pyridoxal 5'-phosphate（アデロキザール®等）を大量に投与することで抑制できる．しかし，発達遅滞や学習障害の合併は避けられない．

3. Biotinidase deficiency

Biotinidase 遺伝子の異常で起こる疾患で，生後数か月から発作，低緊張，発疹等が出現する．5〜10 mg の経口ビオチン投与で症状が改善する．

4. Cerebral folate transporter deficiency

脳内で葉酸が欠乏するために2歳頃から発作や退行がはじまる．フォリン酸は体内で容易に代謝されて葉酸の活性型である N5，N10 メチレンテトラヒドロ葉酸となり，葉酸不足を補うことができ，静注で発作に有効と報告されている[2]．

5. ミトコンドリア脳筋症

MELAS，MERRF 等の病像で発病することがある．ミトコンドリアに負荷のかかるバルプロ酸ナトリウムの使用は慎重にし，カルニチン補充療法，コエンザイム Q，ビタミン B_1，アルギニン，ピルビン酸ソーダなどの治療を検討する．

6. Gaucher 病

ライソゾーム病の一つで，進行性ミオクローヌスてんかんの病像で発病する症例があり，酵素補

1-6．その他の内科的薬物治療　203

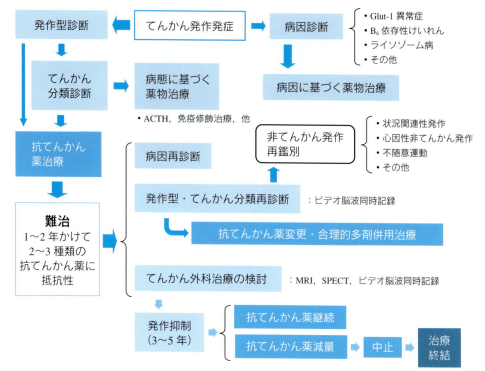

図1 てんかんの治療戦略

充療法，シャペロン療法などの適応を検討する．

7. 結節性硬化症

エベロリムス（mTOR阻害薬）は，腎血管筋脂肪腫，上衣下巨細胞性星細胞腫に適応症がある．現在，てんかん発作に対する治験が行われていて，今後てんかんに対する適応症の追加が期待される．

8. Glucose transporter 1 異常症

種々のてんかん発作，発作頻度がみられ臨床症状の幅が広い．空腹時に症状が強い症例や，てんかん発作以外の失調や不随意運動等の神経症状がある場合は，髄液検査を行い早期診断に努める．ケトン食療法が第一選択となる．

病態に基づく内科的薬物治療

1. West症候群あるいはスパズムを有する症例

1）ビタミンB_6治療：リン酸ピリドキサールカルシウム，ピリドキシン塩酸塩（アデロキザール®散7.8%，アデロキシン®等）が使用される．West症候群の初発17例でのビタミンB_6大量療法の有効性の検討では，5人（潜因性2人，症抗性3人）が発作抑制され，12例は発作が持続したとされる．

2）ACTH療法：持続性合成型ACTH製剤（ACTH1-24-Z酢酸テトラコサクチド亜鉛水性懸濁液）（商品名：コートロシン®Z筋注）が使用されている．合成型のほうが天然型よりも作用時間が長く，副作用も強いとされる．West症候群のACTH療法は，不完全な効果（短期発作抑制効果60%程度，長期発作抑制効果20〜30%）と副作用（頭蓋内出血など）への懸念から，近年低用量に向かい，ACTH療法のプロトコルには施設ごとの工夫がある（図2）[3]．1回投与量は0.005〜0.032 mg/kgに分布し，0.01〜0.015 mg/Kgが主流で，0.0125 mg/Kgが多い．0.005と0.025 mg/Kg/dayをRCTで比較し有効性に差が見出せなかったとされているが[4]，4〜8例の比較であり十分なエビデンスとはいえない．アメリカでも最適投与量のエビデンスはないとされる[5]．投与期間は2週間，3週間，発作が抑制されるまで等がある．

3）プレドニン療法：イギリスなどのガイドラインでは初期治療として推奨されていて，プレドニゾロン10 mgで開始し，翌週発作が続く場合は

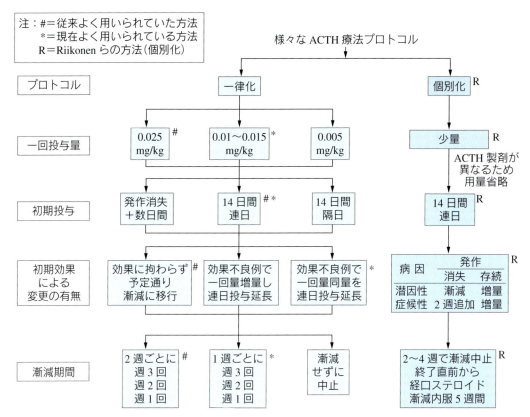

図2 ACTH療法のプロトコル
(今井克美:てんかんのACTH療法,藤原建樹(監),高橋幸利(編),小児てんかん診療マニュアル改訂第2版増補版.
診断と治療社,2012;145-151より)

表1 Rasmussen症候群の治療予後

		てんかん外科治療			定期IVIg治療	定期ステロイドパルス治療	タクロリムス治療
		機能的半球切除術(非優位半球)	部分切除術(非優位半球)	部分切除術(優位半球)			
症例数		7	5	5	13	21	12
発作予後	SFR(%)	71	20	0	0	5	8
	RR(%)	100	40	40	23	81	42
認知機能予後	PR(%)	57	60	60	45	76	75
	R80(%)	0	40	75	43	50	29
運動機能予後	AR(%)	100	0	20	62	10	0
中止率(%)					100	62	17

SFR(seizure free rate),発作抑制率:RR(responder rate),50%発作抑制率:PR(FSIQ/DQ preservation rate),認知機能温存率:R80(rate of patients with FSIQ/DQ higher than 80 after therapy),IQが80以上に保てた症例の割合:AR(rate of motor function aggravation),運動機能が悪化する症例の割合.
(Takahashi Y, et al.:Brain & Development 2013;35:778-785より)

20 mg に増量する，その後 2〜3 週で漸減中止するプロトコルがある．初期治療としてプレドニン療法を行った場合に，およそ 60% の症例で発作が抑制された報告がある．

2. Rasmussen 症候群

　免疫が介在するてんかん発作，退行を主徴とする疾患である．早期診断〜早期免疫修飾治療が有効である[6]．抗てんかん薬治療に加えて，早期の免疫修飾治療導入によりてんかん外科を回避でき，予後が改善することが期待されている（表1）[6]．

1)定期的なメチルプレドニゾロンパルス治療：メチルプレドニゾロンを 30 mg/kg/day 〜 1,000 mg/day（最高量 = 1,000 mg/day）で 3 日間投与する．これを 1 クールとして月に 1 クールの頻度で定期的に行っていく．発作が半分に抑制される症例の割合（responder rate：RR）は 81%，IQ/DQ が 80 以上に保てた症例の割合（R80）は 50%，運動機能が悪化する症例の割合（rate of motor function aggravation：AR）は 10% である．

2)定期 IVIg 治療：100 mg/kg/day（数日）〜 1 g/kg（1日）の投与量で，月に 1 回の頻度で定期的に行っていくことが多い．RR は 23%，R80 は 43%，AR は 62% である．

3)タクロリムス治療：開始量は 0.1 mg/kg/day（小児），3 mg/day（成人）で，夕 1 回の投与を行う．開始 2 か月後血中濃度，効果を検討して増量する．血中濃度の目安としては 5.1 ± 2.7 mg/mL を考えている．まれに感染症が悪化することがある．RR は 42%，R80 は 29%，AR は 0% である．

❖ 引用文献

1) Dulac O, et al.：Occasional seizures, epilepsy, and in-born errors of metabolism. Lancet Neurol 2014；13：727-739.
2) Delmelle F, et al.：Eur J Paediatr Neurol, In press
3) 今井克美：てんかんの ACTH 療法，藤原建樹（監），高橋幸利（編），小児てんかん診療マニュアル改訂第 2 版．診断と治療社，2012；145-151.
4) Yanagaki S, et al.：A comparative study of high-dose and low-dose ACTH therapy for West syndrome. Brain & Development 1999；21：461-467.
5) Mackay, M.T. et al.：Practice Parameter：medical treatment of infantile spasms report of the American Academy of Neurology and the Child Neurology Society. Neurology 2004；62：1668–1681.
6) Takahashi Y, et al.：Immunomodulatory therapy versus surgery for Rasmussen syndrome in early childhood, Brain Dev 2013；35：778-785.

❖ 参考 Web ページ

・先天性 GPI 欠損症：http：//igd.biken.osaka-u.ac.jp/healthcare-worker/
・ミトコンドリア脳筋症：http：//www.nanbyou.or.jp/entry/335
・厚生労働省難治性疾患等政策研究事業：http：//www.japan-lsd-mhlw.jp/lsd_doctors/gaucher.html
・Glucose transporter 1 異常症：http：//www.nanbyou.or.jp/entry/2232
・プレドニン療法：http：//www.cewt.org.uk/files/InfantileSpasms%20ratified.pdf

［国立病院機構静岡てんかん・神経医療センター小児科］

高橋幸利，小池敬義

1-7 外科的治療

> **ポイント** 外科治療の対象は，2種類以上の適切な抗てんかん薬を十分な期間用いたにもかかわらず，てんかん発作の抑制が得られない薬剤抵抗性てんかんの患者である．適応は長時間ビデオ脳波モニタリングを含む包括的術前検査を経て決定される．外科治療は，てんかん発作のコントロールを目指す根治的手術と，発作頻度や発作症状の軽減を目指す緩和的手術の2種類に大別される．根治的手術のおもな対象は，内側側頭葉てんかん，器質病変が検出された部分てんかん，器質病変を認めない部分てんかんに分けられ，根治的手術が適応にならない患者には，緩和的手術として迷走神経刺激療法あるいは脳梁離断術が検討される．

外科治療の適応と流れ

図1に示すように，薬剤抵抗性てんかんの患者を対象に包括的精査を行い，外科治療の適応が検討される．てんかん患者の約20～30%が薬剤抵抗性と考えられており，外科治療の適応となるのはその一部である[1]．薬剤抵抗性てんかんは，2010年の日本神経学会ガイドラインにおいて「適切な抗てんかん薬を2～3種類以上，単剤もしくは併用療法で，十分な量で2年以上治療したにもかかわらず，1年以上の発作が抑制されない場合」と定義される[2]．なお，小児では発達への影響を考慮して2年以内での外科適応が推奨される．

ガイドラインで定義される薬剤抵抗性は，あく

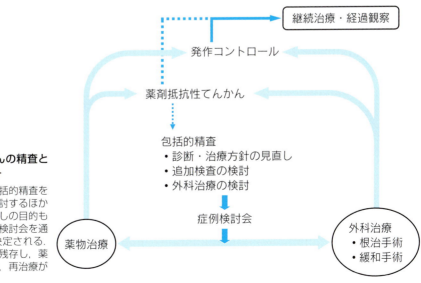

図1 薬剤抵抗性てんかんの精査と外科治療の位置づけ
薬剤抵抗性てんかんには包括的精査を行う．これは外科治療を検討するほかに，診断や治療方針の見直しの目的もある．精査の結果から症例検討会を通じて，外科治療の適応が決定される．外科治療を行っても発作が残存し，薬剤抵抗性に経過する例には，再治療が検討される．

表 1　手術適応の条件

条件　ポイント	説　明
薬剤抵抗性	
真の薬剤抵抗性を慎重に判断	不十分な薬物治療や治療アドヒアランスの問題，心因性発作の混在等が「薬剤抵抗性」の背景に存在していることがある
外科治療により十分な効果が見込める	
てんかん発作が患者 QOL に与える影響	前兆のみであってもその内容によっては患者 QOL に大きな影響を与えていることがある．また，発作頻度に関係なく発作への不安や就労の問題等が患者の QOL に大きな影響を与える．一方で，精神症状を合併している例等では，てんかん発作の改善のみが患者の QOL 改善に直結しない場合があり，注意を要する．
切除可能なてんかん焦点がある	画像検査でてんかん原性の器質病変が明らかな場合は切除術の適応が検討しやすい．しかし，MRI で病変がなくとも切除術が適応できることはまれならずある．いずれも予想される手術によって，十分な発作抑制の見込みがあることが大事である．
切除可能なてんかん焦点はないが，緩和的手術が検討される	外傷のリスクを伴う転倒発作には脳梁離断術が適応となる．その他，発作の減少が QOL の改善につながると予想されるときには，緩和的手術が検討される．
外科治療に対する理解	手術の意義，リスク，代替療法の有無等を患者・家族がよく理解していることが重要
許容し得る手術合併症リスク	
身体合併症・年齢	全身麻酔や開頭術にあたって大きなリスクを伴う身体合併症は適応が難しい．十分な経験のある施設であれば，生後数か月の乳幼児から開頭手術は可能である．一方，高齢者も十分安全に開頭術が行えるが，適応は慎重に行う．
切除によって予想される機能障害	運動麻痺や記銘力障害，視野障害等，切除によって生じ得る機能障害を評価する．患者 QOL の観点から，機能障害よりも発作抑制を優先して切除術を適応する場合がある．

まで臨床的な判断基準である．これは，新規に治療を開始されたてんかん患者が，3 剤目以降の抗てんかん薬で長期に発作がコントロールされる見込みが概ね 4% 以下であるという知見に基づいており，正しくは「薬剤抵抗性が強く予想される状態」と考える．外科治療は，薬剤抵抗性が予想され，かつ外科治療による発作コントロールの見込みが薬物治療よりも高く，手術で想定される危険性が十分に受け入れられる場合に適応される（表1）．その意味では 2 年 2 剤のルールはあくまで目安であり，絶対条件ではない．薬物治療を十分に試みるには時間を要し，その間に生じる生活の質の低下，機能障害，生命予後を考慮して，外科適応のタイミングを逃さないようにする．

　たとえば，海馬硬化症による内側側頭葉てんかんは，薬剤抵抗性に経過することが多く，かつ外科治療によって発作がコントロールされる見込みが高い．このような場合，2 年の薬物治療期間を経ずに外科治療を考慮することができる．また，乳幼児や小児の薬剤抵抗性てんかんは，それ自体が発達の遅れや学習障害につながるので，可及的早期に外科治療を検討する．

外科治療の対象となるてんかんとその効果

　外科治療のよい適応となるてんかんの類型と術式，およびその治療効果を表 2 に示す．内側側頭葉てんかんと画像診断で器質病変が明らかな例の手術成績は良好であり，積極的に外科治療が適応される．

　外科治療は，てんかん発作のコントロール，すなわち発作消失を目指す根治的手術と，発作頻度の減少，あるいは発作症状の軽減によって QOL

表2 外科治療の対象となるてんかんの類型と術式，その効果

てんかんの類型	術　式	対象となる主な疾患	発作消失率
内側側頭葉てんかん	内側側頭葉(海馬)切除術	海馬硬化症，内側側頭葉の器質病変	70% 以上
器質病変が検出された部分てんかん	病巣切除術・皮質切除術	限局性皮質異形成，異形成性腫瘍，海綿状血管腫等	70% 以上
器質病変を認めない部分てんかん	皮質切除術	限局性皮質異形成，その他	50% 程度
片側半球の広範な病変による部分てんかん	大脳半球離断術	片側巨脳症，Sturge-Weber 症候群，限局性皮質異形成，Rasmussen 脳炎等	70% 以上
失立発作をもつ難治てんかん	脳梁離断術	West 症候群，Lennox-Gastaut 症候群等	10% 以下*
視床下部過誤腫に伴うてんかん	定位的手術	視床下部過誤腫	70% 以上

＊発作抑制率は低いが，失立発作の軽減によって QOL の改善が得られる

表3 主な術前検査とその特徴

検　査	特　徴
長時間ビデオ脳波モニタリング	てんかん発作・心因性発作の鑑別としても重要．発作型を確認し，発作時および発作間欠時脳波異常の局在を知る．
MRI	てんかんの原因となる器質病変の検出．てんかん精査用プロトコルを用いた 3T-MRI による撮像が望ましい．
FDG-PET	てんかんに関連した機能低下域を描出する．MRI で異常を認めない限局性皮質異形成の検出にも有用である．
脳磁図(MEG)	発作間欠時棘波の信号源推定のほか，言語優位半球の推定にも用いられる．
発作時脳血流 SPECT	発作頻度の多い患者に限られる．発作間欠時 SPECT との差分画像(SISCOM)がてんかん焦点の推定に有用．
神経心理検査	知的機能，記銘力等高次脳機能を評価．てんかんに関連した機能低下を知ると同時に，外科治療に伴う機能障害のリスクを推定するためにも重要．

の改善を目指す緩和的手術の 2 種類に大別される．根治的手術が適応にならない難治てんかんを対象に緩和的手術が検討される．

術前検査

　術前検査の目的は，切除の対象となるてんかん焦点(てんかん原性領域)の局在と広がりを同定することである．ただし，てんかん焦点を直接同定する単一の検査はなく，複数の検査結果をもとにてんかん焦点を推定する[3]．表3 におもな術前検査をあげる．術前精査と外科適応の評価は，てんかんの外科治療に経験のあるてんかんセンターで施行するのが望ましい．

1. 非侵襲的検査

　各検査の診断能力は，てんかん原性領域の場所や広がりに従って感度や信頼性が異なる．一般にMRI は診断能力と空間分解能に優れるが，一部の限局性皮質異形成は MRI で異常を呈さない．各検査が示す異常域は異なる場合があり，総合的に判断しててんかん原性領域を推定する(図2)．たとえば，脳波異常の範囲が MRI でみられる器質病変より明らかに広いときは，てんかん原性領域が器質病変より広い可能性を考える．検査結果は症例検討会にて総合的に議論され，外科治療の適応と合併症リスク等が評価される．

2. 頭蓋内電極留置による侵襲的検査

　非侵襲的検査によっててんかん原性領域が明ら

1-7. 外科的治療　209

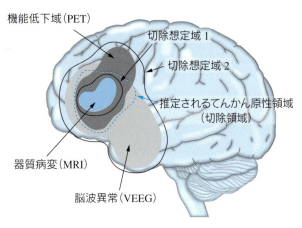

図2　術前検査とてんかん原性領域の関係
各種検査が示す異常域は必ずしも一致しない．ここに示すように，器質病変（青）に対して，FDG-PETで観察される機能低下域が広く（黒色），さらに脳波の異常域（灰色）が他の脳葉に及ぶような例がある．各検査の感度や信頼性等を考慮したうえで，最も強い異常を呈している領域をてんかん原性領域として推定する（青破線）．検査毎の異常域の重なりが少ないと，てんかん原性領域の推定は困難となる．てんかん外科では，推定されるてんかん原性領域の全切除が企図される（切除領域）．機能温存の観点から狭い範囲の切除しか計画できない場合は（切除想定域1），発作消失の見込みは低くなる．すべての異常域を含む切除を行えば発作消失の見込みは高くなるが（切除想定域2），不必要な皮質切除とともに機能障害のリスクとなる．

かにならない例や切除領域を決定できない例を対象に，頭蓋内電極留置による侵襲的精査が行われる．頭蓋内電極には，脳表を覆う硬膜下電極と，脳実質に直接刺入する深部電極の2種類がある．海馬や島回等，深部にある構造物のモニタリングには深部電極が有用である．一般的に，数日から2週間程度の留置期間にビデオ脳波モニタリングを行い，必要に応じて電気刺激による機能マッピングを行う．

内側側頭葉てんかん

一側の海馬硬化症に伴う内側側頭葉てんかんは外科治療のよい適応である[4,5]．海馬切除術によって70%以上の症例で発作抑制が得られ，ほぼ全例で発作の著明な改善が得られる．海馬切除の術式には，側頭葉前半部切除を併用するものと選択的海馬切除があるが，いずれの手術法でも記銘力予後と発作予後に大きな差はない．海馬の萎縮が明らかな例では，海馬切除に伴う記銘力悪化のリスクは低い．

異形成性腫瘍や海綿状血管腫等側頭葉内側部の器質病変による内側側頭葉てんかんや，明らかな器質病変を伴わない内側側頭葉てんかんも手術適応となり得る．ただし，海馬に明らかな萎縮がなく，記銘力障害が軽度な例では，術後に記銘力が悪化するリスクがあり，手術適応は慎重に評価する．リスクの高い例では，機能温存を目的に海馬多切術が併用される場合がある．

器質病変が検出された部分てんかん

限局性皮質異形成，異形成性腫瘍，海綿状血管腫等に起因する部分てんかんでは，画像検査で認める器質病変を摘出することで発作が抑制される見込みが高い．しかし，一般的には器質病変の周辺皮質にもてんかん原性があると考え，術前検査の結果をもとに病巣周囲の脳回を含めて切除したり，さらに大きく周辺の大脳皮質を含めて切除したりする．切除範囲によっては，前頭葉切除や後頭葉切除のように脳葉単位の切除が企図される．さらに広範な皮質形成異常では，側頭葉と後頭葉等複数脳葉にまたがる手術が必要な場合がある．

明らかな器質病変を認めない部分てんかん

画像診断で明らかな器質病変を認めない部分てんかんには，I型の限局性皮質異形成を原因とするものや，最終的に原因病理がわからないものが含まれる．てんかん原性領域の推定がむずかしい例が多く，MEGや発作時SPECT等の追加画像検査が手術計画に有用である．原則として，頭蓋内電極留置による侵襲的精査が必要になる．推定されたてんかん原性領域を含む皮質切除や脳葉切除が行われる．

一側大脳半球を占める病変による難治てんかん

片側巨脳症やSturge-Weber症候群，広範な皮質形成異常等，一側大脳半球を占める病変による難

治てんかんには大脳半球離断術が適応となる。患側大脳半球から健側脳および脳幹への線維連絡を切断することで、大脳半球切除術と機能的に同じ結果を生み出す手術手技である。この手術によって、反対側の上下肢麻痺と視野障害を含む大脳半球の機能障害が残存する。半球性の病変によってすでに片麻痺を呈している、あるいは将来的に患側半球の重度の機能障害が予想される例に対して手術が適応される。

片側巨脳症や広範な皮質形成異常は乳幼児期早期にてんかんを発症し、大田原症候群やWest症候群といったてんかん性脳症を呈することがある。このような例では、発達の観点から早期に手術を計画する。多くの半球離断術は、生後1年以内に行われる。

視床下部過誤腫

視床下部過誤腫による笑い発作は原則として薬剤抵抗性であり、外科治療を検討する。外科的治療として、開頭術のほか、内視鏡的手術や定位的放射線治療がある。近年、定位的温熱凝固療法の有用性が報告されている。

緩和的外科治療

切除術が適応にならない薬剤抵抗性てんかんに対して緩和的手術が行われる。適応は広いが、あくまで発作の軽減を目標にした治療である。

1. 脳梁離断術

左右大脳半球の交連線維である脳梁を切断することで発作の軽減を図る。脳梁を介した脳波異常の伝播もしくは全般化がてんかん発作の生成に重要と考えられる症例に適応される。発作型によって有効性が異なり、スパズム、強直発作、脱力発作、二次性全身けいれんに有効である一方、複雑部分発作に対する効果は乏しい。発作頻度と強度の減少が期待でき、特に強直発作や脱力発作に関連する転倒（転倒発作）を防ぐ目的に行われる。全脳梁離断によって、80%以上の例で転倒発作の消失が期待できる。なお、脳梁離断術には離断範囲を前方1/2〜3/4にとどめる部分脳梁離断と全脳梁離断術があり、前者は離断症状を回避する目的に選択されるが、発作軽減効果は後者がすぐれる。

また、結節性硬化症による多発皮質結節等多焦点性の脳波異常を呈する例では、脳梁離断によって焦点側が明らかになり、二期的に切除術を適応できる場合がある。

2. 迷走神経刺激療法

左頸部の迷走神経を中枢側に向かって間欠的に電気刺激することで発作の軽減を図る治療である。前胸部皮下に植え込んだ刺激装置に対して、経皮的に刺激パラメータを調整できる。数分に1回、パルス刺激が間欠的に発生するが、前兆を感じた時点で患者が携帯マグネットを用いて刺激を発生させることも可能である。重篤な副作用（不整脈等）は極めてまれであり、嗄声は刺激強度を調整して回避する。経年的に効果が高まるのが特徴で、最終的に約50%の患者で50%以上の発作頻度減少が得られる。刺激設定によって電池の消耗速度が異なるが、概ね3〜7年に1回は電池交換の手術が必要である。

❖引用文献

1) 岩﨑真樹、他：薬剤抵抗性と手術適応. 兼本浩祐、他（編）、臨床てんかん学、医学書院、2015；546-550.
2) 「てんかん治療ガイドライン」作成委員会：てんかん外科治療. てんかん治療ガイドライン2010, 医学書院, 2010；86-97.
3) Mathern GW, et al.：Presurgical evaluation：General principles and Methods. In：Engel J, et al.（eds）, Epilepsy A Comprehensive Textbook, 2nd ed, Lippincott Williams & Wilkins, Philadelphia, 2008；1771-1778.
4) Wiebe S, et al.：A randomized, controlled trial of surgery for temporal-lobe epilepsy. New Engl J Med 2001；345：311-318.
5) Engel J, et al.：Early surgical therapy for drug-resistant temporal lobe epilepsy：a randomized trial. JAMA 2012；307：922-930.

［国立精神・神経医療研究センター病院脳神経外科］
岩﨑真樹

第4章　稀少てんかんの治療とケア　｜　1　治療総論

1-8　てんかんのリハビリテーション

EPILEPSY

ポイント　「てんかん発作とてんかんの診断大要案」は5つの軸に分けられ，論理的な臨床アプローチを促すように構成されている．その中で軸5は国際生活機能分類(ICF)に基づき，機能障害をてんかんのパラメータとして用いることを提示している．この ICF（すなわち軸5）を用いててんかんのある人を評価すると機能障害がわかりやすくなる．具体的には ICF の構成要素である心身機能，身体構造，活動と参加，環境因子の中の領域ごとに評価していくのであるが，てんかんのある人のうち自立可能で一見問題が少なく見える群における種々の問題点（人々の態度，発作への恐れ，ストレス，受診の手間等）が理解されやすい形で表される．

リハビリテーション概論

国際障害分類(ICIDH)は 1980 年に世界保健機関(WHO)が提唱した障害分類で，「障害」を「機能障害」「活動制限」「参加制約」のすべてを含むマイナスの包括概念として述べている[1]．高齢化を背景とした慢性疾患の増加に伴い疾病のために個人が不利益を生じる過程を「疾病－機能障害－能力低下－社会的不利」というモデルに構造化した考え方は全世界に普及した(図1)．

その後，障害に対する概念が変遷し，障害をマイナスに考えるのではなく「生活機能」として人が生きていくことのすべての面を示す包括概念としてプラスに捉えるようになり，国際生活機能分類(ICF)[2,3]が作られるに至った．ICF に示される「生活機能」とは，人が生きることの3つの階層である「心身機能・身体構造」「活動」「参加」のすべてを含み，ICIDH で示す「障害」に対応した包括的な概念を示している(図2，表1)．ICIDH で

は障害をマイナスの観点でとらえていたが，実際には障害をもつ人の中で障害が占める部分は一部であり，残りの多くの部分は健常な機能・能力で占められている．そういった観点から，障害をもつ人を「障害」というマイナスの観点で捉えるのでなく，生活機能というプラスの観点で捉えるのが ICF の基本概念である．

てんかんのリハビリテーション

てんかんの治療，特に発作のコントロールがむずかしいてんかんの治療を行うにあたっては2つのポイントに注目する必要がある．一つは発作をコントロールすることであり，もう一つは機能障害を少しでも軽くすること（すなわち生活の質：QOL を向上させること）である．それら2つのバランスをとっていくことが，リハビリテーションの基本となる．

てんかんのある人の中には身体障害や知的障害を合併していることが少なくない．身体障害や知

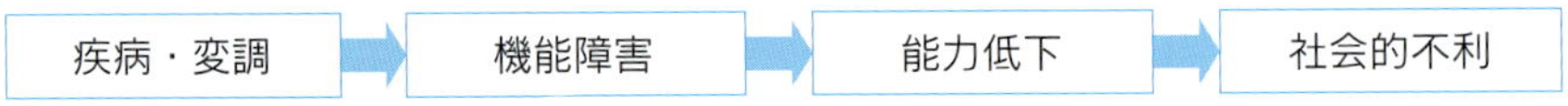

疾病・変調　➡　機能障害　➡　能力低下　➡　社会的不利

図1　ICIDH の障害モデル(WHO 1980)

212　第4章　稀少てんかんの治療とケア

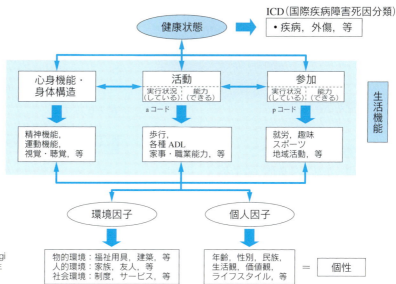

図2　ICFの概念図
（厚生労働省 www.mhlw.go.jp/shingi/2007/03/dL/s0327-5l.pdf, 2016年4月18日に閲覧）

表1　ICFの概観

	第1部：生活機能と障害		第2部：背景因子	
	心身機能・身体構造	活動・参加	環境因子	個人因子
構成要素	心身機能・身体構造	生活・人生領域（課題，行為）	生活機能と障害への外的影響	生活機能と障害への内的影響
領域	心身機能の変化（生理的）身体構造の変化（解剖学的）	能力 標準的環境における課題の遂行 実行状況 現在の環境における課題の遂行	物的環境や社会的環境，人々の社会的態度による環境の特徴がもつ促進的あるいは阻害的な影響力	個人的な特徴の影響力
肯定的側面	機能的・構造的統合性	活動参加	促進因子	非該当
	生活機能				
否定的側面	機能障害（構造障害を含む）	活動制限 参加制約	阻害因子	非該当
	障害				

（ICF 国際生活機能分類：国際障害分類改訂版．世界保健機関（編）/障害者福祉研究会編集．中央法規出版．ジュネーブ　2002：1-23 より）

的障害に対するリハビリテーションはてんかんの有無によってそれほど異ならないが，てんかんをある人の中には発作や抗てんかん薬の影響による転倒のために怪我をすることがあるので注意が必要である．身体障害や知的障害を合併していない人では，記憶・注意機能の低下，あるいはてんかんに対する偏見など，てんかんに特有な問題が認められ，それらへの対応が必要である．

リハビリテーションスタッフのかかわり

　てんかんのある人に対してリハビリテーションを行うにあたっては，てんかんだけでなく合併する身体障害や知的障害に対するかかわりが多い．ここでは「てんかんのある人」に対するリハビリテーションとして述べてみたい．

1．理学療法士のかかわり

　合併身体障害に対して関節可動域訓練，座位保持・立位保持・歩行等の運動訓練，呼吸排痰訓練，座位保持装置や車いす等の作製を行う．リフター・階段昇降機・福祉車などの移動用福祉機器を導入する．てんかん発作で転倒したときの外傷予防を目的とした頭部保護帽は，日常生活用具として公費負担制度が利用できる（図3）．

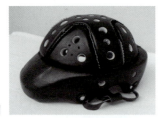

図3 頭部保護帽

2. 作業療法士のかかわり

運動機能，感覚知覚機能，心肺機能，摂食嚥下機能，精神機能の低下，更衣・食事・コミュニケーション等の日常生活動作の低下に対して，諸動作・創造的活動・教育活動・レクリエーションなどの作業や活動を行い，機能障害を軽くする．運動機能訓練，認知訓練，日常生活動作訓練，感覚訓練等を行う．柄を工夫したスプーン・ペンホルダーなどの自助具を導入する．理学療法士と一緒にリフターや入浴機器などの福祉機器を導入する．

3. 言語聴覚士のかかわり

言語聴覚士は言語障害と摂食嚥下障害にかかわる．言語障害に対しては，言語検査を行い言語訓練を行う．必要に応じてコミュニケーションボードやトーキングエイドなどのコミュニケーション機器を導入する．後天性失語症とてんかん発作がみられる Landau-Kleffner 症候群では言語聴覚士による言語検査と訓練が欠かせない．摂食嚥下障害に対しては，他職種とチームを組み，機能評価と訓練を行う．

4. 心理士のかかわり

心理検査を行い知的面・精神面の評価を行う．問題のある部分に対して遊戯療法・行動療法・認知リハビリテーションを行う．てんかんのある人とその家族への心理面からの支援を行う．

5. ソーシャルワーカーのかかわり

自立支援医療費，就労等の社会資源に関する情報を提供する．

■ てんかん分類からみたてんかんの機能障害

てんかん発作とてんかんの大要案[4]の軸5には「機能障害．この診断パラメータを追加することは任意だが有用であり，世界保健機関(WHO)の国際障害分類第2版(ICIDH-2)を改変した分類に基づく．」という記載がされている．

てんかん発作とてんかんの診断大要案は5つの軸に分けられ，論理的な臨床アプローチを促すように構成されている．その中で軸5は国際生活機能分類(ICF)に基づき，機能障害をてんかんのパラメータとして用いることを提示している．このICF(すなわち軸5)を用いててんかんのある人を評価すると機能障害がわかりやすくなる．具体的にはICFの構成要素，すなわち心身機能(b)，身体構造(s)，活動と参加(d)，環境因子(e)のなかの領域ごとに評価していく(表2)．

1. 神奈川リハビリテーション病院での比較

当センター小児科で診療中のてんかんをある人を，生活全般に支援が必要な群(要支援群)と自立可能な群(自立群)に分けてICFに基づく機能障害を比較してみた[5]．要支援群をみると(図4)，「心身機能」ではb1精神機能(知的機能)，b3音声と

表2 ICFの構成要素と領域

構成要素	心身機能	身体構造	活動と参加	環境因子
領域	b1 精神機能 b2 感覚機能と痛み b3 音声と発話の機能 b4 心血管系・血液系・免疫系・呼吸器系の機能 b5 消化器系・代謝系・内分泌系の機能 b6 尿路・性器・生殖系の機能 b7 神経筋骨格と運動に関連する機能 b8 皮膚および関連する構造の機能	s1 神経系の構造 s2 目・耳および関連部位の構造 s3 音声と発話にかかわる構造 s4 心血管系・免疫系・呼吸器系の構造 s5 消化器系・代謝系・内分泌系に関連した構造 s6 尿路・性器・生殖系に関連した構造 s7 運動に関連した構造 s8 皮膚および関連部位の構造	d1 学習と知識の応用 d2 一般的な課題と要求 d3 コミュニケーション d4 運動・移動 d5 セルフケア d6 家庭生活 d7 対人関係 d8 主要な生活領域 d9 コミュニティライフ・社会生活・市民生活	e1 生産品と用具 e2 自然環境と人間がもたらした環境変化 e3 支援と関係 e4 態度 e5 サービス・制度・政策

(ICF国際生活機能分類:国際障害分類改訂版．世界保健機関(編)/障害者福祉研究会編集．中央法規出版．ジュネーブ 2002:1-23 より)

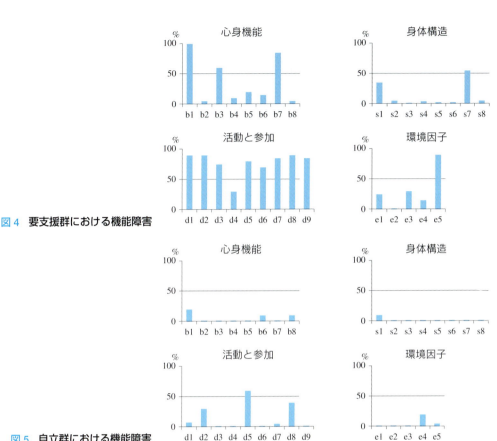

図4 要支援群における機能障害

図5 自立群における機能障害

発話の機能(音声機能,構音機能),b7神経筋骨格と運動に関する機能(関節の可動性の機能,筋力の機能,歩行パターン機能)で機能障害が認められる.「身体構造」ではs1神経系の構造(脳の構造,眼・耳の構造),s7運動に関連した構造(頭頸部・上肢・下肢・体幹の構造)に機能障害が認められる.「活動と参加」ではほとんどの領域で機能障害が認められる.「環境因子」では,e5サービス・制度・政策で機能障害が認められる.

自立可能群では(図5),「心身機能」の中のb1精神機能(気質と人格の機能,活力と欲動の機能,注意機能,記憶機能)と「環境因子」の中のe4態度(人々の態度)に機能障害を認める人が少数存在する.自立群では「活動と参加」の構成要素において機能障害を認めることが多く,d2一般的な課題と要求(発作への恐れ,ストレス),d5セルフケア(服薬や病院受診への手間,健康への留意),d8主要な生活領域(仕事と雇用)等である.

要支援群と自立群では生活上の問題点が異なっていることがわかる.これらの問題点を正しく把握することがリハビリテーションの第一歩であり,それに対する対応プログラムを作成し,生活の中で解決していくことが大切である.

❖ 引用文献

1) International Classification of Impairments, Disabilities and Handicaps. World Health Organization, 1980.
2) ICF国際生活機能分類:国際障害分類改訂版.世界保健機関(編)/障害者福祉研究会編集.中央法規出版,ジュネーブ.2002:1-23.
3) International Classification of Functioning, Disability and Health. World Health Organization, Geneve, 2001.
4) 国際抗てんかん連盟:てんかん発作とてんかんの診断大要案.てんかん研究 2003;21:242-251.
5) 栗原まな:てんかん発作とてんかんの診断大要案－軸5の活用に向けて.てんかん研究 2006;24:18-25.

[神奈川リハビリテーション病院小児科]
栗原まな

第4章 稀少てんかんの治療とケア | 1 治療総論

1-9 療育

EPILEPSY

> **ポイント** 　稀少てんかんの子どもたちにとって，発達の問題は病気の治療と同じくらい大切なことである．また，治療の状況によっては，運動面や認知面，さらには行動面にいろいろな変化がみられ，支援の現場にも大きな影響を与えることが考えられる．ここでは，発達の支援を実際に行っている療育という立場から，てんかんという病気の特質を理解し，病気の治療と併せて発達支援を行う大切さと，てんかん発作がある子どもの家族支援について，より患者・家族の視点に近づけるようなかかわりかたを考える．

　療育という言葉をはじめて使ったのは，東京大学整形外科の高木憲次教授であった．その言葉を，やはり整形外科医である北九州市立総合療育センターの所長であった高松鶴吉先生が現代風な言葉にいいかえている．そのまま引用すると「療育とは医療，訓練，教育，福祉などの現代科学を総動員して障害を克服し，その児童がもつ発達能力をできるだけ有効に育て上げ自立に向かって育成することである」[1]．

　生後まもなくから発症することが多い稀少てんかんの子どもたちは，脳器質的な問題とあわせ，難治なてんかん発作を繰り返すため，成長発達に必要な外界からの刺激を十分に受けられず，発達に問題を有することが多い．そのため，治療だけにとどまらず，教育や福祉，リハビリなど多角的な視点から支援を行っていく必要がある．また，生活や療育の環境を整え個々にあった働きかけを行うには，主たる養育者（家族）の理解と同意を得ることが重要である．したがって病気と発達の両面を正しく理解し，それぞれの子どもたちにとって適切な働きかけを行うとともに，家族が必要な環境を整えられるように支援することが，てんかんのある子どもの療育に求められることと考える．

1. 具体的なかかわり方

　子どもが発達する道筋は皆同じであり，障害をもっている子どもたちでも変わりはない．しかし，てんかんという病気をもつことで，発作や薬の影響により子どもの行動に変化が表れるなど，子どもの様子がわかりにくくなることも確かである．そこで，子どもの状態をより適切に理解するために，いくつか配慮すべき点がある．

■ 病気の理解

　てんかん発作をもつ子どもたちの療育には，まずその子がもつ病気の特性を十分に理解する必要がある．指導を開始する前に，病気やその症状，また，日々の様子について情報収集することが大切である．

1. 病名と発作型

　病名や発作型を知ることで，発作が起こったときのリスクを回避するための準備ができる．光，図形などの視覚刺激，室温や体温などの温度変化が直接発作につながる子どももいる．また，発作型が脱力発作，欠神発作，または強直間代発作なのかで，発作を想定した受傷予防の仕方が変わってくる．

2. 発作の頻度と起こりやすい時間帯や場面

　夜間のみに発作が起こる子どもは日中活動について発作の影響を考慮しなくてもすむが，日中に多くの発作が起こる子どもには，課題の選び方や

216　第4章 稀少てんかんの治療とケア

発作に対する援助の仕方を十分に考慮しなくてはならない．また，高い所に登ることや水の中に入ること等危険を伴う活動も，発作の状況をよく知ることで，すべてを中止するのではなく，一定の条件のもとで実施することができる．

発作について十分な理解をすることにより，危険の回避とその子にあった経験の場を提供することが可能になる．

3. 治療の状況

抗てんかん薬の副作用は，いろいろな形で表れてくる可能性がある．子どもが活動中に落ち着いて参加できないことが，子ども自身がもつ発達の問題による場合もあるが，抗てんかん薬が増量された影響によることもある．治療が進む中で問題となる行動が改善されることも少なくないが，それが薬剤の作用による行動変化の可能性もあるので注意が必要である．たとえば，グルコーストランスポーター1（GLUT1）欠損症では，治療により発達面でも大きな変化を示してくることが多い．

抗てんかん薬の変動や治療の状況は，子どもの変化を評価するとき，とても大切になる．

4. 日々の体調管理

発作を起こしやすい要因として疲れや寝不足があげられる．Dravet症候群の子どもたちは，少しの熱発でも大きな発作を引き起こすことが知られており，より注意を払わなければならない．また，発作の影響が全く残らない子どももいるが，中には発作の前後数日の間調子が悪くなるという子どももいる．個人差があることであり，発作の状況をしっかりと把握することが大切である．

環境設定

発作による受傷は，発作をもつ子どもの行動を制限する理由の一つである．家族は，怪我を恐れるがゆえに必要以上に行動を制限し，本来子どもたちが経験するべき事柄を受け入れようとしなくなってしまうことがある．発作による受傷や発作の誘発因子をできるだけ取り除き，子どもらしく活動できる環境を作り出すことが大切である．

1. 発作誘発因子の排除

発作誘発因子となるものは日常生活には多く存在する．テレビ等の光の点滅により発作が誘発される話は有名であるが，実際には室内に差し込む光や蛍光灯の明かりで発作が引き起こされる場合もある．また，縞柄や水玉等の模様や図形も発作につながるといわれているが，小花の柄，ブラインド，フェンス，マットのジョイント部分の凸凹などで発作が引き起こされる子どももいた．生活の中でそれらすべてを排除することはできないが，裏返したり見えないように一時的に隠す等の配慮も必要である．また，体温上昇を抑えるために，エアコンの使用やクーラーベストの使用も有効である．上記以外にも，眠気や疲れから発作が頻発する場合もある．子どもの体力は個々違っている．普段の様子から，その子に合った運動量を考えていくことが必要である．また，生活リズムが整っていないことから眠気が生じ，日中活動の妨げになることもある．規則正しい生活とバランスのよい運動と睡眠を心がけ，子どもらしい生活を過ごせるようにすることが大切である．

2. 発作による危険の排除

てんかん発作は，場所や時間を選んではくれない．時には危険な状況で起こり，受傷することも少なくない．子どもの発作型から想定される危険を考え，受傷などのリスクをできるだけ排除するように心がけたい．

脱力発作や前屈発作では，突発的に転倒するため即時に対応することがむずかしい．保護帽の使用と合わせ，家具の角などにクッション材等を使用することが望ましい．また，玩具や食事場面での熱い汁物などの配置にも十分気をつけなければならない．移動時の問題も大きい．立位姿勢から倒れるような発作は，受傷につながりやすい．大人が手をつなぐことだけでは転倒を防ぐことはむずかしい．そのうえ子どもは常に体幹を支えられることを嫌がる．筆者の職場では，脱力発作などをもつ子どもにはガイド用のベスト型ベルトを使用している．子どもが抑制されたと感じにくく，体幹を支えやすいことから母親と相談をしながら使用を試みている．さらに，水の中や高いところでの活動は，生命の危険にかかわることもあり得る．子どもたちにとっては，とても楽しい活動で

あり，十分な配慮をしながら経験をさせてあげたい活動である．こういった活動は，1対1のかかわりが原則である．プール等の水遊びでは，必ず大人が子どもを視野に入れておくことと，発作時にすぐに顔を水から出すことができるように付き添うことが必要である．また，水の反射や気温・体温の上昇等発作につながりやすい環境では，その点についても十分に考慮し，水温，入る時間，休憩する場所等をしっかりと検討していくことが必要である．遊具など高所での活動では，大人が安定して子どもの体を支えられなければ，無理はせず活動の変更も考える必要がある．

子どもの自由と安全の両者を保つことは容易ではないが，環境に配慮することで安全に楽しめる活動を実施することは可能と考える．

発達段階に即した働きかけの必要性

子どもは，発作があってもその発達の道筋は変わらない．その子の発達の段階にあった働きかけを行うことが一番大切である．また，病名によっては，自閉症スペクトラム障害をあわせもつこともわかってきている．そのときの発達の段階と障害による発達特性を踏まえ，子どもの発達状況に見合った働きかけが重要である．

働きかけに際しては，発作や薬の副作用を考慮し子どもに過度な負担がかからないようにすることが大切である．ただし，過剰な配慮にも注意したい．たとえば，薬の副作用から眠気やふらつき等を示す場合がある．こうした場合，働きかけを中止し，休ませることが多くなってしまいがちである．しかし，それでは体力もつかず，療育支援の機会も少なくなってしまう．子どもの体力やそのときの発作の状況を十分考慮し，その状態でできるところからはじめていくことが必要である．筆者がかかわった子どもたちの中には，「発作があるからできない」といって活動を行おうとしない子どもがときどきみられた．実際には，経験を積ませると十分できたのだが，周りの大人が発作を理由に活動を制限してしまうことと，それによって子ども自身が自分の行動に自信をもてなくなってしまっていることが理由ではないかと考えられ

た．発作があっても，まずはその子どもの発達状況に見合った働きかけや経験を積ませ，子ども自身が達成感や満足感をしっかりと感じ，自信をもって課題に向かっていけるようにかかわることが大切である．

また，子どもたちの中には，1日を通してほとんど寝ている状態の子どもがいる．特に寝起きに発作が起こりやすい子どもたちでは，大人はできるだけ起こさないようにかかわることが多い．この場合，発達に必要な刺激がほとんど受けられないに等しい．主治医と相談のうえ，少しずつ生活リズムを整え，子どもらしい活動ができる時間を確保していけるように支援することが望ましい．

家族支援

家族，特に母親は，わが子に思ってもみない病名がつくことに対しとても不安を覚えるものである．病気にさせてしまったのは自分のせいではないかという自責の念にかられることもある．父親や祖父母，また，周りの人間の目を気にし，外に連れていくことが怖いと話す母親や，祖父母には病気のことは伝えていないと話す母親がいる．核家族化が主流となった現代においては，子育てすることに孤立感をもつといわれている．まして病気や発達の問題を抱えた母親たちは，誰にどのように相談をしたらいいのかわからないというのが現状である．だからこそ，家族，特に母親の立場に寄り添い，病気や障害の正しい理解を促し，家族が前向きに子育てしていく手助けをしていけるように支援することが大切である．

1. 前向きな子育てへ

「いうことを聞かないのは自分のせいではないか」，「病気があるのに，普通にしていてよいのか」，「もうすぐ学校に上がるのに，こんなことをしていても大丈夫なのか」，母親は山のような疑問を抱え，不安でいっぱいになっていることが多い．ときには母親たちの不安な表情や態度が，子どもたちの行動を変えてしまうことさえある．療育支援では，まず母親の気持ちを受け取り，病気や発達の遅れの原因が母親にあるのではないことをしっかりと伝えることが必要である．

表1　家族が保育(教育)場面で残念に思うこと

- 保育園などに，発作があるので入園を断られてしまった
- 保育園などの先生に発作の様子がわかって(気づいて)もらえない
- 普段できることでも，発作が増えて状態が悪くなるとできなくなることがあるが，そのような状態の変化があることを理解してもらえず，むずかしい課題を出されてしまう．
- 通園バスに乗せてもらえない
- 発作があるので，母親が一緒に登園し別室で待機をすることを園や学校から求められている
- 先生は坐薬を使ってはくれず，親が行くまでそのままで待つしかない

また，現代は，本やインターネットなどからいろいろな情報を集められるようになった．しかし，それでも不安がつきることはない．子どもが成長したら，また，そのときの心配が出てくるものである．そのようなときに家族の気持ちを聞くことで，家族が自らの考えを整理し，安心して次の行動に進んでいけるようになることも多い．何かを教えてあげようとする一方的な態度ではなく，ともに悩みともに歩む存在として，前向きに子育てをしていけるようにサポートすることが大切である．

2.　病気や発達についての正しい知識と理解

てんかんという病気やその治療の正しい理解はなかなかむずかしい．まして，子どもに病気があるとわかり，不安でいっぱいになっている家族にとっては，何事も冷静に耳に入らないことがある．発達面についても同様である．同じクラスの子どもができることをなぜ自分の子どもができないのか，また，発達段階にあわせて行うということはどういうことなのか，病気をもった子どもを育てなければ，考えもしなかったことだろう．だからこそ，医療と発達の両者を正しく理解し，また，子どものことも理解できる療育スタッフが，家族

が混乱に陥ったり誤った理解をしないように，適切な情報を提供することが大切となってくるのである．

療育スタッフは，医療や保育・教育のより専門的な機関と家族とをつないでいく役目を果たしていく必要がある(表1)．

3.　家族の主体性の尊重

それぞれの家族にはそれぞれの状況があり，どのような考え方のもとにどのような決断をするかは，家族によって異なる．子どもの治療や療育支援に関して家族が決断を要するとき，家族自身が納得して決断することが一番望ましい．家族支援においては，必要な情報を事前に提供し，家族が安心して決断できるよう支援することが大切である．そのため，一つの方法を押しつけるのではなく，多様な考え方を提示したうえで，家族が納得して決断できるように見守ることが必要である．

❖ 引用文献
1) 高松鶴吉：療育とはなにか．ぶどう社，1990：109-110.

❖ 参考文献
- 藤原建樹(監)，高橋幸利(編)：小児てんかん診療マニュアル　改訂第2版．診断と治療社，2012.
- 中川信子：1・2・3歳ことばの遅い子　ことばを育てる暮らしの中のヒント．ぶどう社，1999.
- 中川信子：健診とことばの相談．ぶどう社，1998.
- 中田洋二郎：発達障害と家族支援．学研，2009.
- 田中康雄：わかってほしい！気になる子．田中康雄(監)，学研，2014.
- 岡田俊：もしかして，うちの子，発達障害かも!?.PHP研究所，2009.

[国立病院機構静岡てんかん・神経医療センター療育指導室]
藤森潮美

第4章　稀少てんかんの治療とケア

1-9.　療　育　219

第4章　稀少てんかんの治療とケア　｜　2　ケアとサポート

2-1　てんかんと遺伝カウンセリング

EPILEPSY

ポイント　多くのてんかんは複数の遺伝要因や環境要因が重なって発症するものであり，明確な遺伝による疾患ではない．しかし，イオンチャネルやシナプス関連遺伝子異常など，メンデル遺伝形式によるてんかんが注目されている．てんかんの遺伝子診断は進歩し，臨床での応用も徐々に進んでいる．遺伝学的検査の実施にあたっては遺伝カウンセリングが重要である．

症候性てんかんで精神運動発達遅滞や先天異常を合併する場合は，染色体検査が行われ，染色体異常症が判明する場合がある．

てんかんの遺伝子診断研究は進歩し，臨床での応用も徐々に進んでいる．2016年の診療点数の改正で，一部のてんかん症候群の遺伝子診断が保険収載された．遺伝子診断や染色体異常については第1章2「染色体異常症とてんかん」(p.8参照)で述べられるが，ここでは遺伝カウンセリングについて記載する．

遺伝カウンセリング

染色体や遺伝子等の遺伝学的な検査技術が急速に進歩し，詳細かつ簡便に利用可能になることは，医療において大きな利点となる．てんかんの診断は発作型の確認や脳波検査，画像診断が重要であるが，遺伝子診断が病態の解明や予後の予測に有用な例が存在する．原因遺伝子を把握し，病態に基づいた治療選択も可能になりつつある．

1. 遺伝学的検査

有益な反面，様々な問題を包含している．遺伝情報は「究極の個人情報」ともいわれる．遺伝学的検査は一般の臨床検査と異なり，その結果は生涯不変であり，患者本人以外の血縁者とも共有する．患者や家族に精神的な負担，葛藤が生じる．情報が不適切に扱われた場合には，結婚や就職等

において社会的不利益がもたらされる可能性がある．てんかんの責任遺伝子も多く解明されたが，同じ責任遺伝子でも難治てんかんの場合や，良性の経過の場合もあるなど，病態生理と表現型との関連には不明確な点があり，結果の解釈には専門的な知識が不可欠である．

マイクロアレイ染色体検査や次世代シークエンサー解析のような新しく導入された網羅的な解析技術では，偶発的所見も問題である．つまり，目的とする遺伝子以外に，家族性腫瘍，遺伝性QT延長症候群，悪性高熱等，生命にかかわる変異が偶発的に検出される可能性もあり，解析結果の扱いに対して議論が行われている．このような状況下で遺伝医療を適切に進めるうえでは，遺伝カウンセリングが重要になる．

2. 遺伝カウンセリング

クライエントやその家族がもつ遺伝性疾患や状態を医学的・科学的にわかりやすく説明し，医学的処置や検査の理解を促し，必要な医療や社会資源の利用ができるように援助し，自己決定のもとに最適な意思決定や行動がとれるように支援することである．指示的であってはならず，クライエントの自律的意思決定を尊重することが大前提である．遺伝カウンセリングは医療者とクライエントの双方向性のコミュニケーションプロセスであり，単なるインフォームド・コンセントとは異なる．カウンセ

220　第4章　稀少てんかんの治療とケア

リングは十分な知識と経験をもった専門家が行う．遺伝子や染色体に関する知識だけでなく，倫理面，心理学や社会福祉，法律に関する知識も求められる．また，常に最新の情報を得ておく必要がある．遺伝カウンセリングは当該疾患の診療経験が豊富な医師と遺伝カウンセリング専門スタッフが協力し，チーム医療として実施することが望ましい．

臨床遺伝専門医の認定制度

日本では遺伝関連学会として日本人類遺伝学会と日本遺伝カウンセリング学会がある．両学会の協力により，2002年から臨床遺伝専門医の認定制度が発足した．さらに，非医師の認定遺伝カウンセラー制度委員会が発足した．近年，多くの大学病院やセンター病院などには遺伝診療部門が設置されており，小児の遺伝性疾患，周産期医療，家族性腫瘍など様々な分野で重要性が増している．なお，遺伝カウンセリング実施医療機関は学会ホームページで検索可能である．

遺伝学的検査・診断に関するガイドライン

「遺伝学的検査・診断に際して，必要に応じて適切な時期に遺伝カウンセリングを実施する」とされている．遺伝学的検査については検査の意義や必要性を丁寧に説明し，書面による意思確認書を取得することが原則である．児が低年齢や知的障害がある場合は，保護者の代諾が行われる．小学生や中学生では理解度に合わせた本人の了解（インフォームド・アセント）が望ましい．未成年者に対する非発症保因者の診断や，成年期以降に発症する疾患の発症前診断は原則として行わず，本人が理解して意思表示できる時期を待つ．概ね16歳以上が適切とされる．

遺伝子診断のメリット・デメリット

てんかん診療における遺伝子診断のメリットは次のようなものである．①児の疾病や障害の状態を把握し，患者・家族の受容を促進し，積極的に治療に取り組む契機となる．②可能性のある合併症に対して早期に診断，対応することで，患者の健康管理，QOL向上に役立てる．③Dravet症候

群でのスチリペントールのように，治療法の選択に重要な情報が得られる可能性がある．④診断名が明確になり，公費医療制度の対象であることが判明する場合もある．⑤疾患の遺伝形式がわかれば，同胞の罹患の可能性が明確になる．⑥将来の治療や症状改善の可能性が広がる．一方，デメリットもある．根本的な治療がなく，予後不良の疾患であることが早期に確定する可能性もある．保因者や未発症の変異保有者が判明して家族間に精神的葛藤が生じる可能性もある．ハンチントン病など，現時点では治療法のない神経疾患の発症前遺伝子診断等では特に配慮が必要であり，繰り返し遺伝カウンセリングを行い，精神心理面の評価も行う．検査を行わない選択肢もある．

臨床での重要事項

染色体異常症や遺伝性疾患の臨床にあたっては，十分な家族歴の聴取と家系図作成が基本となる．そこで遺伝形式が明確となる場合もある．流産歴や妊娠中の服薬に関しても情報が必要である．

1. 染色体異常症の場合

染色体異常症ではてんかんの合併頻度が一般よりも多くなるが，第1章2「染色体異常症とてんかん」（p.8参照）で述べるように，核型によってその頻度は異なる．最も多い染色体異常としてダウン症候群がある．乳児期のダウン症候群では点頭てんかんがみられることがある．ダウン症候群は95％が突然変異であるが，一部にモザイク型や転座例がある．

児が染色体不均衡型転座の場合，両親の一方が均衡型転座の保因者の場合がある．200組の夫婦に1組の割合でみられる．染色体の一部の過不足（不均衡）が生じる．つまり，その染色体領域に存在する複数の遺伝子が同時に過剰になったり，不足したりする．たとえば，核型が46, XY, t（4；18）（p16；p14）の場合，4番染色体短腕の部分欠失（モノソミー）と，18番染色体の短腕の部分的な過剰（トリソミー）となる．臨床的には4p-症候群（Wolf-Hirchhorn症候群）を呈する．両親の一方が均衡型転座をもつ場合，次回妊娠で同じ核型のWolf-Hirchhorn症候群の児を再度妊娠する可能性および18p-症候群（4p部分トリソミーを伴う）の

2-1. てんかんと遺伝カウンセリング 221

児を妊娠する可能性がある．両親の検査にあたっては慎重なカウンセリングが必要である．自分が保因者と判明した場合の精神的なストレスに配慮する．両親のどちらが保因者か伝えない選択肢もあるが，保因者の血縁者も保因者の可能性があるので，時間をかけた説明を行い，個々に対応を検討する必要がある．

Angelman 症候群の 70% では染色体 15q11-13 領域の欠失がみられる．このほかにも微細欠失症候群でてんかんを発症しやすいものがある．てんかん症候群の中に「環状 20 番染色体」がある．難治てんかんの原因となる．環状 20 番染色体はほとんどの症例が正常核型とのモザイク型である．

2. 常染色体優性遺伝の場合

良性家族性新生児けいれんなどは優性遺伝で，家族内で集積することがある．親は自分の小児期のけいれん既往を意識していない可能もあり，家族歴の聴取が重要である．常染色体優性夜間前頭葉てんかんも優性遺伝であり，親が罹患していれば児が変異遺伝子をもつ確率は 50% となる．

SCN1A 遺伝子のようなてんかん性脳症の場合は突然変異例が多い．突然変異は生物の多様性の源であり，生命現象に必然的に生じることであり，妊娠中の薬物服用や感染症，精神的不安等で生じるものでないことは明確にしておくとよい．

結節性硬化症も優性遺伝であるが，重症度は必ずしも親子や兄弟等家族内で一致しない．変異陽性でも軽症例や，皮膚所見のみの例もある．表現型の差は家族歴聴取の際に注意が必要である．

ハンチントン病の若年発症例はてんかんの合併例が多いが，児の診断時点で親が未発症の場合がある．父親由来の CAG リピート増幅の場合が多い．

優性遺伝の場合，両親の遺伝子診断を行って突然変異が証明されれば基本的には次子の罹患の可能性はない．しかし，性腺モザイク（あるいは体細胞モザイク）例では親が罹患していなくても同胞罹患の可能性がある．様々な疾患で性腺モザイクの存在が知られており，安易に突然変異と断定できないことを把握すべきである．

3. 常染色体劣性遺伝の場合

父親由来の遺伝子と母親由来の遺伝子の両方に変異があって，発病する場合が劣性遺伝である．ある遺伝子変異のホモ接合ないし，複合型ヘテロ接合となる．先天代謝異常症等は劣性遺伝病のことが多い．劣性遺伝病で，両親が変異保因者の場合は，児が罹患する確率は 25% である．児が保因者になる確率は 50% である．仮に保因者の頻度が人口 100 人に 1 人の疾患の場合，保因者同士の結婚は 10,000 分の 1 となり，児の 4 人に 1 人が発症するとすれば，40,000 人に 1 人の罹患率となる．まれに劣性遺伝病でも一方の親由来の遺伝子が突然変異の場合がある．

先天代謝異常症の一部は新生児マススクリーニングから診断に至るものもある．常染色体劣性遺伝の場合が多い．てんかんとの関連で注目されている GPI アンカー欠損症は一部 X 連鎖性であるが，常染色体劣性遺伝のものが多く，同胞例も多く報告されている．

4. X 連鎖性遺伝の場合

女性の場合は X 染色体が 2 本あり，X 連鎖性の遺伝子変異があっても，原則的には発症せず，保因者となる．男性の場合は X 染色体が 1 本のため，変異はヘミ接合となり，発症する．保因者女性からうまれた男児は 50% の確率で罹患する．また，女児は 50% の確率で保因者になる．X 連鎖優性遺伝では，ヘミ接合の男児が重症で胎生致死であるため，女児が患者として認識される．てんかんとの関連では Rett 症候群や MICPCH（橋小脳低形成を伴う小頭症：別名 CASK 遺伝子異常症）が有名である．X 連鎖優性でも，出生に至った男児が重症例として認識されることもある．

てんかん症候群では特殊な X 連鎖性疾患がある．PCDH19-related female-limited epilepsy は，女性にのみ発症するてんかんで，家族性でみられる．乳幼児期の女児で発熱を契機に発作群発が増え，知的障害が顕著化する．変異保有男性は発症せず，娘に X 染色体が伝わると娘が必ず発症する．息子には Y 染色体が伝わるので，父親から息子への遺伝はみられない．変異遺伝子と正常遺伝子が共存することが神経系の異常をまねくことが知られている．本症の遺伝子診断は保険収載されている．家族歴から本症を疑った場合は慎重なカウン

セリングが必要である.

5. ミトコンドリア遺伝

MELAS 等ミトコンドリア病は母系遺伝による. ミトコンドリア DNA はすべて母から卵子を通じて伝わる. 罹患の原因となるミトコンドリア遺伝子変異は精子からは伝わらないため, 罹患した父親から児に遺伝しない. 母由来の変異 DNA は児に伝わるが, 変異 DNA と正常 DNA の比率は受精卵によってまちまちであるため, 再発率や重症度の予測は困難である.

6. 多因子遺伝

実際にはてんかんの多くは特定の染色体異常や遺伝子変異を認めない, 原因不明の場合が多い. 複数の遺伝要因と環境要因が関係するものである.

高血圧, 糖尿病, アレルギー性疾患など一般でよくみられる疾患は多因子遺伝病と考えられる. こうした疾患群は家族内で集積する傾向があるが, 必ずしもメンデル遺伝病の遺伝形式によらない. 多因子遺伝の場合, 家族内でてんかんの型が異なる場合もある. 遺伝学的検査による発症の予測は困難である.

7. 産科領域での遺伝カウンセリング

「結婚相手の家族にてんかん患者がいるが, 遺伝は大丈夫か？」「次の子どもを妊娠したが, てんかん発症の可能性はどうか？」というような形での相談は日常診療でしばしば見受けられる. 多くの場合は遺伝の心配はないが, 詳細な家族歴聴取, 正確な診断に基づいたカウンセリングが必要である. 先述の PCDH19-related female-limited epilepsy のように, 父親が罹患せず, 女児のみが発症する例もある.

染色体異常症や遺伝性疾患に罹患した児の出産既往のある妊婦が, 次の妊娠で出生前診断を希望した場合, 日本産科婦人科学会の「出生前に行われる遺伝学的検査および診断に関する見解(2013年6月改定)」の遵守が求められる. 日本産科婦人科学会ホームページの「倫理に関する見解」では,「胎児が罹患している可能性や該当する疾患, 異常に関する病態, 診療, 支援体制, 社会環境, また検査を行う意義, 診断限界, 母体・胎児に対する危険性, 合併症, 検査結果判明後の対応等について十分な遺伝医学の基礎的・臨床的知識のある専門職(臨床遺伝専門医等)が検査前によく説明

し, 前述の情報提供を含む適切な遺伝カウンセリングを行ったうえで, インフォームド・コンセントを得て実施すること」と記載されている. 絨毛や羊水浮遊細胞を用いた遺伝学的検査が行われる場合がある. 侵襲的な検査や新たな分子遺伝学的技術を用いた検査の実施要件として, 下記の7件の要件があげられている.

1. 夫婦のいずれかが, 染色体異常の保因者である場合
2. 染色体異常症に罹患した児を妊娠, 分娩した既往を有する場合
3. 高齢妊娠の場合
4. 妊婦が新生児期もしくは小児期に発症する重篤な X 連鎖遺伝病のヘテロ接合体の場合
5. 夫婦の両者が, 新生児期もしくは小児期に発症する重篤な常染色体劣性遺伝病のヘテロ接合体の場合
6. 夫婦の一方もしくは両者が, 新生児期もしくは小児期に発症する重篤な常染色体優性遺伝病のヘテロ接合体の場合
7. その他, 胎児が重篤な疾患に罹患する可能性のある場合

「夫婦のいずれかが染色体異常の保因者」とは, 染色体の転座や逆位など, 自身には臨床症状がないが, 次世代において染色体異常をもつ児が生まれる可能性がある場合である.

X 連鎖性遺伝性疾患, 常染色体劣性遺伝の場合, 親が保因者であれば, 児の罹患の確率は25％となる. 夫婦が揃った遺伝カウンセリングが原則である.

◆おわりに

てんかん診療と関連する遺伝カウンセリングについて記載した. てんかん専門医は遺伝に関する相談を受ける機会が多いので, 一定レベルの知識が必要であるが, 必要に応じて遺伝カウンセリング専門機関へのコンサルトを行う必要がある.

❖ 参考文献

・福嶋義光(監), 櫻井晃洋(編)：遺伝カウンセリングマニュアル 改訂第3版. 南江堂, 2016.

［大阪府立母子保健総合医療センター遺伝診療科・研究所］

岡本伸彦

第4章　稀少てんかんの治療とケア　│　2　ケアとサポート

2-2 稀少てんかんと看護

EPILEPSY

ポイント　稀少てんかん患者は，てんかんが難治であることが多い．このために，本人や家族は，発作に対する不安を抱えていることが多い．したがってその看護においては，患者や家族の不安を評価し，心理・社会的な支援を行うことが求められる．

　本項では，けいれんのアセスメントの基本を理解し，発作時の対応を行うこと，けいれんを予防するための日常生活の評価と年齢に応じた援助を行うこと，てんかんに合併しやすい種々の健康課題を理解し，その評価と援助を行うこと，時に治療としての手術や食事療法が必要な場合があり，その基本と援助を学ぶ必要があることを述べたい．

てんかんのアセスメント[1]

　稀少てんかん患者の発作はしばしば難治であり，発作型も複数あることがしばしばある．また心理的なストレスに対して偽発作を示すこともある．したがって，通常の発作の様子をしっかりアセスメントしておく必要がある．

　アセスメントにおいては，発作の頻度，持続時間，発作中の様子（意識，四肢の緊張度，前兆の有無，発作後の様子）を聞く．もし発作記録を記載されている場合は参考にする．眠気やふらつきなどの，抗てんかん薬に関連すると思われる副作用の状況，仕事等の日常生活の様子，服薬の状況，学校や勤務先への告知状況，年少児であれば，疾患の理解状況等を把握する．

てんかん発作時の対応[1,2]

　患者のてんかん発作に遭遇した場合の対応の基本を以下に示す．患者家族や学校，職場にも同様の留意点を告げておく．

1. 安全の確保

　呼吸がしやすいように衣服を緩め，必要に応じて安全な場所に移動させる．バイタルを確認し，口の中に食物や痰が入っている場合は，手や吸引器で排除し，ゆっくりと身体を横に向けて誤嚥を防ぐ．院内であれば緊急コールを行い，医師への連絡やほかの医療職の支援をはかる．

2. 発作の観察

　発作の種類を確認するため，身体の固さや動きの部位，返答の有無など，発作の様子を確認し，のちに記録しておく．

3. 発作時間を計る

　5分以上続く場合は，緊急対応が必要である．病院外であれば搬送の体制をとり，遅くとも30分以内には治療につなげるようにするための体制づくりをはかる．

4. その他の留意点

・舌をかむのを防止するための口腔への異物の挿入は，口腔内の外傷や呼吸困難を助長させるため，必要に応じて行うのにとどめる．

・発作時に患者への刺激を避ける目的で，暗くしたり，声を出すのを控える等が成書に記載されていることがあるが，患者の観察や対応，支援者同士の連絡が最優先であるので，不必要に暗くしたり，声を落とす必要はない．

・入浴中やプールの中等で発作が起こった場合

224　第4章　稀少てんかんの治療とケア

は, 顔が水中に沈まないように頭部を保持し, 発作が治まってからの移動を試みる.

自分で入浴が可能な生活能力のある児においても, 発作コントロールが十分でない児は, なるべく単独の入浴を避ける, 浴槽の水量は少なめにする, なるべくシャワーを使う, ドアに鍵をかけない, 長風呂を避ける, 等を指導する.

日常生活の支援 [1]

てんかん患者の多くは, 適切な薬物治療により, てんかん発作のコントロールは可能であり, 知的障害等の症状がなければ, 抗てんかん薬を服用する以外は一般の人々と同様に, 活動性の高い日常生活を送ることが可能である. しかし稀少てんかんの患者にみられるてんかん発作の多くは, 治療に抵抗性のことが多く, 日常生活にも種々の配慮が必要である.

てんかん発作の発現が予測される患者においては, 以下の注意が必要である [1]. ストレスや疲労, 睡眠不足, 飲酒等, けいれん誘発の一因となる要因を避ける.

①入浴や深い水深のある場所での水泳, 足もとの不安定な場所に上る(ジャングルジムやロッククライミング等)等の発作を起こすと事故につながるような活動は, 避けるか, 補助者の介助のもとに行う. 運転は不可である.

②抗てんかん薬の服薬量がしばしば多量になるため, 眠気やふらつき, 発汗障害等, それぞれの抗てんかん薬の副作用に留意する.

③職業の選択においては, てんかん発作がコントロールされている場合は, 職種の制限はほとんどないが, コントロールができていない場合は, 突然発作が発現するときに, 危険に陥ることがないような職業を選ぶことが望ましい.

④学校や職場に対しては, 病名を告げておき, 職場の関係者には, 万一発作が発現したときの留意点について説明しておくことが望ましい.

⑤外出時の発作対応については, 可能な範囲で必要な援助内容を記載したものを持ち歩くと有用である. 日本てんかん協会や日本てんか

ん学会が発行している「緊急カード」がある. 災害時の災害版もあり, 活用が望ましい. 英語版も作成されている(日本てんかん協会「お役立ちテキストダウンロード」http://www.jea-net.jp/useful/index.html).

小児期の患者の看護

1. 薬物療法への援助

稀少てんかんにおいては, 新生児期早期, あるいは小児期早期にてんかんがはじまることが多く, 薬物療法も早期から開始せざるを得ないことが多い. 養育者に対し, 薬物療法の重要性についてしっかり説明する必要がある.

2. 小児の服薬

小児においては, 服薬の管理に対して養育者の援助が必要である. 怠薬があっても叱るのではなく, 本人の自発的な服薬を促すかかわりが必要である. われわれの研究においても, 適切な時期に, 告知を含めた服薬の必要性を本人に説明しているほうが, 自発的な服薬行動に結びついていた [3].

3. 発作時の対応

万一発作が起きたときの対応について, 養育者がいない環境で発作が起こった場合の対応がしばしば課題になる. 可能な範囲での緊急カードの活用が望まれる. 園や学校との十分な連携は必須であり, 心理的な面も含めた家族への援助も必要である.

老齢期の患者の看護

老齢期の患者においては, 老齢期に新たに発症するてんかんが多く存在することが, 近年, 認識されてきている. 稀少てんかんの老齢期の患者の援助においては, 年齢に伴う服薬をはじめとする自己管理力の低下や, 種々の認知症や脳血管障害に併発する新たな神経症状について, 十分留意が必要である. 生活環境も個人差が大きいため, 訪問看護ステーションや保健師などの様々な支援者との連携が必要である.

新生児期の患者の看護

稀少難治てんかんのタイプによっては, 新生児

早期からけいれん発作を認め，時には胎内での発作が，妊婦の診察時に観察されることがある．発作の症状も新生児独特の症状があるので，呼吸の維持も含めて，個別の配慮が求められる．治療内容においても，新生児に対応するための様々な工夫が必要であるが．また家族は，病名も含めて，本人の症状を受け止めるのに，大きなショックを受けることが多い．母親のみでなく，父親やきょうだいを含めた，家族全体へのアプローチが重要であり，医師と連携した看護の立場からのかかわりが大切である．

周手術期の看護

てんかんの外科手術は，発作の消失や，発作の軽減による QOL の改善を目指して行われる．手術の適応の決定にあたっては，非侵襲的な検査に加えて，頭蓋内電極による発作時脳波の記録や，術中皮質脳波等の侵襲的な検査も行われる．侵襲的検査においては，患者の安全への十分な配慮が重要である．特に発作観察を行う場合は，発作対応に関する十分な知識が必要である．

手術は，てんかん源領域の切除による「根治術」，薬剤抵抗性の難治例に対して行われる「緩和術」等がある．いずれの場合においても，患者の年齢や知的障害の有無などにおいて，その背景は様々であり，また過去の治療経過や治療効果に対する思いも様々である．運動機能障害のある患者においては手術後の機能訓練に対する配慮も必要である．

てんかん患者の手術においては，患者に多くの職種によるかかわりが求められる．看護師は，このような多職種の連携の "かなめ" となることが求められる．

てんかん患者は，しばしば知的障害や，発達障害を合併することがある．そのために，検査や治療にあたっては．十分な説明が必要であり，当該児（者）の理解度に応じて，絵や写真等を用いた，具体的な説明が必要である．

重症心身障害児の看護

稀少難治てんかんの多くは早期に発症し，児の知的発達や運動発達等の様々な面に影響を及ぼしていることが多い．また多くの児（者）が医療的ケアを要する．在宅や園．学校での支援におけるキーパーソン（養護教諭や保健師，看護師）が，本人のニーズを把握し，必要な支援につなげていく必要がある．

学校生活上での対応の配慮点

発作頻度が少ない場合は．養育者は病名を学校に伝えていないことがしばしば経験する．学校で万一発作が起きた場合，本人や，それを目撃したまわりの子どもたちも，心理的なショックを受けることが多い．本人は友人に発作を見られたことで，心の傷になることもある．看護職や養護教諭は，本人への声かけと，周囲の子どもたちが正しくてんかんを理解できるようなかかわりをすることが求められる．

平成 28 年 2 月に，文部科学省初等中等教育局健康教育・食育課から，全国都道府県の教育委員会，私立学校担当課に対し，学校における抗痙攣薬座薬の対応に関する通達が出た（27 初健食第 29 号，医政医発 0224 第 2 号）．それによれば，学校教員が対応する場合，以下の 4 点が配慮されていれば，医師法違反と見なさないとしている．①医師の書面の指示，②保護者の依頼がある，③教員が当該生徒に使用することやその方法を理解していること，④使用後に医療機関を受診すること等についての条件を満たしていること，としている．今後，教員による学校，あるいは幼稚園での坐薬対応が増えてくると予想され，これに対する養護教諭や看護師の援助が求められてくると思われる．

看護教育

看護師は，てんかんのある児（者）への支援において，重要な役割を担う必要がある．しかし一方，現在の看護教育においては，てんかんについての十分な教育が行われているとはいえない状況がある．てんかん患者の背景やコントロールの状況等は様々であり，その看護や生活援助にあたっては，その状況をよく把握する必要がある．

先進的に社会的に指導的な立場にある人から，

重度の心身障害のある人まで，その背景は様々であり，それぞれを配慮した，多彩な看護が求められる．今後，現在すでに各地のてんかんセンターにおいて，てんかん専門看護師の育成が行われているが，現在，全国において，てんかん診療のセンター化の動きが加速されており，そのような診療機関において中心となって動くためのてんかん専門看護師の育成が急がれる[4]．

てんかん児（者）のQOLをはかるためのQOLCEを用いたわれわれの研究[5]では，対象者のQOLに発作の頻度よりも，眠気等の高次脳機能の状況が大きく影響していた[5]．てんかん患者の看護にあたっては，このような患者の生活状況を把握して支援にあたる必要がある．

❖ 引用文献

1) 岩崎美和：けいれんをおこす患者の看護．井出隆文，他（編），系統看護学講座　成人看護学　脳・神経，医学書院，2015；263-264.
2) 荒木暁子：けいれんのある子どもの看護．系統看護学講座　奈良間美保，他（著），小児臨床看護各論，医学書院，2015；396-398.
3) 守口絵里, 他：てんかんをもつ子どもへの疾患説明と服薬状況に関する検討．てんかん研究　2015；32：533-540.
4) 斎藤泰裕, 他：てんかん臨床の窓から　院内認定てんかん専門看護師の役割．Epilepsy, 2015；9：126-127.
5) Moriguchi E , et al.：Verification of the reliability and validity of a Japanese version of the Quality of Life in Childhood Epilepsy Questionnaire（QOLCE-J）Brain Dev 2015；37：933-942.

［プール学院大学教育学部］
永井利三郎

第4章 稀少てんかんの治療とケア ┃ 2 ケアとサポート

2-3 てんかんケアツール

EPILEPSY

ポイント 　てんかんは「てんかん発作」という脳の神経細胞の過剰な活動に由来する症状を慢性的に反復する症候群である．これらの発作性の脳機能障害は，ほかの脳部位や身体，精神へも影響を及ぼし，またてんかん罹病が長期に及ぶことによって社会生活を送るうえで様々な障害が生じる．われわれはてんかん患者に対して適切な医療を提供するとともに，患者が社会参加しやすい環境作りのためのサポートも考慮しなければならない．

適切な医療

　適切な医療とは，正しい診断にもとづいた適切な治療のことであり，このためには医療者だけでなく患者や家族の教育が欠かせない．患者が自分の発作状況を正しく認識し，また内服や生活習慣を含めて自己管理がきちんとなされている必要があり，なおかつその点を医療者が十分に情報収集できる関係になくてはならない．またてんかん医療は医師だけで行えるものではない．どれだけ高度の医療機器が備わっていたとしても，それを有効活用するためには看護師，臨床検査技師，心理士，ソーシャル・ワーカーといった，メディカルスタッフの協力が必須であり，彼らなしでは患者の病態の把握や治療，ケアサポートの提供は不十分となる．てんかん診療においては物的・人的資源や社会資源を有効に活用することが望ましく，そのためのメディカルスタッフの教育も非常に重要な要素となる．

　このようにてんかん診療においては「教育」という要素が必須となるが，このために活用される様々なデバイスや手段等をここでは「てんかんケアツール」とよび，目的ごとに3つに分けて紹介したい（表1）．

1. 診療支援ツール

　てんかんの診断に最も重要なのは「発作」の正しい評価である．まずは本当にてんかん発作なのかどうか，てんかん発作であったとしてその発作型はどのようなタイプなのか，頻度はどのくらいか，好発時間はいつか等情報があればあるほど診断がより確実なものとなり治療方針に反映される．また治療開始後には治療効果の評価のために，服薬状況や副作用の確認は重要な評価項目となる．これらの情報を把握するために用いられるのが診療支援ツールである．たとえば発作症状の記録のために発作時の動画を撮影するためのビデオカメラ，発作状況を記載した発作表や発作ノート等がこれに含まれるだろう．ビデオカメラについては，最近は携帯やスマートフォンの内蔵カメラを用いて手軽に記録ができるようになり，診察時に持参される患者も多い．また発作表に加えてお薬手帳などもあわせてみることで，服薬内容の変化と治療効果を経時的に評価することができる．記録をつけることで患者や家族は病状を自覚し，服薬アドヒアランスの改善も期待でき，患者は積極的に治療に参加するようになる．

1) アプリやデバイス

　これまでは紙媒体の「発作表」や「お薬手帳」が主体であったが，最近ではスマートフォンやタ

228　第4章　稀少てんかんの治療とケア

表1 てんかんのケアツール

- 診療支援ツール
  発作表、発作撮影用のカメラ
  スマートフォンの発作管理用アプリ
  発作感知型のウェアラブルデバイス
  デジタルメディスン等
- 患者や患者周囲への教育ツール
  てんかん啓発のためのパンフレットやポスター
  インターネットのてんかん情報サイト
  市民公開講座等
- 医療従事者への教育ツール
  メディカルスタッフ育成のための専門プログラム等

ブレットのアプリケーションを用いたものも配布されており，使い方によっては医師とのコミュニケーションに有益な場合も多い．たとえばある製薬会社が提供しているアプリでは，発作表だけでなく，日々の内服状況，発作の誘因，副作用の状況もワンタッチで簡単に入力でき，さらに動画も記録することができる．服薬時間になるとアラームが起動し内服を促してくれる等の機能もある．これらのデータはすべて一元的に管理が可能であり，またそのままメールで転送することができるため，受診時に主治医へ容易にデータを渡すことができ，患者と主治医とで情報を共有することが可能である．スマートフォンを日常的に使いこなしている世代には非常に使いやすいアプリケーションであり，今後さらに需要が拡大していくのではないかと思う．

また，近年は身につけて使用するウェアラブルデバイスが登場し，世の中の健康志向の高まりとともに心拍や血圧，体重等をモニターできる様々なアプリケーションが次々と開発されている．これらの技術はてんかん診療にもすでに応用がはじまっており，たとえば腕に巻き付けるブレスレットタイプのデバイスはセンサー機能を有し，皮膚の電気活動をモニターし，発作を感知することができる．発作を感知するとユーザー自身に警告を出して知らせるだけでなく，スマートフォン等を介して自動的に家族や友人，医療者へも通知してくれるため，病状の確認が離れていても可能となる．発作の自覚症状がない患者でも発作の検出が可能であり，発作状況の確認に有用であるとともに，リスク回避のためにも一役担える画期的なデバイスとして今後の普及が期待される．

2) 怠薬を防ぐ

怠薬は治療効果を妨げる大きな問題である．慢性疾患の約半数で処方通りに服用がされていない現状があり，処方された薬の効果が十分に得られない結果につながる．本人が申告しない限り医療者は把握することがむずかしく，患者は罪悪感から正直に申告しないことも少なくない．血中濃度を測定することで，ある程度推測することは可能だが，血中濃度の低値が服薬状況によるのかそうでないのかは判断がむずかしい場合も多い．これに対して「デジタルメディスン」という製剤の開発が一部の抗精神病薬の分野で進んでいる．これは極小センサーを組み込んだセンサー入りの製剤を内服してもらい，皮膚に貼付したパッチ型のシグナル検出器が，製剤が体内に入ったことを自動的に検出し，その結果をスマートフォンやPCへとデータ転送して服薬状況を記録することができるというものである．患者だけでなく医療従事者も正確な内服状況を確認することができるため，患者指導や治療方針の決定に非常に有益であり，今後てんかん診療へも応用がはじまることが待たれる．

現代はインターネットが普及しており，患者や家族も容易に病気や治療に対する情報を入手することができる．一方で過剰な情報によって混乱をまねき，自分の診断や治療に対して不安や疑念をいだく場合もあるだろう．しかしてんかんという病態は画一的ではなく，実際の治療は同じ診断名であっても患者一人ひとりで多様性があり，ある意味オーダーメイドの治療を必要とする．自分の病態をきちんと理解し，自分にとって最適な治療を受けるためには，患者自身が自分の「発作」に対する理解を正しく得ることが重要であり，そのために上述したツールを用いた患者参加型の医療を実践することが重要と思われる．近年の先端技術の進歩によって，さらに有用なツールが開発されていくことを期待する．

2. 患者や患者を取り巻く環境への教育を目的とした教育ツール

てんかんは慢性疾患でありその治療は長期にわたる．患者はてんかんとともに日々の生活を送りながら社会活動に参加していくが，その中でいわれなき偏見や差別を受ける場面は多く，不必要な制限を加えられることも多い．極端な例をあげれば，保育所や幼稚園への入園拒否，学校行事の中で危険と判断される行事への参加禁止（プールや遠足，修学旅行等），成人であれば就職先からの雇用の拒否や理不尽な配置転換等である．そのため患者や家族はてんかんであることを隠して生活していることもあり，人前で発作が起きることを極端に恐れ，場合によっては登校拒否や引きこもり，離職へと進展することもある．これらの状況を引き起こしているのは，周囲の人たちのてんかんに対する理解不足が原因であることはいうまでもない．この数年てんかん患者による事故の報道が続いたこともあって，てんかんという病気は中途半端な形で知名度が上がってしまった．特に教育現場や雇用の現場では発作の危険性を過剰に取り上げることで，患者の社会参加の道を狭めてしまっているのが現状である．

1）リスクの評価

てんかん患者が社会生活を安全に送るために最も必要な要件は，発作による事故や受傷，他者への危険性等の「リスクの評価」である．てんかんは個人差の大きな病気であり，発作症状も単一ではない．一人ひとりで日常生活におけるリスク要因は全く異なることを，受け入れる側の教育現場や職場等に対して十分に理解してもらう必要がある．またその一方で，病気を周囲に告知することで特別扱いされたり，偏見の目を向けられることに患者や家族は非常に敏感である．患者がてんかんという病気をもっていることから受ける心理的・精神的苦痛についても十分な配慮が必要である．

2）「てんかん」の周知・啓発

患者が自分の病気によってどのような日常生活の困難や苦痛を感じるのか，それを軽減するためにどのような協力を必要としているかを広く理解してもらい，患者を隔離・拒絶するのではなく，寛容に受け入れてもらえるような環境作り・社会作りに協力してもらう．そのための啓発活動として，すでに多くのてんかんセンターや自治体，製薬会社などが，パンフレットやポスター，PDFの配布など，一般の方のてんかんへの関心と理解を得るための努力を行っている．インターネット上のてんかん情報サイト等も多く，様々な発作症状やそれに対する発作時の対応，日常生活で留意する点等をシンプルに理解しやすい形で提示されている．このようなツールはアクセスが容易であり，患者を取り巻く人たちへの教育手段として非常に使いやすい．さらに学会や患者団体が主催する市民公開講座などは医療者との直接の意見交換が可能であり，患者にかかわる人たちの不安や疑問の解消に有用である．このような双方向性の意見交換の場は，今後インターネット等を介してより普及していくことが期待でき，これもまたてんかんのケアツールの一つとして利用されていくものと思われる．

教育や啓発が必要なのは，患者を取り巻く環境だけではない．最も重要なことは，患者自身の病気に対する認識であり，てんかんについての知識や自覚の弱さから，思ったような治療効果が得られないこともある．成人の場合は，病気であることから生じる自己否定感も，治療に影響する要因となると考えられる．また小児の場合は，治療の主体が患児自身ではなく保護者となってしまっているケースが多く，児はなぜ自分が薬を飲み続けているのか，自分の病気が何であるかすら告知されていないこともある．これらの問題解決のために考案された MOSES（モーゼス）という患者教育支援プログラムは，てんかん患者の自立を促すうえで非常に有用なツールだろう．これは患者がトレーナーや他のてんかん患者とディスカッションをしながら，疾患や治療についての理解を深め，積極的な社会参加へとつなげていくためのプログラムであり，心理社会的側面からアプローチする治療法としてその有効性がすでに示されている．まだ国内では数施設のみでの実施ではあるが，後述する医療関係者への教育という面でもよりいっそうの普及が望まれる．

3. 医療従事者向けの教育ツール

てんかん治療のゴールは発作の消失である．そのために脳波や画像検査などのいくつもの検査を行うこともあるし，時には入院して加療することもある．検査や治療には看護師や臨床検査技師，心理士，放射線技師等のメディカルスタッフの協力が不可欠であり，彼らがてんかんについての基礎知識をもち，積極的に診療に加わることで診療の質は驚くほど向上する．

1)検査時の対応

たとえばビデオ脳波モニタリングを例にあげると，脳波の電極は装着できても，長時間電極が外れないように固定するためには包帯の巻き方等いくつかの工夫が必要である．脳波技師は常に病棟にいるわけではない．電極や包帯がずれたときには現場にいるスタッフで最低限の応急処置ができる程度の，脳波についての知識も必要である．

2)発作時の対応

検査の目的の一つは発作の観察であるので，発作時にあわてることなく状況を把握し，安全性を確保しつつ発作型などを観察することは大事である．さらには発作時に患者にいくつかの質問をしたりタスクを促すことができれば，発作時の失語や麻痺，意識減損の有無等の評価ができ，とても大きな情報となり得る．

検査であれ治療であれ，それぞれの目的が何であるか，予想される結果がどのようなものであるか，最終的なゴールは何であるかをお互いに共有することで多職種間での連携が可能となる．てんかんの基礎知識，実際の発作症状，脳波の基礎，発作時のリスクについて，かかわるスタッフのすべてが理解していることが望ましいが，施設によっては数年ごとに新しいスタッフが入れ替わり，なかなか知識や経験が定着しないのが現状だろう．すべての施設で一定の水準が保てるように，ある程度標準化されたシステムが提案されることが望ましいが，てんかん患者だけを診療している病院は少ないため，スタッフ教育にかけられる時間も費用も限られるだろう．

全国のてんかんセンターの中にはメディカルスタッフの研修用のプログラムを行っている施設もある．このように専門施設のもつ知識や経験を，より多くのスタッフが利用できるような教育的な資料，特にメディカルスタッフ育成のための教育用の資材の作成と利用環境の整備が，今後のてんかん診療の充実のために重要かつ早急に取り組むべき課題であると考える．

❖ 参考文献

- 長尾秀夫，他：てんかん児の生活支援と看護．小児看護 2007；30(2).
- 日本てんかん学会(編)：てんかん患者の社会参加とリスク管理．てんかん専門医ガイドブック．診断と治療社，2014；193.
- May TW, et al.：The efficacy of an educational treatment program for patients with epilepsy (MOSES)：results of a controlled randomized study. Modular Servive Package Epilepsy. Epilepsia 2002；43：539-549.

［国立病院機構長崎医療センター小児科］
本田涼子

第4章　稀少てんかんの治療とケア　｜　2　ケアとサポート

2-4 ピアサポート

EPILEPSY

ポイント　ピアサポートとは，自らと仲間とが，自分の生き方を追求していく自己決定を手助けするためのものであり，仲間や周りの人が本人に代わって問題を解決することではない．
　ピアサポートを進める技法としては，発達障害領域のペアレントメンターや介護領域でのコーピング等が参考となり，今後てんかん教育プログラム「MOSES（モーゼス）」を推進することにより，てんかん領域のピアサポート活動をわが国においても全国的に広めることが期待できる．

■ ピアサポートとは

　ピア（peer）とは，同等の者・同僚同輩・仲間という意味をもつことから，一般的にピアサポートとは「仲間を支える」という意味となる．しかし，その活動は一方的に支える・支えられるというものではなく，仲間同士がお互いに支え合うことを示す．そして，「人は誰でも適切な機会さえあれば，自分の問題を自分で解決することができる」という考え方が，ピアサポートの根本にある．ピアサポートの活動とは，仲間がそして自らが，自分の生き方を追求していく自己決定を手助けするためのものであり，仲間や周りが本人に代わって問題を解決することではない．

　てんかん等，障害や疾患のある人を支援する当事者やその家族の相互支援グループ活動（患者会や親の会）は，まさにピアサポート活動といえる．

■ 波の会活動におけるピアサポート

　「同じ立場の人と話したい」，「てんかんを共有できる仲間がほしい」．日本てんかん協会（波の会）の活動にはじめて参加した人たちからは，そんな声が聞こえてくる．患者・家族一人一人が抱えている悩みは簡単には解決できないが，てんかんで悩んでいる人同士，一緒に話をするだけで「みん

な同じような悩みをもっている」ことがわかり，気持ちが楽になることがある．気の合う仲間もでき，グループ活動で得られる大きな効果である．

　また，同じ「てんかんの悩み」でも，てんかんのある本人とその家族では悩みの内容が異なる．そのため，立場別のグループ活動が行われている（**表1**）．

　「単に人と会って話すだけなのに，こんなにも気分が晴れ，いろいろな自分が見えてくる．」

　これこそが，ピアサポートの原点である．

　以下，波の会のグループ活動を参考に，ピアサポートの機能について示す．

1. 機　能

　てんかんのある人や家族が集まり，同じ悩みを語り，互いに励まし，助け合うのが基本である．

　てんかんは，服薬をすることにより発作をコントロールできる疾患となってきたにもかかわらず，「遺伝・治らない・危険」といった誤解や偏見がある．こうした偏見を本人や家族自身がとりはらい，てんかんの疾患や時として障害に対する正しい知識を身につけることが大変重要である．

　そのため，患者や家族同士の交流，てんかんのある人たちが利用できる福祉制度の知識を得るための学習会等が，グループ活動の一環となる．

　また，社会復帰のための地域活動センター等の運営などにも積極的に取り組む地域がある．さら

232　第4章　稀少てんかんの治療とケア

表1　日本てんかん協会（波の会）支部ピアグループ活動一覧

(2016年8月現在)

支部名	グループ名	対象	おもな活動
北海道	青年部	年齢制限なし	援助あり→道央分会
青森県	ウェーブ青森	当事者	学習会と他会への参加
岩手県	青年部交流会	当事者	親睦交流
宮城県	親のつどい	親	交流・施設見学等
	当事者の集い	本人	話し合い・ワーキング
秋田県			
山形県			
福島県			
茨城県	成人患者の親の会		懇談会・施設見学
	本人の会		懇談会
栃木県	てんかんと向き合う家族の会		助言者（医者，教師等）を囲む座談会
群馬県	青年部会		
	本人会		
	母親部会		
	ドクター部会	医師	
埼玉県	泳ごう会	会員	プールで水泳
	仕事を考える会	会員	当事者で一般就労を目指す方のピアサポーターの会
千葉県	本人のつどい	本人	
	やまぼうし交流会		
東京都	下町交流会	本人	喫茶店で交流会
	高円寺交流会	本人	会議室で交流会
	てんかんを考える会	本人	
	ラポール	本人・家族	
	麦の会	親	就学している子どもの親の交流会
	たまごぼーろの会	乳幼児患者の親	
	小学生の親の会	小学生の親	
	さらだぼうる	女性当事者と母親	
神奈川県	成人の子を持つ親の会	親	その時期の子どもの問題点について話し合う
山梨県	話そう会		
新潟県	巻地区の集い		
富山県			
石川県	すまいるクラブ	本人	茶話会，ハイキング
福井県			
長野県			
岐阜県			
静岡県	青年部会	本人	レクリエーション，勉強会等
	親の自助グループ	本人・家族	レクリエーション，親のミーティング
	話そう会		
愛知県	当事者会	本人	岐阜・静岡の青年部と年1回「合同交流会」
	岡崎分会	三河地区中心に県内会員の集い	座談会/あり　会議室賃料等
三重県	当事者の会	本人	レクリエーション・相談
滋賀県	交流会		交流会

支部名	グループ名	対象	おもな活動
京都府	てんかんのつどい		交流
	北部交流会	本人・家族	
大阪府	本人部会	本人	レクリエーション
	平日おしゃべり会		
	マドンナの会	本人・家族	
	希望の会	本人・家族	
	絵画教室	本人・家族	
兵庫県	本人部会	本人	レクリエーション，研修会等
奈良県	本人部会（あかりサロン）	当事者	交流会，他県支部の行事に参加
	父親の会	父親	各行事の協力
	母親の会	母親	2か月に1回学習会，情報交換
和歌山県			
鳥取県	トゥモロー	母親	
	ピアサポートの会	本人	
島根県	すまいるねっと	本人	
	親の会	親	
岡山県	親の会	親	
	当事者の会	本人	
広島県			
山口県	ヤングパワーズ		お菓子作り，親，ピアカウンセリング
徳島県			
香川県	親の会	親	
愛媛県	プチママ会	母親	施設見学会・交流会
高知県			
福岡県	福岡，県南，北九州本人の会	本人	レクリエーション，交流会，その他
	きのこの会	小児患者の親	レクリエーション，その他
	みんなの会		交流会
佐賀県			
長崎県			
熊本県	例会		月1回つどい
	こぐまの会		月1回つどい
	患者本人の会		月1回つどい
	成人患者をもつ親の会		年3回くらいのつどい
大分県	ちびママグループ	若い世代の親	教師のためのてんかん講座，クリスマス会，ランチの会，施設見学
	患者本人の会	本人	ブロック大会参加，新年会，バザー参加
	成人患者親の会	おもに成人患者の親	バザー（精神保健センター主催）
宮崎県			
鹿児島県			
沖縄県	茶話会	本人・家族	

※各支部の連絡先は，日本てんかん協会のホームページ（www.jea-net.jp）で確認できます．

第4章　稀少てんかんの治療とケア

2-4．ピアサポート　233

に，地方の行政機関から委託を受けて，てんかんに関する相談事業を行っているグループ活動もある．

2. グループ活動・基本の3本柱

てんかんのある本人やその家族の癒しの場・学習の場としてはじまったグループ活動は，現在，「支え合い」「学習」「運動」の3本柱を中心に，地域に合った活動を行っている．

1) 支え合い(相互支援)

a. 語り合う(癒される，受け入れられる場)

グループ活動は，「集まって」「語り合う」ことからはじまる．はじめてグループ活動に参加して，「自分一人ではなかった．こんなに大勢の仲間がいるんだ」と思えることで安心感を抱き，わかり合える思いに癒され，元気を得る，それが「支え合い」である．

b. 相互交流(行事，レクリエーション)

グループ活動は，疲れた心を癒し元気を取り戻すところでもある．行事を通して親睦を深め，お互いの理解を深めるのも大切である．

c. 助け合い(情報交換，実際的手助け)

「助け合い」の一つは，情報交換．グループ活動には，たくさんの体験に基づいた情報がある．そうした情報を大いに活用し，交換する．もう一つは，お互いの状況を理解し合ったうえで，実際に手助けし合うこと．急な病気や事故のときに駆けつける，一緒に相談に行く，等いろいろな手助けが考えられる．

2) 学習(勉強会，研修会，講演会，見学等)

グループ活動のプログラムには，病気・リハビリテーション・福祉制度等の社会資源について学ぶための勉強会・研修会が盛り込まれている．こうした「学習活動」を通して，てんかんのある人たちの生活のために今後自分たちが何に取り組むべきか，課題を発見することができる．

学習の際には，積極的に専門家(医師・ソーシャルワーカー・保健師等)と連携して，一方的に話を聞くばかりではなく，大いにディスカッションをすることで，本人やその家族の状況を社会に伝えることも大切である．このような「学び合い」が，地域を変える運動の活力となっていく．

3) 運動(連携会議への参加・発言，広報活動，陳情活動，相談活動等)

てんかんのある本人やその家族が安心して地域で暮らしていくために今何が必要なのか，地域の人々の理解を得るために，誤解や偏見をなくすために何をしたらよいか等，課題が山積している．

グループ活動ではこれまで，医療や制度等の改善を要求し，医療費制度や福祉サービスの拡充など，社会資源の開発にも努力してきた．こうした「運動」は，全国で今も活発に行われている．また最近は，ほかの障害や病気のある人も含んだ地域の連絡協議会(連携会議)等に参加して，障害者計画について意見を述べる機会も増えてきている．グループ活動が，より積極的に発言できる組織に成長することが，地域からも求められている．

ペアレント・メンターとコーピング

1. 発達障害領域におけるペアレント・メンター

近年，発達障害児・者支援の領域で，「ペアレント・メンター」という言葉が広く使われるようになっている．メンター(mentor)とは，「信頼できる相談者」「良き助言者」という意味である．「発達障害の子どもをもつ親が，その後輩の親を支援する」，それがペアレント・メンターである．診断を受けたばかりの子どもの親や，様々な子育ての疑問をもつ親に対して，共感的に悩みを聞いたり，情報提供を行ったりする親のことであり，メンターは同じ子育ての経験をもつ親として寄り添うことができるのである．

しかし，メンターは経験だけに基づく我流のノウハウで相談活動などを行うものではない．一定の研修を受け，メンターを育成するための専門職(コーディネーター)を養成することも，各地で取り組まれている．メンターが，無理や無茶をせずに，自分自身も親であることを見失わずに，互いに支え合って親も子も一緒に成長していくことが求められている．

この取り組みは，今後わが国のてんかん運動の中心となっていくMOSES(モーゼス)プログラム(家族編)とも共通するものである．

234 第4章 稀少てんかんの治療とケア

2. 介護領域における介護者のストレスを和らげるコーピング

　介護領域において，介護者のストレスを和らげることで，認知症のある本人の症状の進行を遅らせることがあるとの研究報告がある．

　認知症の人を介護する家族には，次のようなストレス症状が表れる．①認知症の否認，②認知症の人への怒り，③引きこもり，④将来への不安，⑤抑うつ，⑥疲労困憊，⑦不眠，⑧易怒性，⑨集中力欠如，⑩心身の不健康．これらへの対処は，①どのような社会的支援があるかを知る，②助けを求める，③リラクゼーション技術を使う，④運動する，⑤自分のための時間を作る，⑥介護を学習する，⑦自分を労る，等であった．そんな中で今，「問題解決型コーピング」が注目されている．

　コーピングとは，医療福祉領域で使われるストレス対処法であり，大きく「情動中心的コーピング」と「問題解決型コーピング」に二分類される．前者は，認知行動療法の一つの技法として確立している．後者は，問題の所在の明確化や情報収集，解決策の考案など，問題解決のための環境や自分自身を積極的に変化させようとするものである．

　今後，こういった技法の検証も，てんかんのピアサポート活動の中で，必要となってくる．

ドラベ症候群患者家族会の活動（事例）

　難治てんかんの一つである「Dravet（ドラベ）症候群」について，関係者が患者家族会を立ち上げ，ピアサポート活動を実践しているので，ここに具体的な取り組みについて事例紹介する．

1. 理　念

　ドラベ症候群患者家族会は，2015年にホームページの開設とともに発足した．稀少疾患であり難治てんかんであるDravet症候群（乳児重症ミオクロニーてんかん）の患者の治療の促進・発展のため，また同患者やその家族，監護者が安心して日常生活を送れるように情報交換やDravet症候群の啓発活動，未承認薬の薬剤の導入，日常生活環境の改善を目指して活動している．

2. これまでの活動

1）てんかん発作重積治療薬口腔内粘膜投与ミダゾラムBuccolam（ブコラム）早期承認に関する事業：厚生労働省の「第3回医療上の必要性の高い未承認薬・適用外薬の要望募集」の要望書を作成し，日本小児神経学会，日本てんかん学会，日本てんかん協会等と連名で提出した．

2）教育現場でのてんかん発作対応ガイドラインに関する事業：2016年2月29日文部科学省より全国の学校に，『医師の意見書や家族の同意のもと必要な児童生徒には坐薬を使用する事』という事務連絡が出された．

3）患者家族間の交流事業：1年に一度，全国のDravet症候群の患者や家族が集まって情報交換や親睦を深める．

3. これからの活動計画

1）Dravet症候群のパンフレット作成事業：2〜4万人に1人という稀少疾患のため医療従事者の中でも認知が低く，知らないうちに発作を増悪する薬剤を処方されてしまうのを防いだり，適切な治療を早期に行うために早く診断をつけたり，Dravet症候群の認知を上げるための啓発活動としてパンフレットの作成を行い，病院に郵送で配り患者さんや先生方の手に渡るようにする．また，関連学会等でも積極的に配布活動を行う．

2）入院時対応マニュアル作成事業：Dravet症候群の患者は光や模様，寒暖差や発熱等で発作を誘発するため，入院しても発作を起こすことがしばしばある．監護者が発作を防ぐのも限界があり，医療従事者にマニュアルの冊子を渡し少しでも発作を防げるような環境配備を促す．

3）トランジションの為の薬剤管理記録表作成事業：小児の患者が成長し，成人した際に問題になるのが，トランジション（成人医療機関に移行すること）である．いつまでも小児科で診てもらうこともできるかもしれないが，入院の際は小児科での入院がむずかしくなる．成人し神経内科や精神科に移行する際には，過去の薬剤投与履歴や発作型，薬剤投与の際の副作用の記録が重要になる．移行をスムーズにするため，Dravet症候群に特化した薬剤管理記録表を作成し配布する．

4）てんかん発作重積治療薬口腔内粘膜投与ミダゾラムBuccolam（ブコラム）早期承認に関

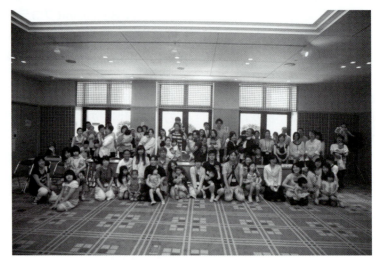

図1 「ドラベ症候群患者家族会」の活動の様子

する事業：検討委員会を傍聴する等厚生労働省での承認の過程を注視し，情報を発信する．

5）教育現場でのてんかん発作対応ガイドラインに関する事業：文部科学省から全国の学校に，『医師の意見書や家族の同意のもと必要な児童生徒には坐薬を使用する事』という文書が出された．今後保育所や学童保育の場でも同様に対応してもらえるよう，厚生労働省と交渉中である．

6）救急搬送から治療開始までの時間短縮を実現するための取り組み：救急車要請から治療開始まで約50分を要している．特に，救急車到着から出発まで15〜20分かかっており，その多くを聞き取りに費やしている．発作のある慢性疾患でかかりつけ病院と処置が確定している場合には，聞き取りを短縮しすぐに搬送できるよう，手順の見直しや制度整備を訴えていく．

7）患者家族間の交流事業：1年に一度，全国のDravet症候群の患者や家族が集まり情報交換や親睦を深める．日ごろ治療に尽力いただいている医師や製薬会社に，患者やその家族の声を届ける．講演では，最新の医療トピックスを学ぶ．

8）ホームページ運営事業：情報発信や情報交換の場として充実させていく（http://dravetsyndromejp.org/）．

◆**患者団体Webページ**

各団体では，同じ疾患に苦しむ患者・家族間の交流や，情報の共有・悩みの相談等を行っています．
・ドラベ症候群患者家族会：http://dravetsyndromejp.org/group/
・ウエスト症候群患者家族会：http://ウエスト症候群.jp/

［日本てんかん協会（波の会）］
田所裕二

第4章　稀少てんかんの治療とケア　│　2　ケアとサポート

2-5 社会資源利用の支援

EPILEPSY

ポイント　　稀少てんかんの多くはてんかんが難治のため，合併障害を伴うことが少なくない．その結果，長期間の治療による経済的な負担や学校や仕事への影響，生活上の不安や困難さが生じることがある．このため，稀少てんかんと診断された患者や家族にとって，治療と並行して社会生活上の支援を行うことは重要である．社会資源の利用は，患者や家族が抱える社会生活上の不安や困難さを軽減する手段となり得ることがある．ここで紹介する制度は執筆時点のもので，制度の見直しがされる可能性があることをご承知おきいただきたい．「6) 小児慢性特定疾病及び指定難病の制度」を除いた，稀少てんかんの患者が利用できる可能性のある代表的な福祉制度の紹介を行う．

1. てんかんのある人の社会資源利用ポイント

- 「てんかん」は，医学的には神経疾患だが，福祉制度では「精神保健及び精神障害者福祉に関する法律」に含まれていることから，精神障害者保健福祉手帳に該当する福祉サービスが対象となる．

- 「てんかん」の診断名で利用できる制度と，ほかの障害（身体障害・知的障害・発達障害・高次脳機能障害等）をあわせもっている場合は，その障害により利用できる制度がある．

- てんかんのある人の支援をするうえでは，生活のしづらさや課題が，てんかんによるものなのか，ほかの障害によるものなのか，アセスメントをしっかりしておくことが重要で，現状を整理するうえで有効である．

- 「てんかん」や合併障害のために社会資源を利用する際は，多くの場合，医師の意見書や診断が必要である．「てんかん」は，小児科，精神科，神経内科，脳神経外科等様々な診療科で診療を行っており，診療科によっては「てんかん」のほうが利用できる社会資源になじみがなく診断書の依頼をしても断られてしまうこともあるかもしれない．

- 「てんかん」の診断名で自立支援医療，精神障害者保健福祉手帳，障害年金を申請する場合，主治医であれば診断書の作成が可能である．ただし自立支援医療に関しては，医療機関の所在地の都道府県または政令指定都市が指定する指定医療機関であることが条件になる．

- 社会資源は，診断名，障害名，病気や障害の程度，年齢，居住する自治体によって利用できる制度やその内容が異なるため，詳しくは医療機関のソーシャルワーカーや，市区町村等の窓口で相談いただくことをお勧めする．

- 社会資源活用の見直しを，ときどき行うことをお勧めする．理由は，国や都道府県，市区町村により制度の見直しがされることがあることと，てんかんのある人自身に変化（病状・合併障害の顕在化・年齢や居住地等）があることで利用可能な社会資源が異なる可能性があるからである．

- 発症時期にもよるが，発達面で変化が出てくる1歳，2歳，就園，就学時や，各市区町村で行っている乳幼児医療（こども医療）終了時，二十歳等，ときどき見直しを行うことで，それまでは利用できなかったが新たに利用できる社会資源が見つかることがある．

2-5. 社会資源利用の支援　237

2. 障害者手帳

	身体障害者手帳[1]	療育手帳[1]	精神障害者保健福祉手帳[2]
対象者	肢体不自由・脳原生運動機能障害・内部障害等，法に定める程度の身体障害にあると認められた人	発達期において法に定める程度の発達の遅れがあり，日常生活において何らかの支援が必要な人	てんかん，統合失調症，気分（感情）障害，器質性精神障害，発達障害等，法に定める精神疾患のために，長期にわたり日常生活や社会生活への制限がある人※1参照
利用できる制度	・重度心身障害者医療費助成 ・日常生活用具給付（頭部保護帽・電気式痰吸引器等）・税金の控除・免除 ・公共交通機関の割引 ・自治体独自のサービスなど		・自立支援医療（精神通院医療）申請簡略化 ・所得税，住民税等の控除 ・自動車税・軽自動車税の減免（1級） ・自治体独自のサービス等
	・補装具交付・修理（車いす等）		
申請窓口	市区町村 障害福祉担当課	市区町村 障害福祉担当課	市区町村 精神保健福祉担当課
備考	・身体障害者福祉法に基づく指定医（障害種別ごとに異なる）が診察し，診断書を作成する必要がある	・児童相談所（18歳未満），更生相談所（18歳以上）の判定が必要 ・自治体によって手帳の名称が異なる（愛の手帳・みどりの手帳・愛護手帳等）	・申請は対象疾患の初診から6か月経過していることが必要． ・有効期限は2年 ・主治医の所定の診断書が必要．てんかんの場合は，精神科以外で診療を受けている内科や脳外科等の医師でも作成可

※1　精神障害者保健福祉手帳の障害等級判定基準の運用にあたっての留意事項より抜粋
発作区分と頻度，あるいは発作間欠期の精神神経症状・能力障害（活動制限）のいずれか一方のうち，より高い等級を障害等級とする．しかし，知的障害その他の精神神経症状が中等度であっても，これが発作と重複する場合には，てんかんの障害度は高度とみなされる．

等級	発作タイプ
1級程度	ハ，ニの発作が月に1回以上ある場合
2級程度	イ，ロの発作が月に1回以上ある場合 ハ，ニの発作が年に2回以上ある場合
3級程度	イ，ロの発作が月に1回未満の場合 ハ，ニの発作が年に2回未満の場合

「発作タイプ」は以下のように分類する．
イ　意識はないが，随意運動を失われる発作
ロ　意識を失い，行為が途絶するが，倒れない発作
ハ　意識障害の有無を問わず，転倒する発作
ニ　意識障害を呈し，状況にそぐわない行為を示す発作
（平成7年厚生省保健医療局長通知平成23年改正）

3. 医療費に関する制度

　稀少てんかんそれぞれの診断名で利用できる小児慢性特定疾病と難病医療は第4章2-6「小児慢性特定疾病と指定難病」（p.241）参照．

制度名	自立支援医療[2] （精神通院医療）	重度心身障害者医療費助成制度[1]	高額療養費制度[2]
対象者	てんかんや精神疾患で治療を受けている人	身体障害者手帳，療育手帳で重度の判定を受けた人	健康保険加入者 ※てんかんの治療に限らず利用可
内容	申請した疾患にかかる外来医療費の自己負担が1割．	健康保健適応の医療費自己負担分の助成．	医療費が1か月の基準額を超えた場合に，その超えた額が払い戻される．
申請窓口	市区町村精神保健福祉担当課	市区町村障害福祉担当課	加入している健康保健
備考	・有効期限は1年（診断書の提出は2年毎）． ・主治医の所定の診断書が必要．てんかんの場合は，精神科以外で診療を受けている内科や脳外科等の医師でも作成可．	・自治体によっては精神障害者保健福祉手帳取得者も該当する場合有り． ・自治体によって，対象者の条件（手帳の種類や等級・所得）や助成内容が異なる．	・医療機関での支払いが「限度額適応認定証」提示により，自己負担限度額までとなる．

238　第4章　稀少てんかんの治療とケア

4. 生活費に関する制度

制度名	障害年金 [3]	特別児童扶養手当 [1]
対象者・条件	以下の条件を満たしている人 ①20 歳〜65 歳未満 ②公的年金加入中に初診日がある ③保険料の納付要件を満たしている ④初診日から 1 年 6 か月経過している ⑤障害等級表など（※日本年金機構 HP 障害等級認定基準参照）にあてはまる障害の状態にあること ※①は例外あり．②③は 20 歳以前発症の場合はその限りではない．	対象児童を監護しており生計を維持する人 （対象児童） 1 級①身体障害者手帳 1 級と 2 級と 3 級の一部②療育手帳 A（知的障害重度・最重度）等 2 級①身体障害者手帳 3 級の一部と 4 級の一部の者②知的障害で IQ が概ね 50 以下の者等
助成内容	障害基礎年金の年額（平成 28 年） 1 級：975,125 円 2 級：780,100 円	月額（平成 28 年） 1 級：51,500 円　2 級：34,300 円
申請窓口	初診日の加入年金により異なる． 市区町村役場国民年金担当課 年金事務所　共済窓口	市区町村の障害福祉担当課
備考	・障害基礎年金は 1〜2 級，障害厚生年金と障害共済年金は 1〜3 級． ・診断書の記入は，てんかん，知的障害，発達障害，高次脳機能障害等診療科が多岐にわたっている疾患は，小児科，脳神経外科，神経内科等を専門とする医師が主治医の場合，精神・神経障害の診断または治療に従事している医師であれば可能．	・障害児の父母，障害児・他の扶養義務者の所得制限有り． ・施設等に入所しているときは資格喪失． ・手帳の取得以外でも所定の診断書での申請も可能．

	交通費の助成 [1]	税金の控除・免除 [1]
対象者	身体障害者手帳・療育手帳取得者及びその介護者	身体障害者手帳，療育手帳，精神障害者保健福祉手帳取得者やその家族
内容	公共交通機関運賃・有料道路料金割引，タクシー乗車料金助成等	所得税・住民税等の控除，軽自動車税・自動車税・自動車所得税の免除
窓口	各交通機関 市区町村障害福祉担当課等	税務署 市区町村課税担当課等
備考	・手帳の種類や等級により利用できる対象者が異なる． ・自治体によっては精神障害者保健福祉手帳で公共交通機関運賃割引や助成が受けられる場合がある．	・手帳の等級などで控除や免除が受けられる税の種類や控除額が異なる．

5. 日常生活に関する制度 [1]

制度名	日常生活用具の給付	補装具の交付・修理
対象者	身体障害者手帳・療育手帳取得者,「障害者の日常生活及び社会生活を総合的に支援するための法律」に定められている難病等に該当する方	身体障害者手帳取得者,「障害者の日常生活及び社会生活を総合的に支援するための法律」に定められている難病等に該当する方
内容	障害のある方に対し,障害の種類と程度に応じて各種用具(頭部保護帽・電気式たん吸引器等)を支給	身体障害のある方の失われた部分を補い,日常生活を円滑に行うために必要に応じて障害に適応した用具(車いす・座位保持装置等)の交付,修理
窓口	市区町村の障害福祉担当課	
備考	・頭部保護帽の場合,自治体によっては精神障害者保健福祉手帳取得者や診断書で申請可能な場合がある.	・難病等に該当する方の場合,特殊疾病による障害により継続的に日常生活又は社会生活に相当な制限を受ける程度の方が対象.

制度名	障害福祉サービス　障害児通所支援
対象者	・身体障害者手帳・療育手帳・精神障害者保健福祉手帳所持者,難病の方,自立支援医療(精神通院医療)受給者,精神障害の方(18歳以上で医師の断書所持者),発達障害の方(18歳未満で医師の診断書所持者),特別児童扶養手当受給者,特別支援学校(学級)就学児童
内容	【障害福祉サービス】 ・訪問系サービス(居宅介護,行動援護等) ・日中活動系サービス(療養介護,生活介護,就労継続支援A型・B型等) ・居住系サービス(共同生活援助(グループホーム)等) 【障害児通所支援】　児童発達支援　放課後等デイサービス等
窓口	市区町村の障害福祉担当課

6. 就労相談窓口 [4]

　病気や障害のために一般就労に不安や困難さがある場合,何からはじめればいいのかわからない場合は,下記窓口へ相談.下記以外に,障害者相談支援事業所,難病相談支援センター等でも就労の相談をすることができる.

機関名	内　容
ハローワーク	希望する障害者の求人登録を行い,専門職員や職業相談員が障害の種類・程度に応じた職業相談・紹介,職場定着指導等実施
地域障害者職業センター	障害者に対して,職業評価,職業指導,職業準備訓練,職場適応援助等の専門的な職業リハビリテーション,事業主に対する雇用管理に関する助言等実施
障害者就業・生活支援センター	障害者の身近な地域において,雇用,保健福祉,教育等の関係機関の連携拠点として,就業面及び生活面における一体的な相談を実施

❖ 文献・資料

1) 静岡市:平成28年度版障がい者(児)福祉のしおり.
http://www.city.shizuoka.jp/000687400.pdf

2) 静岡市:2016精神保健福祉のしおり.
http://www.city.shizuoka.jp/000729110.pdf

3) 高橋芳樹(監・編),精神障害年金研究会(著):障害年金請求援助・実践マニュアル―精神障害者の生活を支えるために.中央法規出版,2013.

4) 井上有史,他(編):てんかんテキスト―てんかんと向き合うための本.南江堂,2012.

[国立病院機構静岡てんかん・神経医療センター
医療福祉相談室]

橋本睦美

第4章　稀少てんかんの治療とケア　｜　2　ケアとサポート

2-6　小児慢性特定疾病と指定難病

EPILEPSY

ポイント　「児童福祉法」改正と「難病の患者に対する医療等に関する法律」が国会で可決され，2015年から新制度が施行された．児童期発症の慢性疾患で長期にわたり生命を脅かし生活の質を低下させ医療費負担も高額な700超の疾病が，小児慢性特定疾病として認定され，一定以上の重症度を示す18歳未満の患児が医療費助成の対象となった．一方，発病機構が不明で治療方法が確立しておらず長期療養が必要な稀少疾患（人口の約0.1％程度）で客観的な診断基準がある300超の疾患が，指定難病として認定され，一定以上の重症度を示す患者が医療費助成の対象となった．両制度とともに未認定疾患の追加作業が継続的に行われている．

概念・定義

　法制化と対象患者数の増加を目指して，小児慢性特定疾患と難病の制度改革が進められた．2014（平成26）年第186回通常国会において，児童福祉法の改正と「難病の患者に対する医療等に関する法律案」が国会で可決され，2015年1月から新制度が施行された．小児慢性特定疾病（「疾患」が「疾病」に変更）では，14疾患群の704告示疾病と56包括病名が対象となり，年間約15万人の患児が医療費助成を受けると試算される．一方，指定難病では306疾病が認定され，重症度が中等症以上の患者が医療費の公費負担を受けられるようになった．

小児慢性特定疾病

1. 旧制度（小児慢性特定疾患治療研究事業）から新制度へ

　まず1968（昭和43）年度，先天性代謝異常症に対する医療費助成事業が開始された．1974（昭和49）年度には個別に実施されていた疾患別事業が統合され，糖尿病，膠原病，慢性心疾患，内分泌疾患を加えた9疾患群を対象とした「小児慢性特定疾患治療研究事業」が創設された．1990年（平成2）年，神経・筋疾患が加わり10疾患群となった．稀少てんかん関連では，乳児重症ミオクロニーてんかん，West症候群，Lennox-Gastaut症候群，結節性硬化症等が含まれていた（疾患名は告示病名で表記）．2005（平成17）年，児童福祉法改正により事業が法制化され，慢性消化器疾患も加わり11疾患群となった．大臣告示により対象疾患・基準が定められ，一定の重症度以上，高額な医療費が必要な患児を対象とすることになった．2014（平成24）年，対象疾患数が514疾患と患者数は約11万人だった．

　厚生労働者研究班などで対象疾患の見直しが議論され，2013（平成25）年12月，「社会保障審議会児童部会小児慢性特定疾患児への支援の在り方に関する専門委員会」が「慢性疾患を抱える子どもとその家族への支援の在り方（報告）」をまとめた．これをふまえて，2014（平成26）年第186回通常国会に「児童福祉法の一部を改正する法律」が提出され，同5月23日可決成立，5月30日交付，2015（平成27）年1月1日から施行された．これに伴い予算措置も従来の裁量的経費から義務的経費に変更された．疾患群の整理も行われ，血液・

2-6．小児慢性特定疾病と指定難病　**241**

免疫疾患群が血液疾患群と免疫疾患群に分けられ，先天異常症候群と皮膚疾患群が追加され，計14疾患群となった．神経・筋疾患群も43疾病が加わり65疾病となった．全部で704告示疾病と56包括病名が対象となり，年間約15万人が医療費助成を受けると試算される．

2. 助成の実際

小児慢性特定疾病（以下，小慢）は表1の4条件を満たす疾病で，一定以上の重症度を示す18歳未満の患児が医療費助成の対象となる．引き続き治療が必要と認められた場合は20歳未満の患者も対象となる．表2に稀少てんかん関連の認定疾病を列記した．

小慢指定医（該当疾病の診療経験を有し，学会が認定する専門医資格をもっているか，都道府県等が実施する小慢指定医講習会を受けた医師）が

記入した小慢医療意見書を準備して，都道府県，指定市，中核市に申請する．有効期限は1年で毎年更新が必要である．対象疾病に付随して発生した傷病に対する小慢指定医療機関（薬局，訪問看護ステーション等を含む）で行われた医療費のうち，所得に応じた額（最大15,000円）を上限とし，その2割を自己負担金として支払う．1か月の支払い額が上限額に達した時点で支払いは免除される．

新制度には，都道府県・指定都市・中核市が実施主体となる自立支援事業も盛り込まれた．予算的問題から必須事業は今のところ「相談支援」のみであり，療育相談指導事業，ピアカウンセリング事業（慢性疾患児既養育者による相談支援）が進められている．任意事業として日常生活支援事業，就職支援事業，介護者支援事業等が検討されている．

3. 問題点と課題

小慢での医療費助成は原則18歳（一部で20歳）までで，指定難病に認定されていない疾病では成人期に助成を受けられない．成人期にも医療を必要とする小慢対象疾病の指定難病認定が望まれる．移行期医療（トランジション）を適正化するため，小慢でもツール開発，研修パッケージ化，モデル構築が検討され，先天性心奇形，先天性腎奇

表1　小児慢性特定疾病の認定要件

児童期に発症する疾病で 1)〜4)の 4 要件を満たす
1)慢性に経過する
2)生命を長期にわたって脅かす
3)症状や治療が長期にわたって生活の質を低下させる
4)長期にわたって高額な医療費の負担が続く

表2　稀少てんかん関連の認定疾病

＊疾患名は告示病名で表記，1)〜3)は疾患群名称，a)〜h)は大分類名称，数字は各疾患群での細分類番号をそれぞれ示す．

1)神経・筋疾患

a) 脳形成障害：4 滑脳症，5 裂脳症，6 全前脳胞症，7 中隔視神経形成異常症（ドモルシア症候群）等．
b) レット症候群(11)．
c) 神経皮膚症候群：12 結節性硬化症等．
d) 難治てんかん脳症：46 乳児重症ミオクロニーてんかん，47 点頭てんかん（ウエスト症候群），48 レノックス・ガストー症候群．
e) 進行性ミオクローヌスてんかん：49 ウンフェルリヒト・ルントボルク病，50 ラフォラ病．
f) 脳の鉄沈着を伴う神経変性疾患：55 乳児神経軸索ジストロフィー等．
g) ラスムッセン脳炎(61)．
h) 難治頻回部分発作重積型急性脳炎(62)．

2)先天性代謝異常

a) ミトコンドリア病：56 ミトコンドリア DNA 突然変異（MERRF を含む）等．
b) 糖質代謝異常症：73 グルコーストランスポーター1(GLUT1)欠損症等．
c) ライソゾーム病：84 シアリドーシス，85 ガラクトシアリドーシス，90 ゴーシェ病，101 神経セロイドリポフスチン症等．

3)染色体又は遺伝子に変化を伴う症候群（疾患群名と大分類名が共通）

9 アンジェルマン症候群，15 常染色体異常（環状 20 番染色体症候群を含む）等．

形等でのモデル事業が試行中である．なお小慢と指定難病の両方の認定を受けている病気の名称・診断基準に若干の相違が存在するため，現在，記載の統一が図られている．

小慢申請に伴う経費や事務手続きを回避するため，自治体による個別の乳幼児医療費助成制度を利用するケースが従来から多く存在し，登録データが不完全となり治療研究に役立てることが困難となっている．小慢と指定難病を連携させたオンライン登録システムの構築が進められ，個人情報保護や各医療機関の電子カルテとの連携等を解決する必要があるが，将来的には信頼性の高いデータベース構築が期待される．

指定難病

1. 旧制度から新制度へ

日本の難病対策は，昭和30年代後半に各地で大流行した「腹部症状を伴う亜急性脊髄・視神経・末梢神経障害(subacute myelooptic neuropathy)，スモンに対する原因究明活動」を嚆矢とする．スモンが整腸薬キノホルムの長期大量投与により惹起されることが明らかとなり，医療費扶助も実現した．1971(昭和46)年4月，旧厚生省内に難病対策プロジェクトチームが設置され，1972(昭和47)年10月「難病対策要綱」がまとめられ，スモンを含む8疾患を対象に特定疾患調査研究事業が開始された．うち4疾患が治療研究事業の対象となり医療費助成が行われた．調査研究事業と患者救済を含む世界に類を見ない独創的な制度であった．その後，対象疾患数は漸増したが，1997(平成9)年，選定基準に「希少性」が盛り込まれ，概ね国内患者数5万人未満が基準となった．2009(平成21)年の段階で，特定疾患調査研究事業の対象が130疾患，そのうち特定疾患治療研究事業の対象が56疾患であった．

2011(平成23)年9月から難病対策事業の見直しが開始され，2013(平成25)年1月，難病対策委員会により「難病対策の改革について(提言)」がまとめられた．これをふまえて，2014(平成26)年第186回通常国会に「難病の患者に対する医療等に関する法律案」(いわゆる難病法)が提出

され，同5月23日可決成立，5月30日交付，2015(平成27)年1月1日から施行された．対象疾患は，厚生労働省指定難病検討委員会での議論をもとに厚生科学審議会疾病対策部会で選定される．現在，306疾病が認定されている．

2. 助成の実際

難病および指定難病の要件を表3に示す．指定難病は，難病の中で患者数が一定数を超えず，客観的な診断基準が揃っており，重症度が一定程度以上であることが必須である．稀少てんかん関連の指定難病は表4に列記した通りで，厚生労働科学研究費補助金「希少てんかんレジストリ」研究班の尽力により多くの疾患が認定された．重症度分類には，精神保健福祉手帳診断書における「G40てんかん」の障害等級判定区分，障害者総合支援法における障害支援区分における「精神症状・能力障害二軸評価」，Pediatric Cerebral Performance Category Scale(PCPC)，等が用いられる．

難病指定医(学会が認定する専門医資格と難病診療の経験を有し，知事が行う研修を受けるなど)が診断基準と重症度に関する判定を記入した臨床個人調査票を準備して，都道府県に申請する．更新申請の場合は，専門医資格をもたない協力難病指定医による書類記載も可能である．基本的に診断基準と重症度分類をともに満たせば認定され，受給者証が発行される．指定医療機関(薬局，訪問看護ステーション等)で行う医療費が助成対象となり，有効期限は1年で毎年更新が必要である．軽症者でも高額な医療を継続することが必要な患者(月ごとの医療費総額が33,330円を超える月が

表3　難病および指定難病の認定要件

難病：1)〜4)の4要件を満たす
1)発病の機構が明らかでない
2)治療方法が確立していない
3)稀少な疾患である
4)長期の療養を必要とする

指定難病：上記の1)〜4)に加えて5)6)を満たす
5)患者数がわが国において一定の人数(人口の約0.1%程度)に達しない
6)客観的な診断基準(またはそれに準ずるもの)が成立している

表4　稀少てんかん関連の指定難病

＊疾患名は告示病名で表記，1)〜7)カテゴリーはあくまでも筆者の私見，病名前数字は告示番号を示す．

1) 先天性代謝異常
　　19 ライソゾーム病，21 ミトコンドリア病，248 グルコーストランスポーター1(GLUT1)欠損症など．
2) 染色体または遺伝子に変化を伴う症候群
　　150 環状 20 番染色体症候群，152 PCDH19 関連症候群，156 レット症候群，197 1p36 欠失症候群，
　　201 アンジェルマン症候群．
3) 脳形成異常
　　134 中隔視神経形成異常症・ドモルシア症候群，135 アイカルデイ症候群，136 片側巨脳症，
　　137 限局性皮質異形成，138 神経細胞移動異常症．
4) 神経皮膚症候群
　　157 スタージ・ウェーバー症候群，158 結節性硬化症．
5) 難治てんかん
　　140 ドラベ症候群，141 海馬硬化を伴う内側側頭葉てんかん，142 ミオクロニー欠神てんかん，
　　143 ミオクロニー脱力発作を伴うてんかん，144 レノックス・ガストー症候群，145 ウエスト症候群，
　　146 大田原症候群，147 早期ミオクロニー脳症，148 遊走性焦点発作を伴う乳児てんかん．
6) 脳症・脳炎
　　129 けいれん重積型(二相性)急性脳症，149 片側けいれん・片麻痺・てんかん症候群，
　　151 ラスムッセン脳炎，153 難治頻回部分発作重積型急性脳炎．
7) その他
　　154 徐波睡眠期持続性棘徐波を示すてんかん性脳症，155 ランドウ・クレフナー症候群，
　　309 進行性ミオクローヌスてんかん．

年 3 回以上)は医療費助成の対象となる「軽症高額」制度もある．

　指定難病の公的扶助は医療費助成が主であるが，障害者自立支援法が改定されて「障害者の日常生活及び社会生活を総合的に支援するための法律」(障害者総合支援法)に変更されたことに伴い，2013(平成 25)年 4 月から同法の定める障害児・者の対象に難病等が加わり，難病患者にも障害福祉サービスの公費負担が開始された．

3. 問題点と課題

　小慢との連携，オンライン登録システム構築は小慢で記載した通りで，現在も未認定疾患の追加認定作業が継続中である．

　以前は厚生労働省科学研究費を用いて難治性疾患政策研究事業と同実用化研究事業が行われてきた．2015(平成 27)年 4 月，国立研究開発法人・日本医療研究開発機構(Japan Agency for Medical Research and Development：AMED)が設立され，政策研究事業(疫学調査，診療ガイドライン作成)は厚生労働省科学研究費で進められ，病態解明を含む治療法開発の研究は AMED が担うことになった．日本では世界に先駆けて難病制度が確立

されたにもかかわらず，国際協力研究の点では遅れをとっており，今後，AMED を通じた国際的な協働が期待される．2015(平成 15)年 7 月，AMED は，確定診断がなされていない患者で病因・病態を解明することを目的とした「未診断疾患イニシアチブ(Initiative on Rare and Undiagnosed Diseases：IRUD)」を立ち上げた．全国の難病医療拠点のネットワーク化が期待される．

❖ 参考文献

・日本小児科学会(監)，国立成育医療研究センター小児慢性特定疾病情報室(編)：小児慢性特定疾病 診断の手引き．診断と治療社，2016.
・五十嵐隆：小児の難病対策の推進案．新たな小児慢性特定疾病対策．公衆衛生 2016；80：401-405.
・葛原茂樹：日本の難病対策の歴史と新たな難病対策．公衆衛生 2016；80：390-399.
・大山昇一：小児慢性特定疾病および難病の新たな医療費助成制度．小児科 2015；56：1917-1926.

[淑徳大学看護栄養学部看護学科]

林　雅晴

第 5 章

稀少てんかん Q&A

ここでは，医療者からよく受ける質問，患者からよく受ける質問をカテゴリーに分け紹介します．

A. 検査・遺伝に関連する Question

B. 診断についての Question

C. 治療についての Question

D. 社会・福祉・助成についての Question

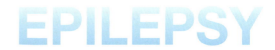

A. 検査・遺伝に関連する Question

1. 患者から

Q1 長男が原因不明のてんかんで治療中です．精神運動発達遅滞も認めます．第2子を計画中ですが，疾患が遺伝する可能性はどうでしょうか？

A てんかんは多くの場合は多因子遺伝で，同胞の罹患は数パーセント以下ですが，原因によっては親子や同胞で罹患します．主治医に相談して，遺伝カウンセリングを受けていただくとよいでしょう．染色体や遺伝子検査が必要な場合もあります．

Q2 てんかんで治療中の成人です．挙児を希望しているのですが子どもにてんかんが遺伝しますか？

A てんかんの多くは男女にかかわらず遺伝することはありません．しかし，少数(1〜2%)ですが遺伝性があるてんかんもあります．遺伝性があるかどうかは正確なてんかん診断が必要です．主治医もしくはてんかん専門医にご相談ください．

Q3 結節性硬化症の過誤腫はがん化するでしょうか？

A 過誤腫は臓器を構成する細胞が過剰増殖した状態で，がんのような急激な増大や周囲構造への浸潤・破壊は生じません．結節性硬化症ではまれに腎細胞がんを合併することはありますが，過誤腫ががん化することはありません．

Q4 難治性てんかんで治療中ですが，主治医の先生から脳磁図(MEG)をやってはどうかといわれました．MEG はどこで検査できるのでしょうか．何がわかるのでしょうか？

A MEG 検査は脳の表面から出る磁場活動を検出する検査です．磁場は，骨や皮膚等の電気的障害物を通過するために，微細な電気活動も計測できる利点があり，てんかん発作の焦点を詳細に決定することができます．日本国内では十数か所の施設で検査が可能です．

Q5 てんかん外科治療を勧められ，検査入院予定です．どのような検査で，どのくらいの期間がかかりますか？　費用は？

A 長時間ビデオ脳波モニタリングのほか，必要に応じて MRI や PET，神経心理検査等が行われます．入院期間は施設によって異なりますが，概ね7日から21日間程度で，費用は検査や入院期間で異なりますが，約2週間の入院で1割負担の方は5〜7万円，3割負担は15〜20万円です．高額療養費制度を利用することで，さらに負担が軽減される場合があります．

246　第5章　稀少てんかん Q&A

2. 医療者から

Q6 体細胞モザイクとは何ですか？

A 一個体内に遺伝学的に異なる2種類以上の細胞が存在する状態で、通常、接合後に一部の細胞に変異が生ずることに起因します。多くの疾患で体細胞モザイクが病気の発現に関与していると想定されています。ただし、女性ではX染色体に不活化が起こるため、X染色体上の遺伝子発現は、細胞ごとにどちらか一方のアレルに由来しています。つまり、*PCDH19*関連症候群の場合のように、X染色体上の遺伝子にヘテロ接合変異が存在すると、それが生殖細胞変異であっても、その遺伝子発現については正常と異常、2種類の細胞が一個体内に存在することとなり、体細胞モザイクと同じ状態となります。

Q7 グルタミン酸受容体抗体はどんな意義があるのですか？

A グルタミン酸受容体(GluR)は、イオン透過型と代謝型に大きく分類され、イオン透過型には、AMPA型GluR、NMDA型GluR、GluRD2等があり、NMDA型GluRを構成するサブユニットにはGluN1、GluN2B等があります。サブユニットごとに発現時期や発現部位が変化しますので、どのGluRサブユニットに対する抗体かによって、あるいは時期によって意義が異なります。NMDA型GluRに対する抗体の機能としては、NMDA型GluRの内在化機能がわかっており、NMDA型GluRに対する拮抗作用を呈し、種々の神経疾患で高次脳機能等の抑制をもたらします。

Q8 てんかんの遺伝子検査・診断の適応は？

A 現時点で臨床的に必須、あるいはそれに近い状況にあるものは、進行性ミオクローヌスてんかん等、原因疾患の診断に有用な場合のほか、*PCDH19*関連症候群の*PCDH19*(診断に必須)、Dravet症候群の*SCN1A*(診断・治療薬選択に重要)があげられます。ただし、てんかんの遺伝子研究の進歩は急速で、早期発症てんかん性脳症をはじめ、数多くの責任遺伝子が日々同定されています。複数の遺伝子ではすでに薬剤選択や予後予測が可能となりつつあり、将来的に数多くのてんかんでこれが可能となることが期待されています。

Q9 発作間欠期で、てんかん焦点では糖代謝や血流が必ず低下していますか？

A 内側側頭葉における発作焦点が18F-FDG PETや脳血流SPECTにおいて発作間欠期にもかかわらず高集積を呈するという報告がまれにあり、原因として潜在性の発作(まれに頭皮上脳波でも捉えられない発作もある)が静脈投与時期の近くで起こっていたと考えられています。この場合、側性の判定を逆に間違えるということが起こり得ます。また、内側側頭葉てんかんは両側性である場合や、他領域の大脳皮質の発作焦点に合併していることもあり、臨床情報とあわせ、他検査と総合評価を行うことが重要です。

Q10 精神遅滞を合併したてんかんにおけるマイクロアレイ染色体検査の適応は？

A マイクロアレイ染色体検査は，通常の染色体 G 分染法と比べて染色体異常の検出頻度が格段に高い検査です．マイクロアレイ染色体検査の適応となる状態として，特異顔貌，多発性小奇形があります．原因不明の知的障害や自閉症も検査の対象になります．しかし，高額な検査で保険収載されていないので，費用の面で担当医と相談が必要です．

B. 診断についての Question

1. 患者から

Q11 茶色いあざ(カフェオーレ斑)がたくさんあります．これは何でしょうか？

A カフェオーレ斑が多発する場合，神経線維腫症等が考えられます．神経線維腫症には遺伝性の場合と突然変異の場合があります．腫瘍合併症例があり，専門医の診察を受けていただく必要があります．カフェオーレ斑以外に症状がほとんどないこともあります．

Q12 ダウン症候群をもつ乳児が最近，急にぴくっと体を動かすようになりました．てんかんではないでしょうか？

A ダウン症候群では，乳児期に West 症候群(別名：点頭てんかん)という難治のてんかんを，数 % の患者さんで起こすことがあります．特徴的な発作があれば，診断のために脳波検査も行います．早めに病院で相談してください．

Q13 4 か月になる息子がばんざいのような動きを繰り返すようになりました．元気でうれしいのですが，あやしても笑わなくなり，心配です．病気でしょうか？

A 点頭てんかん発作が疑われますので，まず近くの小児科専門医に診ていただきましょう．点頭てんかん発作以外にも乳児の場合には身震い発作や乳児良性ミオクローヌス等の，より良性の発作もあります．その鑑別には長時間ビデオ脳波検査が必要なこともあります．

Q14 10 歳の息子は，急にボーッとして動きが止まり，声をかけても返事をしません．口をもぐもぐさせることもあります．その前に何となくおなかが気持ち悪いそうです．小さいときに熱性けいれんを何度も繰り返し，入院したこともあります．何かの病気でしょうか？

A 病気の可能性があります．かつて熱性けいれんを反復したことと症状から，特にてんかんという病気が疑われ，その診断には脳波検査が必要になります．緊急に病院受診は必要ないですが，症状を何度も繰り返す中では，ケガの機会も増えるので，てんかんという病名を恐れずに近いうちに受診しましょう．特に側頭葉というところに病気の原因がある場合にはこのような症状が生じることがあります．

Q15 1歳の娘は5か月の時から何度も熱があるときにひきつけを繰り返していますが，脳波に異常はなく，歩いており，熱性けいれんといわれています．ほかのてんかんの心配はないのでしょうか？

A ひきつけの総回数5回以上，持続5分以上，半身けいれん，入浴による誘発，等の特徴を複数有する場合には，Dravet症候群という特殊なてんかんである可能性があり，小児てんかん専門医に相談するといいでしょう．

2. 医療者から

Q16 Dravet症候群を疑う女児がいますが，*SCN1A*の異常はないようです．*PCDH19*解析はやるべきでしょうか？

A Dravet症候群の多くは*SCN1A*異常に起因しますが，*PCDH19*，*SCN1B*，*SCN2A*，*GABRG2*，*GABRA1*，*STXBP1*等他の遺伝子異常との関連も報告されています．*PCDH19*関連症候群は厳密にはDravet症候群とは異なる表現型ですが，初期に鑑別が困難なことが少なくありません．*SCN1A*が正常でも，*PCDH19*をはじめ他の遺伝子解析を考慮してよいと考えられます．

Q17 生後1か月の元気な赤ちゃんですが，ときどき手や目，口をピクピクさせています．ときどき顔色も悪くなります．遊走性焦点発作を伴う乳児てんかん(EIMFS)なのでしょうか？ 鑑別と診断方法は？

A 鑑別は，jitteriness，睡眠時ミオクローヌス，てんかん，低血糖，低カルシウム血症，低ナトリウム血症であり，発作時脳波で発作中に脳波焦点が対側または同側の離れた部位に移動し，多様な焦点性運動発作を示すなら本症を疑います．

Q18 生後1週間の赤ちゃんが覚醒しているのに，しばしば手足がピクピクします．早期ミオクロニー脳症なのでしょうか？ 鑑別と診断方法は？

A 鑑別は，jitteriness，てんかん，低血糖，低カルシウム血症，低ナトリウム血症，髄膜炎，脳炎，頭蓋内出血であり，脳波検査(特に睡眠時)でサプレッション・バーストがあり，不規則で部分的，ばらばらで同期しないerratic myoclonusがあれば本症を疑います．

Q19 7歳の小学校普通学級の2年生の男の子．1年前からしばしば全身けいれんがあり，最近授業についていくのが困難になり，鉛筆や箸をもつときに手がピクピクします．鑑別と診断方法は？

A 全身けいれん，ミオクローヌス，知的退行から進行性ミオクローヌスてんかん症候群が疑われ，6歳発症という点でneuronal ceroid lipofuscinosis小児型，DRPLA小児型，Gaucher病III型，MERRFの鑑別となります．視力，ERG，骨髄検査，血液・髄液の乳酸に異常がなければDRPLAが疑われ，MRI矢状断で橋被蓋部のやせがあれば疑いが強まり，遺伝子検査を行います．

第5章 稀少てんかんQ&A

稀少てんかんQ&A　**249**

Q20 生後 1 週間の新生児に睡眠時脳波で suppression-burst パターンを認めましたが，鑑別すべき疾患には何があるでしょうか？

A てんかんでは大田原症候群や早期ミオクロニー脳症が鑑別に上がりますが，脳形成異常や非ケトン性高グリシン血症等代謝異常症が背景にある可能性もあります．非典型的パターンは虚血性低酸素性脳症等の各種脳障害でも非特異的に認められるのでこれも鑑別すべきでしょう．

C. 治療についての Question

1. 患者から

Q21 難治てんかんですが，てんかん外科手術で治せないでしょうか？

A 難治てんかんの一部は，てんかん外科手術で治せます．そのため，手術が効きそうかどうかを詳しく調べる必要があります．お薬で発作がなかなか治まらない場合には，主治医によく相談し，てんかん外科手術の可能性を考えてもらいましょう．

Q22 手術を検討する適切な時期はあるでしょうか？

A てんかん発作の抑制困難と発達遅滞が手術適応を決める要素になります．発達遅滞を防ぐためには，脳の可塑性を考慮し，早期の手術が必要です．半球離断術であれば 1 歳未満，多脳葉切除または離断術では 3~4 歳までの判断が求められます．

Q23 てんかんのある人のリハビリテーションはどのようにするのですか？

A 幼児期には療育を行う中で身体機能や日常生活動作の向上を図っていきます．学童期には学校生活の中で身体機能や知的機能を伸ばしていきます．成人期には作業療法を中心とした機能訓練と，職業訓練が主体となっていきます．

Q24 手術による精神症状や後遺症が心配ですが，外科治療は受けてよいでしょうか？

A 手術後に精神症状や後遺症が生じる可能性は高くはありませんが，ゼロではありません．手術する脳の部位や，手術の方法によっても異なります．手術のメリット，およびリスクを十分に理解したうえで外科治療を受けるかどうかを判断することが大切です．

Q25 難治なてんかん児で薬が効かず，手術もできないといわれました．ほかに方法がないでしょうか？

A 薬剤抵抗性の West 症候群症例では，ACTH 療法，ケトン食等を検討します．薬剤抵抗性の焦点発作症例の中で免疫介在病態が推測される場合には，メチルプレドニゾロンパルス治療等が検討されます．切除手術はできなくても迷走神経刺激療法という方法もあります．

2. 医療者から

Q26 「てんかん性脳症」とは何ですか？

A てんかん性脳症とは，2006 年の改定 ILAE 国際分類レポート案で承認された概念で，2010 年国際てんかん分類案で以下のように定義されています：認知・行動障害に関して，てんかん性活動そのものがてんかんの基礎疾患(例：皮質形成異常，等)単独で予想されるよりも重篤な障害を引き起こす原因となり，しかもこれらの障害が経時的に悪化しえるという概念を表現したものである．この認知・行動障害は，全般的な場合も選択的となることもあるし，重症度も様々である．一部の特定の症候群(West 症候群や Lennox-Gastaut 症候群等)はしばしばてんかん性脳症とよばれるが，発作とてんかんによる脳症の影響は，他のあらゆる型のてんかんにも関連して生じる可能性がある．

Q27 紹介すべき外科治療の適応患者をどのように判断したらよいでしょうか？

A 原則的に，抗てんかん薬を 2，3 剤使って発作が治まらない患者全員に対して外科治療の可能性を考えます．長時間ビデオ脳波検査，てんかん用 MRI，PET 等の検査が必要ですが，自施設で困難であれば，てんかん専門施設にご紹介ください．

Q28 限局性皮質異形成や異形成性腫瘍の手術適応と手術リスクを教えてください．

A それらの病変による焦点てんかんの発作が適切な抗てんかん薬 2 剤で抑制されておらず，それらの病変を切除しても永続する神経学的合併症の出現リスクが低いと予想される場合には手術治療が勧められます．術後に 3 か月以上遷延する神経学的合併症のリスクは過去の文献レビューで約 5% と報告されています．一次運動野や一次視覚野ではそのリスクが高くなります．

Q29 発作群発がコントロールできず困っています．どのように管理したらよいですか？

A Dravet 症候群，*PCDH19* 関連てんかん，前頭葉てんかん，皮質形成異常に伴うてんかん等の検索・鑑別が必要です．抗てんかん薬の調整以外に，ジアゼパム坐剤やジアゼパム内服が発作群発を短縮化させることがあります．病因によっては外科治療の可能性も検討します．

Q30 成人難治てんかんですが，ケトン食を試みることは可能ですか？

A 小児でよく行われるケトン食（強い糖質制限と高脂肪食）は成人では継続困難なことが多く，食事制限を緩和した修正アトキンス食や低炭水化物指数食が成人向きです．てんかんの食事療法を行っている専門病院に相談しましょう．

Q31 新生児の潜在発作(subclinical seizures)に対する治療は積極的に行うべきでしょうか？

A 現在まで，新生児の潜在発作に対する積極的な治療が患児の長期予後を改善するというエビデンスはありません．血圧低下のようなバイタルサインの変化を伴う場合に治療を考慮するのが，一般的と思われます．

D. 社会・福祉・助成についての Question

1. 患者から

Q32 てんかんで診てもらっている主治医に精神障害者保健福祉手帳の診断書を依頼したところ，「精神科医ではないので書けない」といわれてしまいました．精神科医じゃないと診断書は書けないのでしょうか？

A てんかんで精神障害者保健福祉手帳の申請を希望する場合は，主治医であれば精神科医でなくても診断書の作成が可能です．ただし，自立支援医療（精神通院医療）も一緒に申請する場合は，主治医が在籍する医療機関が自立支援医療（精神通院医療）の指定医療機関である必要がありますので，ご注意ください．

Q33 希少難病は，同じ疾患の経験のある医師，患者との出会いが困難ですが，どうしたらよいのでしょうか？

A 疾患群によりますが，今はかなり多くの患者会ができていますので，患者会に参加することで，関係している医師も患者会を通して出会うことができると思います．また，同じもしくは類似の疾患の患者さんとの出会いは，医療者ではできない支援となると思いますので，そういう大勢の人の集まりに抵抗のある方もあるかとは思いますが，思い切って参加することが新たな出会いにつながるかもしれません．下記の「難病の子ども支援全国ネットワーク」のホームページでは多くの参加団体の中から情報も得られますし，またお友達を探せるサイトもありますので，参考になると思います(http://www.nanbyonet.or.jp)．

Q34 小児患者は手続きが簡便な乳幼児医療費助成を受け，成人になったら指定難病の申請を行えばよいと思いますが，小児慢性特定疾病を申請する意味はあるのでしょうか？

A 小児慢性特定疾病（小慢）は指定難病に比べて，医療費助成において，人工呼吸器装着時を含めた自己負担の上限額，入院時の食事療養費等で優遇されており，小児慢性指定疾患申請は18歳まではメリットがあります．

Q35 学校で発作が起こった時，抗てんかん坐薬を学校で入れてほしいのですが，依頼するための条件を教えてください．

A 教員による，抗てんかん薬座薬の使用は，これまではあくまでも緊急対応としての位置づけでしたが，文部科学省から，学校におけるてんかん発作時の座薬の使用に関する通達が出され，学校において教員が座薬の挿入を行うことに対して，医師法に違反するものでないことが，明示されました．依頼する条件は4つであり，①医師からの事前の指示があること，②保護者からの依頼があること，③本人確認ができること，③使用後は医療機関を受診させること，などが実施上の条件とされています（文部科学省初等中等教育局健康教育・食育課からの通達，平成28年2月29日）．実際には以下の条件も必要です．⑤家庭でも使用経験があり，安全に使用できることが確認できていること．⑥発作のどのタイミングで使用するのかの判断はむずかしく，事前に医師やご家族と十分な打ち合わせが必要である．⑦判断が困難な場合は，医療機関への搬送を急ぐべき．このような条件の確認か必要です．

2. 医療者から

Q36 稀少てんかんは診断が困難なものが多く，また専門医との連絡が困難ですが，どうしたらよいのでしょう？

A 必要な検査等について積極的に考えることが大切とは思いますが，診断がなかなかむずかしいようでしたら，近くの小児神経専門医に紹介してみるのも一つの方法かと思います．小児神経学会には小児神経専門医の名簿もありますので，参考にしてください（http://child-neuro-jp.org/visitor/sisetu2/senmon_simeilist/map_simei.html）．てんかん学会のホームページにはてんかん専門医名簿もあります．

また，個々の疾患についてはそれぞれの診断専門施設がありますので，たとえば代謝疾患が疑われるようなら日本先天代謝異常学会の精密検査施設情報が参考になるかもしれません（http://jsimd.net/iof.html）．

Q37 てんかん専門看護師を育成したいのですが，どのように取り組んだらよいでしょうか？

A 各種の専門看護師や認定看護師は，日本看護協会がその資格を規定し，認定していますが，てんかん専門看護師の認定はまだありません．現在は静岡や新潟のてんかんセンターにおいて，院内認定として，てんかん専門看護師の認定が行われています．一定の教育スケジュールを設定し，それぞれの機関においてすでに活発に活動されています．今後このシステムが全国のて

んかんセンターなどにおいて，広がっていくことが期待されています．

Q38 看護師と連携していくうえでの注意点を示してください．

A ①そのてんかん患者の全体的な情報とリスクを共有しておくこと，②患者のネガティブな心理面を共有しておくことがポイントです．
①てんかん患者の全体的な情報とリスク：その患者のてんかんと発作時の対応のポイントを共有しておくことが最も重要です．特に発作観察のための入院においては，きわめて重要です．入院中の入浴時の発作への注意や発作時の突然死のリスクなどの共有は必ず行ってください．
②ネガテイブな心理面：患者は一般社会においててんかんへのネガティブな視線を経験してきています．服薬行動など日常的な取り組みにも，ポジティブに声かけするなどの心理面の配慮を，看護職と共有しておくことは重要です．

索　引

■ 和文索引

■ あ
アフィニトール®··············104
アポトーシス··············4
亜硫酸酸化酵素欠損症··············171

■ い
イオンチャネル··············3
閾値効果··············114
異形成性腫瘍··············139
移行期医療··············242
異所性灰白質··············89
一次聴覚野··············67
遺伝カウンセリング··············168, 220
遺伝学的検査··············165, 220
遺伝子パネルシークエンス··············165
遺伝子変異··············41
移動する脳波焦点··············42
伊藤白斑··············100
インフォームド・コンセント··············168

■ え
エキスパートオピニオン··············193, 194
エクソーム··············5, 165
エベロリムス··············204

■ お
大田原症候群··············35, 125

■ か
介在ニューロン病··············134
外性器異常を伴う X 連鎖性滑脳症
··············133
ガイドライン··············193, 194
海馬硬化··············79
海馬硬化症··············29, 210
海馬硬化症を伴う内側側頭葉てんかん
··············79
海綿状血管腫··············30
滑脳症··············132
癌カスケード··············4
癌関連遺伝子··············6
看護··············224
緩徐性棘徐波複合··············156
感染症··············142

■ き
眼底検査··············71
顔面ポートワイン斑··············105
緩和的手術··············209

■ き
記憶··············174
稀少難治てんかん··············165, 186
キニジン··············41
機能障害··············214
急性期異常··············179
急性症候性発作··············178
強直発作··············60, 111
局在性徐波··············156
巨大体性感覚誘発電位··············78
巨頭－大理石様皮斑－毛細血管拡張症
··············100

■ く
グルコーストランスポーター 1 異常症
··············199
グルコーストランスポーター 1 欠損症
··············121
クレアチン代謝異常症··············171

■ け
けいれん重積··············49
けいれん重積型脳症··············82
血管筋脂肪腫··············97
結節性硬化症··············30
結節性硬化症不全型··············128
ケトン指数··············199
ケトン食··············50, 53, 121, 199
ケトン食療法··············48, 117, 152
ケトンフォーミュラ··············48
ゲノムインプリンティング··············108
原因疾患の同定··············75
限局性皮質異形成··············28
言語··············174
言語聴覚士··············214

■ こ
抗 NMDA 受容体脳炎··············146
抗 VGKC 複合体抗体陽性脳炎··············146
高インスリン血症－高アンモニア症候

群··············169
高次脳機能障害··············64
高振幅速波··············134
構成・行為··············175
抗てんかん薬··············193
抗てんかん薬の相互作用··············191
高乳酸血症··············115
孔脳症··············19
広汎性緩徐性棘徐波··············54
興奮毒性··············82
合理的な多剤併用療法··············191, 196
コエンザイム Q10 欠損··············119
コーピング··············234
呼吸鎖複合体 I 欠損··············119
国際生活機能分類··············212, 214
国立研究開発法人・日本医療研究開発
　機構··············244
骨髄検査··············73
コバラミン代謝異常··············169
コバラミン代謝異常症··············169
コルチコステロイド··············96
根治的手術··············208

■ さ
サイトメガロウイルス感染··············19
作業療法士··············214
サブリル®··············103
作用機序··············197

■ し
視覚認知··············174
色素失調症··············100
自己免疫介在性脳炎・脳症··············146
視床下部・下垂体障害··············17
視床下部過誤腫··············135, 211
次世代シークエンサー··············2
持続脳波モニタリング··············180
失語··············67
児童福祉法の改正··············241
自閉··············95
若年ミオクロニーてんかん··············73
臭化カリウム··············37, 41
修正アトキンス食··············199
修正アトキンス食療法··············122

受容体 ……………………………… 3
上衣下巨細胞性星細胞腫 ………… 103
上衣下結節 ………………………… 103
常染色体優性遺伝 ………………… 222
常染色体劣性遺伝 ………………… 222
焦点発作 …………………………… 94
小頭症 ……………………………… 18
小児の進行性ミオクローヌスてんかん
………………………………… 71
小児慢性特定疾病指定医 ………… 242
女性 ………………………………… 94
徐波睡眠期持続性棘徐波 …… 67, 156
徐波睡眠期持続性棘徐波を示すてんか
ん性脳症 …………………………… 64
神経細胞移動異常症 ……………… 131
神経節膠腫 ………………… 20, 140
神経セロイドリポフスチン症 ……… 4
進行性ミオクローヌスてんかん
………………… 2, 71, 75, 198
新生児 ……………………………… 38
新生時期の重篤な脳症 …………… 35
新生時期発症のてんかん性脳症 … 35
心臓横紋筋腫 ……………………… 98
浸透率 ……………………………… 2
心理士 ……………………………… 214

■す
遂行機能 …………………………… 176
頭蓋内電極 ………………………… 154
頭蓋内電極留置 …………………… 209
スチリペントール ………………… 50
ステロイド療法 …………………… 70
スパズム発作 ……………………… 86

■せ
脆弱 X 症候群 ……………………… 10
精神症状 …………………………… 95
精神症状・能力障害二軸評価 …… 243
精神保健及び精神障害者福祉に関する
法律 …………………………… 237
赤血球 3-O-methyl-D-glucose 取り込み
試験 …………………………… 121
潜在発作 …………………………… 178
染色体検査 ………………………… 111
全身性強直間代発作 ……………… 71
全身性強直発作 …………………… 92
全前脳胞症 ………………………… 17
選択的扁桃体海馬切除術 ………… 81
前庭神経鞘腫 ……………………… 99

前頭葉 ……………………………… 93

■そ
素因性てんかん …………………… 2
早期乳児てんかん性脳症 ………… 38
早期ミオクロニー脳症 …… 34, 38, 42
ソーシャルワーカー ……………… 214
側頭部の間欠性律動性 δ 活動 …… 80
側頭葉 ……………………………… 93
側頭葉横側頭回 …………………… 67
側頭葉前部切除術 ………………… 81

■た
体細胞モザイク …………………… 94
代謝異常検査 ……………………… 36
代謝異常症 ………………………… 34
代謝性てんかん …………………… 180
大脳半球離断術 …………… 126, 211
多因子遺伝 ………………………… 223
タクロリムス治療 ………………… 206
多小脳回 …………………… 19, 88
脱力発作 …………………………… 61
多発奇形症候群 …………………… 17

■ち
知的障害 …………………………… 95
チトクロム 450 …………………… 50
遅発性拡散低下を呈する急性脳症 … 82
注意 ………………………………… 174
中心側頭部棘波を示す良性てんかん
………………………………… 68
中枢性ベンゾジアゼピン受容体 …… 164
聴覚言語障害 ……………………… 67
聴覚失認 …………………………… 67
聴神経鞘腫 ………………………… 99
超電導量子干渉装置 ……………… 158
重複病理 …………………………… 80
直接シークエンサー ……………… 165
治療の終結 ………………………… 195

■て
定位温熱凝固術 …………………… 138
低骨髄糖値 ………………………… 122
低炭水化物指数食 ………………… 200
低ホスファターゼ症 ……………… 171
手の常同運動 ……………………… 90
電位依存性 K チャンネル複合体 …… 146
てんかん
　──，海馬硬化症を伴う内側側頭葉

………………………………… 79
──，稀少難治 …………… 165, 186
──ケアツール ………………… 228
──原性脳腫瘍 ………………… 139
──原性皮質焦点部位 ………… 156
──原性変化 …………………… 23
──原性領域 …………………… 209
──，若年ミオクロニー ……… 73
──食 …………………………… 199
──，進行性ミオクローヌス
………………… 2, 75, 198
──性陰性ミオクローヌス ……… 54
──性スパズム …… 38, 45, 101
──性転倒発作 ………………… 54
──性脳症 ……………………… 53
──，素因性 …………………… 2
──，代謝性 …………………… 180
──，中心側頭部棘波を示す良性 … 68
──，点頭 ……………………… 86
──，内側側頭葉 … 25, 79, 155, 198
──，難治 ……………………… 101
──，乳児重症ミオクロニー …… 49
──，脳炎後 …………………… 25
──，非定型良性部分 ………… 68
──発作とてんかんの診断大要案
………………………………… 214
──，ミオクロニー欠神 ……… 57
──，ミオクロニー脱力発作を伴う
………………………………… 73
──，薬物抵抗性 …… 93, 207
──，遊走性焦点発作を伴う乳児 … 41
点頭てんかん ……………………… 86

■と
特定症状群 ………………………… 82
トランジション …………………… 242
トランスポーター ………………… 3
トリソミー 18 …………………… 10

■な
内科的治療 ………………………… 186
内側側頭葉てんかん … 25, 79, 155, 198
難治てんかん ……………………… 101
難治頻回部分発作重積型急性脳炎 … 150
"難治" の定義 …………………… 195
難病指定医 ………………………… 243
難病の患者に対する医療等に関する法
律案 …………………………… 241
軟膜下皮質多切除 ………………… 70

■に

乳児重症ミオクロニーてんかん ·······49
認定遺伝カウンセラー制度委員会 ····221

■ね

ネットワーク ·····································7

■の

脳炎後てんかん ·······························25
脳血流 SPECT ································160
脳磁図 ·······························154, 156
脳室周囲異所性灰白質 ···················131
脳症 ··51
脳生検 ·······································145
脳軟膜血管腫 ································105
脳の構造異常 ·································35
脳波 ·······························36, 154
脳誘発電位 ·····································73
脳葉酸欠乏症 ································172
脳梁欠損 ······································86
脳梁離断術 ···································211

■は

胚芽異形成性神経上皮腫瘍 ·············20
橋本脳症 ·····································148
バリアント ·····································6
パルス治療 ···································205
半球離断術 ···································107
瘢痕脳回 ·····································30
半身けいれん ·································49

■ひ

ピアサポート ································232
ビオチン代謝異常 ··························169
ビガバトリン ··································48
光突発反応 ···································155
非けいれん性てんかん重積状態 ·······111
皮質下帯状異所性灰白質 ·················132
皮質形成異常 ··················16, 26, 127
皮質結節 ··························103, 128
非定型欠神発作 ······················61, 92
非定型良性部分てんかん ·················68
ヒプスアリスミア ···········45, 102, 156
病因に基づく治療 ··························203
病態に基づく治療 ··························203
ピリドキサール依存症 ···················172
ピリドキシン依存症 ·······················171
ピルビン酸脱水素酵素欠損症 ··········119

■ふ

副腎皮質刺激ホルモン ····················48

■へ

ペアレントメンター ·······················234
ヘテロプラスミー ··························114
片側巨脳症 ··························30, 124
片側けいれん・片麻痺症候群 ···········82
片側脳形成異常 ····························83
変容 ···40

■ほ

傍シルビウス裂多小脳回 ·················19
母系遺伝 ·····································114
発作間欠期脳血流 SPECT ···············163
発作間欠時 ···································154
発作群発 ·····································94
発作原性変化 ·································23
発作時脳波 ···································154
発作時脳波記録 ·····························42
発作性異常眼球運動 ······················121
発作性労作誘発性ジスキネジア ·······121

■ま

マイクロアレイ染色体検査 ················8
丸石様異形成 ································133
慢性期異常 ···································179

■み

ミオクローヌス ··············34, 71, 111
ミオクロニー欠神てんかん ···············57
ミオクロニー欠神発作 ····················57
ミオクロニー脱力発作 ··············53, 61
ミオクロニー脱力発作を伴うてんかん
 ···73
ミオクロニー発作 ··························49
未診断疾患イニシアチブ ·················244
ミタゾラム ····································96
ミトコンドリア ·······························5
ミトコンドリア遺伝 ·······················223
脈絡膜血管腫 ································106

■む

無呼吸発作 ···································42

■め

迷走神経刺激療法 ··························211
メタボローム解析 ··························171
メチルプレドニゾロンパルス治療

·······································145, 206
メチレンテトラヒドロ葉酸還元酵素欠
 損症 ·····································169
免疫グロブリン療法 ·······················70
免疫修飾療法 ·································70

■も

毛細血管奇形 ································105
網膜電位図 ···································73
網脈絡膜裂孔 ·································86
網羅的代謝物質解析 ······················171
モザイク ·····································111
モリブデン補因子欠損症 ·················171

■や

薬剤抵抗性てんかん ···············93, 207
薬物相互作用 ································197
薬物治療 ···························193, 195

■ゆ

遊走性焦点発作を伴う乳児てんかん
 ···41

■よ

葉酸代謝異常 ································169
抑制性ニューロン ··························16

■ら

ライソゾーム ····································5
ラパマイシン誘導体 ERL ················104
卵巣奇形種 ···································147

■り

理学療法士 ···································213
リドカイン静注 ······························37
リハビリテーション ·······················212
緑内障 ·······································106
臨床遺伝専門医 ····························221
臨床薬理動態 ································187

■れ

裂脳症 ·······································19
レベチラセタン ······························93

■わ

ワクチン ·····································142
笑い発作 ·····································135

欧文索引

A

ACTH ···································· 47
ACTH 療法 ···················· 69，204
aEEG（amplitude-integrated EEG）······ 178
AERRPS（acute encephalitis with refractory, repetitive partial seizures）···································· 150
AESD（acute encephalopathy with biphasic seizures and late reduced diffusion）···························· 82
AHS（Alpers-Huttenlocher syndrome）···························· 118
Aicardi 症候群 ···················· 86
ALDH7A1 遺伝子異常 ···················· 171
AMED（Japan Agency for Medical Research and Development ···················· 244
AML（angiomyolipoma）···················· 104
Angelman 症候群 ···················· 108
angiocentric glioma ···················· 20
arrrayCGH ···················· 165
ARX ···································· 39
AS（Angelman syndrome）···················· 108

B

balloon cell ···························· 28
Bloch-Sultberger 症候群 ···················· 100
burst and slow complex ···················· 147

C

CDKL5 ···························· 91
COL4A1 ···························· 16
CSWS（continuous spike-waves during slow wave sleep）···················· 67，156
CYP ···································· 50

D

DIR（double inversion recovery）········· 161
DNT（dysembryoplastic neuroepithelial tumor）···················· 20，30，128，140
Doose 症候群 ···················· 73，201
Down 症候群 ···························· 9
Dravet 症候群 ········· 6，49，73，95，201
DTI（diffusion tensor image）···················· 161
dual pathology ···················· 80
dysmorphic neuron ···················· 28

E

EEG（electroencephalography）········· 154

Ehlers-Danlos 病 ···················· 132
EIEE（early infantile epileptic encephalopathy with suppression-burst）···························· 38
EIMFS（epilepsy of infancy with migrating focal seizures）···················· 41
ELP4 ···································· 69
EMA（epilepsy with myoclonic absences）···························· 57
EME（early myoclonic encephalopathy）···························· 42，38，39
ERG（electroretinogram）···················· 71，73
erratic myoclonus ···················· 34
ES（epileptic spasm）···················· 38，45
extreme delta brush ···················· 146，147

F

FBDS（faciobrachial dystonic seizure）···························· 146
FCD（focal cortical dysplasia）···················· 28
FIRES（febrile infection-related epilepsy syndrome）···················· 150
FISH 法 ···························· 8
FLAIR ···························· 161
focal slow waves ···················· 156
form fruste ···················· 128
FOXG1 遺伝子 ···················· 91

G

GABA ···························· 134
ganglioglioma ···················· 30
ganglioma ···················· 20
genetic epilepsy ···················· 2
giant SEP ···························· 71
giant VEP ···························· 71
glioneuronal tumor ···················· 20，128
GLUT1 異常症 ···················· 199
GLUT1 欠損症（glucose transporter type 1 deficiency syndrome）···················· 121
GNAQ 遺伝子 ···················· 105
Granzyme B ···················· 23，145
GRIN2A ···························· 69
GTCS（generalized tonic-clonic seizure）···························· 71
G 分染法 ···························· 8

H

hamartin ···························· 97

Heschl 回 ···························· 67
HH（hemiconvulsion-hemiplegia syndrome）症候群 ···················· 82
HH（hypothalamic hamartoma）···················· 135
HS（hippocampal sclerosis）···················· 79
hypomelanosis of Ito ···················· 100
hypsarrhythmia ···················· 156

I

ICF（International Classification of Functioning, Disability and Health）···························· 212，214
IL-1β ···························· 23
IRUD（Initiative on Rare and Undiagnosed Diseases）···················· 244
IVIg 治療 ···················· 145，206

K

KCNT1 遺伝子 ···················· 41

L

lacunae ···························· 86
LEAT（long-term epilepsy-associated tumor）···················· 20
Leigh 症候群 ···················· 117
Lennox-Gastaut 症候群 ···················· 73
LEV（levetiracetam）···················· 92
LGI1（leucine-rich glioma inactivated 1）···························· 146
Lisch 結節 ···················· 98
long-term epilepsy-associated tumor ···· 20

M

MA（myoclonic absence）···················· 57
macrocephaly capillary malformation syndrome ···················· 100
macrocephaly-cutis marmorata teleangiectasia congenita ···················· 100
mammalian target of rapamycin ···················· 97
MCAP（megalencephaly-capillary malformation-polymicrogyria syndrome）···················· 100
MCD（malformation of cortical development）···················· 127
MCP-1（monocyte chemotatic protein-1）···························· 26
MeCP2 遺伝子 ···················· 90
MEG（magnetoencephalography）········· 154

MELAS（mitochondrial encephalomyopathy, lactic acidosis and stroke-like episodes）⋯⋯⋯⋯⋯ 118
MERRF（myoclonic epilepsy associated with ragged-red fiber）⋯⋯⋯⋯ 118
Miller-Dieker 症候群 ⋯⋯⋯⋯⋯⋯ 10，132
MLPA ⋯⋯⋯⋯⋯⋯⋯⋯⋯⋯⋯⋯⋯⋯⋯⋯ 165
MPSI（migrating partial seizures in infancy）⋯⋯⋯⋯⋯⋯⋯⋯⋯⋯⋯⋯⋯⋯ 41
MRI ⋯⋯⋯⋯⋯⋯⋯⋯⋯⋯⋯⋯⋯⋯⋯⋯⋯⋯ 160
MST（multiple subpial transection）⋯⋯ 70
MTHFR 欠損症 ⋯⋯⋯⋯⋯⋯⋯⋯⋯⋯⋯⋯ 169
MTLE（mesial temporal lobe epilepsy）⋯⋯⋯⋯⋯⋯⋯⋯⋯⋯⋯⋯⋯⋯⋯⋯ 79
MTLE with HS ⋯⋯⋯⋯⋯⋯⋯⋯⋯⋯⋯⋯ 79
mTOR（mammalian target of rapamycin）⋯⋯⋯⋯⋯⋯⋯⋯⋯⋯⋯⋯⋯⋯⋯⋯ 97
mTOR 経路 ⋯⋯⋯⋯⋯⋯⋯⋯⋯⋯⋯⋯⋯⋯ 6
mTOR シグナル ⋯⋯⋯⋯⋯⋯⋯⋯⋯⋯⋯ 126
mTOR 阻害薬 ⋯⋯⋯⋯⋯⋯⋯⋯⋯⋯⋯⋯ 204

■N
NCSE（nonconvulsive status epilepticus）⋯⋯⋯⋯⋯⋯⋯⋯⋯⋯ 61，111，112
NF1 ⋯⋯⋯⋯⋯⋯⋯⋯⋯⋯⋯⋯⋯⋯⋯⋯⋯ 98
NICE（National Institute for Health and Care Excellence）⋯⋯⋯⋯⋯⋯ 187
NICE ガイドライン ⋯⋯⋯⋯⋯⋯⋯⋯⋯ 187
NMDA（N-methyl-D aspartate）受容体 ⋯⋯⋯⋯⋯⋯⋯⋯⋯⋯⋯⋯⋯⋯⋯⋯ 146

■O
OS（Ohtahara syndrome）⋯⋯⋯⋯⋯⋯ 35

■P
Pallister-Hall 症候群 ⋯⋯⋯⋯⋯⋯⋯⋯ 17
PCDH19 関連症候群 ⋯⋯⋯⋯⋯⋯⋯⋯ 50

PET ⋯⋯⋯⋯⋯⋯⋯⋯⋯⋯⋯⋯⋯⋯⋯⋯⋯ 160
pilocytic astrocytoma ⋯⋯⋯⋯⋯⋯⋯ 20
PME（progressive myoclonus epilepsy）⋯⋯⋯⋯⋯⋯⋯⋯⋯⋯⋯⋯⋯⋯⋯ 75
polymicrogyria ⋯⋯⋯⋯⋯⋯⋯⋯⋯⋯⋯ 19
porencephaly ⋯⋯⋯⋯⋯⋯⋯⋯⋯⋯⋯⋯ 19
PSV（preserved speech variant）⋯⋯⋯ 91

■R
rapid rhythm ⋯⋯⋯⋯⋯⋯⋯⋯⋯⋯⋯⋯ 54
Rasmussen 症候群 ⋯⋯⋯⋯ 23，30，83，142
Rasmussen 脳炎 ⋯⋯⋯⋯⋯⋯⋯⋯⋯ 142
Rett 症候群 ⋯⋯⋯⋯⋯⋯⋯⋯⋯⋯⋯⋯ 90
RTT（Rett syndrome）⋯⋯⋯⋯⋯⋯⋯ 90

■S
SB（suppression-burst）⋯38，86，88，156
SB パターン ⋯⋯⋯⋯⋯⋯⋯⋯⋯⋯⋯⋯ 34
schizencephaly ⋯⋯⋯⋯⋯⋯⋯⋯⋯⋯ 19
SCN1A 遺伝子 ⋯⋯⋯⋯⋯⋯⋯⋯ 49，95
SEGA（subependymal giant cell astrocytoma）⋯⋯⋯⋯⋯⋯⋯⋯⋯⋯ 103
SISCOM（Subtranction Ictal SPECT CO-registered to MRI）⋯⋯⋯⋯⋯ 163
SLC2A1（GLUT1）遺伝子 ⋯⋯⋯⋯⋯ 121
slow spike-and-wave complex ⋯⋯⋯⋯ 156
Sotos 症候群 ⋯⋯⋯⋯⋯⋯⋯⋯⋯⋯⋯ 10
SPECT ⋯⋯⋯⋯⋯⋯⋯⋯⋯⋯⋯⋯⋯⋯ 160
SQUID（superconducting quantum interference device）⋯⋯⋯⋯⋯⋯ 158
SRPX2 ⋯⋯⋯⋯⋯⋯⋯⋯⋯⋯⋯⋯⋯⋯ 69
SRT（stereotactic radiofrequency thermocoagulation ）⋯⋯⋯⋯⋯⋯ 138
STP（stiripentol）⋯⋯⋯⋯⋯⋯⋯⋯⋯ 50
STXBP1 ⋯⋯⋯⋯⋯⋯⋯⋯⋯⋯⋯⋯⋯ 39
subependymal nodule ⋯⋯⋯⋯⋯⋯⋯ 103
surgically remediable syndrome ⋯⋯⋯ 195

SWI ⋯⋯⋯⋯⋯⋯⋯⋯⋯⋯⋯⋯⋯ 106，161
SWS（Sturge-Weber syndrome）⋯99，105
eZIS（easy Z-score Imaging System）⋯163

■T
TAND（tuberous sclerosis associated neuropsychiatric disorders）⋯⋯⋯⋯ 97
TIRDA（temporal intermittent rhythmic delta activity）⋯⋯⋯⋯⋯⋯⋯⋯⋯ 80
TSC（tuberous sclerosis）⋯⋯⋯⋯⋯⋯ 97
tuberin ⋯⋯⋯⋯⋯⋯⋯⋯⋯⋯⋯⋯⋯⋯ 97

■U
UBE3A ⋯⋯⋯⋯⋯⋯⋯⋯⋯⋯⋯⋯⋯⋯ 108

■V
VGB（vigabatrin）⋯⋯⋯⋯⋯⋯⋯ 45，103
VGKC（Voltage-gated potassium channels）複合体 ⋯⋯⋯⋯⋯⋯⋯⋯ 146
von Hippei Lindau 病 ⋯⋯⋯⋯⋯⋯⋯ 99
von Recklinghausen 病 ⋯⋯⋯⋯⋯⋯ 98

■W
Walker-Warburg 症候群 ⋯⋯⋯⋯⋯⋯ 133
West 症候群 ⋯⋯⋯⋯ 39，45，86，101，201
Wolf-Hirschhorn 症候群 ⋯⋯⋯⋯⋯⋯ 9

■X
Xq28 重複症候群 ⋯⋯⋯⋯⋯⋯⋯⋯⋯ 11
X 染色体 ⋯⋯⋯⋯⋯⋯⋯⋯⋯⋯⋯⋯⋯ 94
X 連鎖性遺伝 ⋯⋯⋯⋯⋯⋯⋯⋯⋯⋯ 222

■Z
Z スコア ⋯⋯⋯⋯⋯⋯⋯⋯⋯⋯⋯⋯⋯ 163

■β
βヒドロキシ酪酸 ⋯⋯⋯⋯⋯⋯⋯⋯⋯ 201

■数字索引

[11]C-flumazenil ⋯⋯⋯⋯⋯⋯⋯⋯⋯⋯ 164
[123]I-iomazenil ⋯⋯⋯⋯⋯⋯⋯⋯⋯⋯ 164
[123]I-iomazenil SPECT ⋯⋯⋯⋯⋯⋯⋯ 160
^{18}F-FDG（fluorodeoxyglucose）⋯⋯⋯ 162
^{18}F-FDG PET ⋯⋯⋯⋯⋯⋯⋯⋯⋯⋯⋯ 160

[18]F-flumazenil ⋯⋯⋯⋯⋯⋯⋯⋯⋯⋯ 164
1p36 欠失症候群 ⋯⋯⋯⋯⋯⋯⋯⋯⋯ 10
4p- 症候群 ⋯⋯⋯⋯⋯⋯⋯⋯⋯⋯⋯⋯⋯ 9
18q- 症候群 ⋯⋯⋯⋯⋯⋯⋯⋯⋯⋯⋯⋯ 10
22q11.2 欠失症候群 ⋯⋯⋯⋯⋯⋯⋯⋯ 10

^{99m}Tc-ECD（ethyl cysteinate dimer）⋯⋯ 163
[99m]Tc-ethyl cysteinate dimer ⋯⋯⋯⋯ 163
[99m]Tc-hexamethylpropylene amine oxime ⋯⋯⋯⋯⋯⋯⋯⋯⋯⋯⋯⋯⋯⋯⋯⋯ 163
^{99m}Tc-HMPAO ⋯⋯⋯⋯⋯⋯⋯⋯⋯⋯ 163

- **JCOPY** 〈(社)出版者著作権管理機構　委託出版物〉
  本書の無断複写は著作権法上での例外を除き禁じられています.
  複写される場合は,そのつど事前に,(社)出版者著作権管理機構
  (電話 03-3513-6969,FAX03-3513-6979,e-mail：info@jcopy.or.jp)
  の許諾を得てください.
- 本書を無断で複製(複写・スキャン・デジタルデータ化を含みます)
  する行為は,著作権法上での限られた例外(「私的使用のための複
  製」など)を除き禁じられています.大学・病院・企業などにお
  いて内部的に業務上使用する目的で上記行為を行うことも,私的
  使用には該当せず違法です.また,私的使用のためであっても,
  代行業者等の第三者に依頼して上記行為を行うことは違法です.

稀少てんかんの診療指標　　　　　　　　　　　　ISBN978-4-7878-2309-0

2017 年 4 月 17 日　初版第 1 刷発行

※前書
「稀少難治てんかん診療マニュアル
－疾患の特徴と診断のポイント－」
初版第 1 刷　2013 年 4 月 18 日発行

編　　集	一般社団法人　日本てんかん学会
発 行 者	藤実彰一
発 行 所	株式会社　診断と治療社
	〒 100-0014　東京都千代田区永田町 2-14-2　山王グランドビル 4 階
	TEL：03-3580-2750(編集)　03-3580-2770(営業)
	FAX：03-3580-2776
	E-mail：hen@shindan.co.jp(編集)
	eigyobu@shindan.co.jp(営業)
	URL：http://www.shindan.co.jp/
装　　丁	株式会社クリエイティブセンター広研
印刷・製本	広研印刷株式会社

© 一般社団法人　日本てんかん学会,2017. Printed in Japan.　　　　　　[検印省略]
乱丁・落丁の場合はお取り替えいたします.